JN124360

三訂 ライフステージ別栄養管理・実習

吉岡慶子・三成由美・徳井教孝　編著

熊原秀晃・柴田瑠美子・田中弘之・三好惠美子
森口里利子・安武健一郎・大和孝子　共著

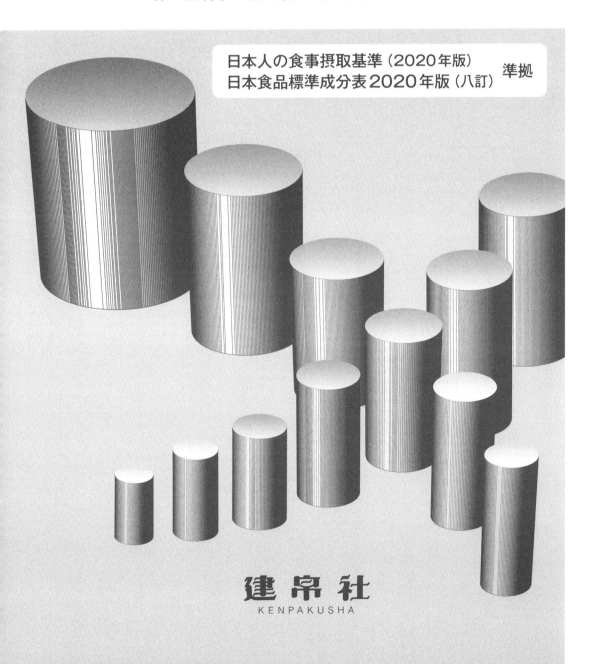

日本人の食事摂取基準（2020年版）
日本食品標準成分表2020年版（八訂）　準拠

建帛社
KENPAKUSHA

はじめに

　現代日本では，超高齢社会に伴い要介護者が増加し，また，少子化により生産年齢人口が減少している。食生活においては，脂肪や塩分の過食による過栄養や偏食による栄養不足，そして運動不足に起因する生活習慣病の罹患率が高まっている。そのため，国民医療費は毎年増加し，医療経済の破綻が懸念されている。

　このような状況の中，保健，医療，介護，福祉などの実践現場の管理栄養士・栄養士や栄養教諭において，社会的な課題を解決するための役割は大きく変化している。

　栄養管理とは，個人および集団の心身の健全な発育・発達，健康の保持・増進，疾病予防の達成，さらに，生活習慣病の変化や重症化の予防・防止のために健全な食生活を営み，良好な栄養状態を維持するために行うものである。そのためには，人の生理学的・社会学的な変化を的確にとらえることが求められ，ライフステージごとの健康状態や食生活のアセスメントが重要となる。21世紀はグローバル社会となり，世界中の食材が日本に押し寄せるとともに，ICT（情報通信技術）の進歩による食に関する情報が氾濫している時代である。管理栄養士・栄養士や栄養教諭は，各ライフステージにおける食環境の変化に対して，これまで修得してきた知識では対応できない時代となっている。栄養分野における新たな科学的根拠に基づいて，実践可能で効果的な栄養管理が求められている。

　管理栄養士・栄養士や栄養教諭が，各ライフステージに即した栄養管理と健康教育を実践できるように，本書『ライフステージ別栄養管理・実習』は企画された。そして，「日本人の食事摂取基準（2020年版）」ならびに「日本食品標準成分表2020年版（八訂）」の改訂に基づき，全章を見直し，今回の三訂版となった。

　本書は11章からなり，食事とは，栄養マネジメント，妊娠期の栄養，授乳期の栄養，新生児・乳児期の栄養，幼児期の栄養，学童期の栄養，思春期の栄養，成人期の栄養，高齢期の栄養，環境と栄養までの，理論から実践を1冊のテキストにまとめている。

　内容は，各ライフステージにおいて効果的な栄養管理の実践力スキルを高めるために，栄養ケア・マネジメントとして，栄養アセスメント，栄養ケアプログラムの作成，食品構成・食事計画の立案と献立・調理例までの一連の流れが理論的に学べるように配慮している。特に，各ライフステージにおける人の生理学的・社会学的な変化を的確にとらえ，健康の保持・増進，疾病予防に関する専門的な知識を理解し，授業設計が可能となるように，健康・栄養問題解決のための計画・実践・評価・改善・報告までが主体的に実践できることを目指した実習書でもある。学生が主体的で自立的な深い学びを達成できるように，アクティブラーニングや反転授業が導入された授業計画が可能となるように配慮している。

　管理栄養士・栄養士や栄養教諭として実際の現場に立ったとき，本書を通して学んだことが役立つことを望んでいる。また，本書がよりよいテキストになるために，多くの読者の皆様から忌憚のないご意見をお願いしたい。

2021年4月

編著者　吉 岡 慶 子
三 成 由 美
徳 井 教 孝

目　　次

第3章 妊娠期の栄養

第4章 授乳期の栄養

第8章　思春期の栄養

第9章　成人期の栄養

【執筆分担】

吉岡　慶子	第1章1〜6(1)(2)，第10章1・2(4)②③
三成　由美	第6章1(3)6)・2・3，第7章1〜4
徳井　教孝	第9章コラム2点，第11章1(1)(2)・2(1)(2)・3・4
熊原　秀晃	第2章3，第7章5，第9章3
柴田瑠美子	第3章1，第4章1，第5章1， 第6章1(1)(2)(3)1)〜5)，第7章6
田中　弘之	第2章1・2
三好恵美子	第5章2〜4，第8章2
森口里利子	第1章6(3)〜(5)，第9章1・4(1)(2)
安武健一郎	第8章1・3・4，第9章4(3)〜(5)
大和　孝子	第3章2・3，第4章2・3，第9章2， 第10章2(1)〜(4)①，第11章1(3)〜(6)・2(3)〜(6)

第1章

食事とは

　食事とは，食品あるいは食品を組み合わせて調理した料理である食物を毎日習慣的に摂取するものである。食事には，安全性が必須で，栄養面，嗜好性や経済性を考慮し，適正な食品の種類と量を選択することが大切である。また，地域の食文化，環境保全などを考慮し，計画的に設計して，さらに，ライフステージやライフスタイルに沿った栄養管理に基づく食事提供が必要である。今日，日常の食事は栄養素のバランスや量とともに質を重視した指標や体格（BMI）の維持を目指した食事摂取基準を踏まえ，食事全体の栄養管理，栄養評価の基本に立って考えることが望まれる。

1. 食事の意義

　食事は，人の生命の維持，発育・健康の保持・増進や生活活動に必要な栄養素を過不足なく摂取するために不可欠である。また，加齢によって，消化吸収率が異なるだけでなく，体内諸器官や生理機能の維持に利用される生体の利用性に関係し，個人の生理状態などによって変動するので，個々人に適応した栄養的配慮が必要である。

　世界中の乳児の多くは母乳で育ち，母乳は国によって大きな味の差はないが，成長の過程で食べ物の種類や味の濃淡などに対する嗜好が人それぞれに形成される。食事は食べる人の嗜好にも配慮し，おいしく，快適に食べられるよう加工食品や調理済み食品に偏ることなく，生鮮食品や伝統食品，地域の特産物などを取り入れ，献立や調理法の工夫が大切となる。

　食物は，食料生産の現場から家庭の食卓や食事提供の場において，安全性が第一に確保されなければならない。食品材料の品質の鑑別からその品質保存および管理，調理から喫食までの衛生管理や作業現場での迅速な対応も求められる。

　食事設計における食品の購入は，鮮度や品質とのかかわりで価格の適否を判定し，保存のきく食品は計画的に購入する等の経済性も重要である。実際の調理にあたっては，安全性とともに調理のシステム化を考慮し，調理機器の活用法を効率化し，作業環境を向上させる。また，残菜や調理排水，廃油，電気・ガスなどエネルギーの省力化など，食の環境保全に関する環境負荷の少ない食事設計を実践する。

　人びとの生活の中には，年中行事や人生の通過儀礼で行われる特別な食事，地域の自然・風土・産物・歴史・宗教・食習慣を通して育まれてきた食事様式や料理文化，地域の特産品や郷土

食などが多くある。それら，日本の食文化を継承していく姿勢も大切である。

2．発育・発達・加齢に伴う変化

　ライフサイクルとは，受精によって始まり，胎児期を経て出生し，成長，発達期を経て，成人期に達し，加齢に伴って高齢期に至るヒトの生涯にわたるものである。ヒトの一生すなわち，各ライフステージ，妊娠・授乳期，新生児期・乳幼児期，幼児期，学童期，思春期，成人期，更年期および高齢期における健康の保持・増進のために，栄養上配慮される成長・発達・加齢による変化について述べる。

（1）成　　長

　出生から1歳未満までを乳児期，1～5歳頃の小学校入学までを幼児期という。乳幼児期では，著しい発育・発達をみるが個人差が大きいことが特徴的である。生後5～6か月になると，乳汁だけでは乳児の栄養必要量を満たすことができなくなり，徐々に乳汁以外の食べ物にも興味を示すようになるが，食物の好き嫌いやむら食いなどもある。新生児が乳汁を吸飲するのは，反射運動で，咀嚼できるようになるのは，第一乳臼歯が生える1歳4～5か月頃で，離乳食の完了期となる。乳幼児期の摂食行動は次々と変化し，発達がめざましい。3歳児までの栄養状態が脳の発達に影響を及ぼすので，この時期によい食習慣をつけるようにしたい。1日に必要な栄養量を満たすには，規則正しい3回の食事と午前，午後の間食が必要である。学童・思春期では，徐々に食物の選択の自由度が増し，偏食，朝食の欠食，買い食いなどによる食生活の乱れもみられはじめ，肥満，やせ，貧血が増加する。

（2）発　　達

　学童期の発達は，それまでの乳児・幼児期ほど急速ではないが，身長や体重が急激に増加する時期である。骨格や筋肉の発達に伴い体力や運動能力の発達がめざましく，思春期では第二次性徴の発現に個人差がある。幼児期に比べて，自我意識が明確になり，次第に自己管理能力の発達がみられるようになる。学童期の生活習慣は社会環境の影響を受けやすく，精神的にも過敏で不安定な面がみられる。思春期を経て，心身ともに成長・発達した成人期を迎えると，生活習慣病予防のための規則正しい生活習慣，適正な食習慣を実行し，健康的な高齢期を迎えるための準備となる。

（3）加　　齢

　老化のメカニズムとして考えられているものは多数あるが，すべて仮説であり，老化の一部を説明できてもすべてを説明することはできない。寿命の大部分が遺伝子によって規定されているという考え方の遺伝子的要因と，体内の生理的な変化による生理学的要因の2つの視点から，い

くつかの説が考えられている。

　一般に65歳以降を高齢期といい，個々の身体的，精神的機能の減退は異なり，個人差が大きい。高齢期の栄養管理は，社会的・経済的背景や精神的・心理的要因，身体諸機能低下の程度など個々の特徴を十分理解した上で行うことが重要である。高齢者にとって大切なことは生活の維持・向上である。身体機能の低下に合わせた活動を継続的に規則正しく行うことが大切で，転倒予防と社会への参加意欲をもつように周囲の人びとが支援する環境づくりが必要である。転倒は寝たきり状態，閉じこもり，低栄養を招きやすい。

3．日本人の食事摂取基準

（1）日本人の食事摂取基準（2020年版）

　「日本人の食事摂取基準」は，健康な個人および集団を対象として，国民の健康の保持・増進，生活習慣病の予防を目的とし，エネルギーおよび栄養素の摂取量の基準を示すものである。

1）策定の方向性

　「日本人の食事摂取基準（2020年版）」は，高齢化の進展や糖尿病等の有病者数の増加を踏まえ，2013（平成25）年度に開始した「健康日本21（第二次）」にならい，主要な生活習慣病の発症予防と重症化予防の徹底を図ることが基本的方向として掲げられている。2020年版については，栄養に関連した身体・代謝機能の低下の回避の観点から，健康の保持・増進，生活習慣病の発症予防および重症化予防に加え，高齢者の低栄養予防やフレイル予防も視野に入れて策定されている。

2）対象とする個人および集団の範囲

　食事摂取基準の対象は，健康な個人および健康な人を中心として構成されている集団とし，生活習慣病等に関する危険因子を有していたり，高齢者においてはフレイルに関する危険因子を有していたりしても，おおむね自立した日常生活を営んでいる人およびこのような人を中心として構成されている集団は含むものである。また，疾患に関する高いリスクを有していたりする個人ならびに集団に対して，治療を目的とする場合は，食事摂取基準におけるエネルギーおよび栄養素の摂取に関する基本的な考え方を理解した上で，その疾患に関連する治療ガイドライン等の栄養管理指針を用いることになる。

（2）策定の基本的事項

　食事摂取基準は，健康増進法に基づき，厚生労働大臣が定めるものとされている表1-1に示したエネルギー（熱量）および栄養素について，その摂取量の基準を策定するものである。なお，国民の健康の保持・増進を図る上で重要な栄養素であり，かつ十分な科学的根拠に基づき，望ましい摂取量の基準を策定できるものがあるかについて，諸外国の食事摂取基準も参考に検討されている。

表1-1　健康増進法に基づき定める食事摂取基準

1　国民がその健康の保持・増進を図る上で摂取することが望ましい熱量に関する事項
2　国民がその健康の保持・増進を図る上で摂取することが望ましい次に掲げる栄養素の量に関する事項
　イ　国民の栄養摂取の状況からみてその欠乏が国民の健康の保持・増進に影響を与えているものとして厚生労働省令で定める栄養素
　　・たんぱく質
　　・n-6系脂肪酸，n-3系脂肪酸
　　・炭水化物，食物繊維
　　・ビタミンA，ビタミンD，ビタミンE，ビタミンK，ビタミンB_1，ビタミンB_2，ナイアシン，ビタミンB_6，ビタミンB_{12}，葉酸，パントテン酸，ビオチン，ビタミンC
　　・カリウム，カルシウム，マグネシウム，リン，鉄，亜鉛，銅，マンガン，ヨウ素，セレン，クロム，モリブデン
　ロ　国民の栄養摂取の状況からみてその過剰な摂取が国民の健康の保持・増進に影響を与えているものとして厚生労働省令で定める栄養素
　　・脂質，飽和脂肪酸，コレステロール
　　・糖類（単糖類または二糖類であって，糖アルコールでないものに限る）
　　・ナトリウム

（資料：厚生労働省：日本人の食事摂取基準（2020年版），2019）

1）エネルギーの指標

　エネルギーについては，エネルギーの摂取量および消費量のバランス（エネルギー収支バランス）の維持を示す指標として，BMI〔体格；body mass index，体重（kg）÷身長（m）^{2}〕を用いた。このため，成人における観察疫学研究において報告された総死亡率が最も低かったBMIの範囲，日本人のBMIの実態などを総合的に検証し，目標とするBMIの範囲を提示した（表1-2）。なお，BMIは，健康の保持・増進，生活習慣病の予防，さらには加齢によるフレイルを回避するための要素の一つとして扱うことにしている。

2）栄養素の指標

　栄養素の指標は，3つの目的からなる5つの指標で構成する。具体的には，摂取不足の回避を目的とする3種類の指標，過剰摂取による健康障害の回避を目的とする指標，および生活習慣病の発症予防を目的とする指標である（図1-1）。

　これらの指標を理解するための概念図（図1-2）を示す。習慣的な摂取量と摂取不足または過剰摂取に由来する健康障害のリスク，すなわち，健康障害が生じる確率との関係を概念的に示している。この概念を集団にあてはめると，摂取不足を生じる人の割合または過剰摂取によって健康障害を生じる人の割合を示す図として理解することもできる。

　なお，食事摂取基準の扱う生活習慣病は，高血圧，脂質異常症，糖尿病および慢性腎臓病（CKD；chronic kidney disease）を基本とするが，わが国において大きな健康課題であり，栄養素との関連が明らかであるとともに栄養疫学的に十分な科学的根拠が存在する場合には，その他の疾患も適宜含める。また，脳血管疾患および虚血性心疾患は，生活習慣病の重症化に伴って生じると考え，重症化予防の観点から扱っている。

3）年齢区分

　乳児については，2015年版と同様に，「出生後6か月未満（0〜5か月）」と「6か月以上1歳未満（6〜11か月）」の2区分とし，特に成長に合わせてより詳細な年齢区分設定が必要と考え

表1-2　目標とするBMIの範囲（18歳以上）[1,2]

年齢（歳）	目標とするBMI（kg/m²）
18 ～ 49	18.5 ～ 24.9
50 ～ 64	20.0 ～ 24.9
65 ～ 74[3]	21.5 ～ 24.9
75 以上[3]	21.5 ～ 24.9

1　男女共通。あくまでも参考として使用すべきである。
2　観察疫学研究において報告された総死亡率が最も低かったBMIを基に，疾患別の発症率とBMIの関連，死因とBMIとの
　関連，喫煙や疾患の合併によるBMIや死亡リスクへの影響，日本人のBMIの実態に配慮し，総合的に判断し目標とする
　範囲を設定。
3　高齢者では，フレイルの予防及び生活習慣病の発症予防の両者に配慮する必要があることも踏まえ，当面目標とする
　BMIの範囲を21.5～24.9kg/m²とした。

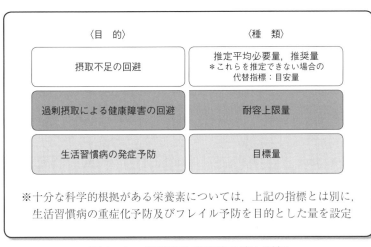

図1-1　栄養素の指標の目的と種類

表1-3　年齢区分

年齢
0 ～ 5 （月）*
6 ～ 11 （月）*
1 ～ 2 （歳）
3 ～ 5 （歳）
6 ～ 7 （歳）
8 ～ 9 （歳）
10 ～ 11 （歳）
12 ～ 14 （歳）
15 ～ 17 （歳）
18 ～ 29 （歳）
30 ～ 49 （歳）
50 ～ 64 （歳）
65 ～ 74 （歳）
75以上 （歳）

＊エネルギーおよびたん
　ぱく質については，「0
　～5か月」，「6～8か月」，
　「9～11か月」の3つの
　区分で表した。

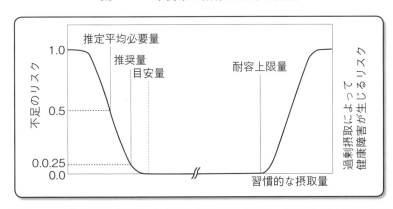

図1-2　食事摂取基準の各指標（推定平均必要量，推奨量，目安量，耐容上限量）の概念図

（表1-2・1-3，図1-1・1-2　資料：厚生労働省：日本人の食事摂取基準（2020年版），2019）

られる場合には，「出生後6か月未満（0～5か月）」および「6か月以上9か月未満（6～8か
月）」，「9か月以上1歳未満（9～11か月）」の3区分とする。1～17歳を小児，18歳以上を成
人とする。なお，高齢者については，65～74歳，75歳の2つの区分とした（表1-3）。

4. 食事設計

（1）栄養比率

1）推定エネルギー必要量

　エネルギーの食事摂取基準は，推定エネルギー必要量の概念を適用する。日本人の習慣的な総エネルギー必要量から計算された身体活動レベルを用いて，次式により算定された。

> 推定エネルギー必要量（kcal/日）＝基礎代謝量（kcal/日）×身体活動レベル

表1-4　基礎代謝量

性別	男性			女性		
年齢（歳）	基礎代謝基準値 （kcal/kg体重/日）	参照体重 （kg）	基礎代謝量 （kcal/日）	基礎代謝基準値 （kcal/kg体重/日）	参照体重 （kg）	基礎代謝量 （kcal/日）
1〜 2	61.0	11.5	700	59.7	11.0	660
3〜 5	54.8	16.5	900	52.2	16.1	840
6〜 7	44.3	22.2	980	41.9	21.9	920
8〜 9	40.8	28.0	1,140	38.3	27.4	1,050
10〜11	37.4	35.6	1,330	34.8	36.3	1,260
12〜14	31.0	49.0	1,520	29.6	47.5	1,410
15〜17	27.0	59.7	1,610	25.3	51.9	1,310
18〜29	23.7	64.5	1,530	22.1	50.3	1,110
30〜49	22.5	68.1	1.530	21.9	53.0	1,160
50〜64	21.8	68.0	1,480	20.7	53.8	1,110
65〜74	21.6	65.0	1,400	20.7	52.1	1,080
75以上	21.5	59.6	1,280	20.7	48.8	1,010

（表1-4・1-5　資料：厚生労働省：日本人の食事摂取基準（2020年版））

2）エネルギー産生栄養素バランス

　エネルギー産生栄養素バランスは「エネルギーを産生する栄養素（energy-providing nutrients, macronutrients），すなわち，たんぱく質，脂質，炭水化物（アルコールを含む）とそれらの構成成分が総エネルギー摂取量に占めるべき割合（％エネルギー）」として，「日本人の食事摂取基準」の2015年版から設定された指標である。各栄養素の摂取不足を回避するとともに，生活習慣病の発症予防とその重症化予防を目的とするものであるが，実質的には，前者を満たした上で，後者を主な目的とするものであるため，その指標は目標量とするのが適当である（表1-5）。

　「日本人の食事摂取基準（2020年版）」では，たんぱく質には必要量が存在し，推定平均必要量が算定されている。不足を回避する目的からは，推奨量を摂取することが勧められる。脂質は，脂肪酸に細分類される。n-6系脂肪酸，n-3系脂肪酸には目安量が算定されている。その一方で，飽和脂肪酸には目標量が設定されている。炭水化物は必須栄養素であるが，特殊な条件下を除けば，摂取量が必要量を下回ることは考えにくい。

　以上より，エネルギー産生栄養素バランスを定めるには，たんぱく質の量を始めに定め，次に脂質量を定め，その残余を炭水化物とするのが適切であると考えられる。なお，アルコールはエ

表1-5　エネルギー産生栄養素バランス（％エネルギー（％E））

性　別	男　性					女　性				
年齢等	目標量[1, 2]					目標量[1, 2]				
	たんぱく質[3]	脂　質[4]		炭水化物[5, 6]		たんぱく質[3]	脂　質[4]		炭水化物[5, 6]	
		脂　質	飽和脂肪酸				脂　質	飽和脂肪酸		
1～2（歳）	13～20	20～30	—	50～65		13～20	20～30	—	50～65	
3～14（歳）	13～20	20～30	10以下	50～65		13～20	20～30	10以下	50～65	
15～17（歳）	13～20	20～30	8以下	50～65		13～20	20～30	8以下	50～65	
18～49（歳）	13～20	20～30	7以下	50～65		13～20	20～30	7以下	50～65	
50～64（歳）	14～20	20～30	7以下	50～65		14～20	20～30	7以下	50～65	
65以上（歳）	15～20	20～30	7以下	50～65		15～20	20～30	7以下	50～65	
妊婦初期 　　中期 　　後期 授乳婦						13～20 13～20 15～20 15～20	20～30	7以下	50～65	

1　必要なエネルギー量を確保した上でのバランスとすること。
2　範囲に関しては，おおむねの値を示したものであり，弾力的に運用すること。
3　65歳以上の高齢者について，フレイル予防を目的とした量を定めることは難しいが，身長・体重が参照体位に比べて小さい者や，特に75歳以上であって加齢に伴い身体活動量が大きく低下した者など，必要エネルギー摂取量が低い者では，下限が推奨量を下回る場合があり得る。この場合でも，下限は推奨量以上とすることが望ましい。
4　脂質については，その構成成分である飽和脂肪酸など，質への配慮を十分に行う必要がある。
5　アルコールを含む。ただし，アルコールの摂取を勧めるものではない。
6　食物繊維の目標量を十分に注意すること。

ネルギーを産生するが，必須栄養素ではなく，摂取を勧める理由はないため，これらの栄養素バランスにアルコールを含める場合には，たんぱく質と脂質の残余を炭水化物とアルコールとした。

　乳児（1歳未満）については，母乳におけるこれらの栄養素の構成比をもって，好ましいエネルギー栄養素バランスと考えるものとする。そのため，乳児についてはエネルギー産生栄養素バランスは設定せず，1歳以上に設定している。

　各栄養素の範囲については，おおむねの値を示したものであり，生活習慣病の予防や高齢者の虚弱の予防の観点からは，弾力的に運用する必要がある。

　脂質については，その構成成分である飽和脂肪酸など，質への配慮を十分に行う必要がある。

　炭水化物については，食物繊維の目標量を十分に注意する必要がある。

3）1日の栄養配分比率

　1日の食事回数としては，1日に必要な栄養素を朝，昼，夕の3食に配分して摂取するのが，日本人の食習慣として普通である。主食は1：1：1，副食は1：1.5：1.5または3：4：5など年齢や各個人の食事摂取基準を基に，生活活動に適した配分が望まれる。

　①　朝　食　　朝食は午前中の活動を積極的にするために，量的には少量であってもバランスのとれた質の高い食事をとる習慣をつけることが大切である。最近は朝食を欠食する人が多いことが問題にされている。

　②　昼　食　　昼食は学校や会社での給食，家庭から持参または購入した弁当，家庭内での食事など，生活条件により食事のパターンが異なる。朝食の栄養素の偏りを考慮し，昼食の内容に配慮する。夕食までの時間は，活動強度も大きいので，朝食に比べて副食の摂取量を多くする。

③ **夕　食**　夕食は，必要な栄養量をとることのほかに，家族で団欒の食卓を囲み，明日への意欲を養う場でもあるので，時間をかけてとる食事である。料理の品数も多く，朝食と昼食ではとれなかった栄養素を補って1日の必要量を満たすものにする。しかし，就寝前であり，摂取量の過剰や食品の選択に注意が大切である。

（2）食生活指針

日本人の栄養状態は国民健康・栄養調査によると，一般的に，ほぼ食事摂取基準を満たしているが，個々の世帯や個人についてみると，エネルギーの過剰摂取やカルシウム，鉄の不足など栄養素のとり方が偏っている人も少なくない。また，急速な高齢化や生活環境の変化による生活習慣病の増加も社会問題となっている。21世紀における適正な食生活を実践するための方針として，"新しい食生活指針"が，2000（平成12）年3月に文部省（現 文部科学省），厚生省（現 厚生労働省），農林水産省の3省合同で発表され，2016（平成28）年には一部改正された。この食生活指針は，食料の生産・流通から家庭の食卓・健康へと幅広い視野から10項目にまとめ，それを実践するための小項目からなっている。

この食生活指針の内容については，「食事を楽しみましょう」を1番目にするなど，生活の質（QOL：quality of life）の向上を重視した構成になっている。2番目の「1日の食事のリズムから，健やかな生活リズムを」も生活の質の向上に食生活が大きな役割を果たすことを強調したものである。3番目の「適度な運動とバランスのよい食事で，適正体重の維持を」は食事と身体活動（運動）との関連を示したものである。4～7番目の項目は食べ物の組合せについて階層的に示したもので，「主食，主菜，副菜を基本に，食事のバランスを」が料理レベル，「ごはんなどの穀類をしっかりと」「野菜・果物，牛乳・乳製品，豆類，魚なども組み合わせて」が食材（食品）レベル，「食塩は控えめに，脂肪は質と量を考えて」が栄養素レベルでの重要なポイントを示している。8番目の「日本の食文化や地域の産物を活かし，郷土の味の継承を」は食料の安定供給や食文化に，9番目の「食料資源を大切に，無駄や廃棄の少ない食生活を」は食料資源や環境問題に配慮したものである。さらに10番目の「『食』に関する理解を深め，食生活を見直してみましょう」は，自分の食生活を見直し，自分なりの健康目標を立て，実践し，また見直していく中で，質の高い食生活の実現を目指すものとして最終項目に位置づけている（p.35，図2-6参照）。

（3）健康日本21（第二次）

「健康日本21」は，21世紀における国民健康づくり運動として，2000～2012（平成12～24）年までの12年間，生活習慣病の予防を目的として，疾病の発生を防ぐ一次予防に重点を置き，栄養・食生活，身体活動・運動，休養・こころの健康づくり，たばこ，アルコール，歯の健康，糖尿病，循環器病，がんの9分野について数値目標が設定されていた。これらの対策について厚生労働省は，健康格差が広まる中で，健康政策や社会環境整備への取り組みが求められ，2013（平成25）年度以降の「健康日本21（第二次）」（2013～2022年度）では，国民の健康の増進の総合的な増進を図るための基本的な方向性を示している（平成24年厚生労働省告示第430号）。この方針は，

21世紀のわが国において少子高齢化や疾病構造の変化が進む中で，生活習慣および社会環境の改善を通じて，子どもから高齢者まですべての国民が共に支え合いながら希望や生きがいをもち，ライフステージに応じて，健やかで心豊かに生活できる活力ある社会の実現を目指している。そこで，社会保障制度が持続可能なものとなるよう，国民の健康の増進の総合的な推進を図るための基本的な事項として，① 健康寿命の延伸と健康格差の縮小，② 主要な生活習慣病の発症予防と重症化予防，③ 社会生活を営むために必要な機能の維持および向上，④ 健康を支え，守るための社会環境の整備，⑤ 栄養・食生活，身体活動・運動，休養，飲酒，喫煙および歯・口腔の健康に関する生活習慣および社会環境の改善の5つが示されている。2013（平成25）年度から適用され，これらを踏まえ，個人の生活習慣の改善および個人を取り巻く社会環境の改善を通じて，生活習慣病の発症予防・重症化予防を図るとともに社会生活機能低下の低減による生活の質の向上を図ることは，結果として健康寿命の延伸・健康格差の縮小を目指すものとしている。

（4）食育基本計画

2005（平成17）年6月に「食育基本法」が成立し，同年7月より施行された。食育に関する施策を総合的かつ計画的に推進するため，食育推進会議において2021（令和3）年3月「第4次食育推進基本計画」が作成された。近年，食を取り巻く社会環境の変化，世帯構造やさまざまな生活状況の変化に伴い，高齢者をはじめとする単独世帯やひとり親世帯，貧困の状況にある子どもに対する支援が重要な課題となっている。

また，社会のデジタル化の進展，持続可能な世界の実現を目指すため，SDGs（持続可能な開発目標）の観点からの食育も重視される。さらには，新型コロナウイルスの感染拡大は，接触機会の低減，在宅勤務の増大など人々の行動・意識・価値観を変えた「新たな日常」を生み出している。それらも踏まえた上で，第4次基本計画はまとめられている。食育の推進に関する施策の基本的な方針として，以下の3つの重点事項が設けられた。

（1）生涯を通じた心身の健康を支える食育の推進：国民が生涯にわたって健全な心身を培い，豊かな人間性を育むためには，妊産婦や，乳幼児から高齢者に至るまで，多様な暮らしに対応し，家庭，学校・保育所等，地域の各段階において，切れ目なく生涯を通じた心身の健康を支える食育を推進すること。

（2）持続可能な食を支える食育の推進：健全な食生活の基盤として持続可能な食環境が不可欠であり，食育においても食環境の持続に資する取組みを推進すること。そのため，①食と環境との調和，②農林水産業や農山漁村を支える多様な主体とのつながりの深化，③和食文化の保護・継承を通じて，持続可能な食を支える食育を推進することが重要である。

（3）新たな日常やデジタル化に対応した食育の推進：新たな日常においても食育を着実に実施するとともに，より多くの国民が主体的，効果的に食育を実践できるよう，ICT（情報通信技術）等のデジタル技術を有効活用する等により，食育を推進すること。

また，食育の総合的な推進に関する事項として，7つの項目があげられている。

1．家庭における食育の推進：乳幼児期からの基本的な生活習慣の形成，在宅時間を活用した

食育の推進

2．学校，保育所等における食育の推進：栄養教諭の一層の配置促進，学校給食の地場産物利
用促進へ連携・協働

3．地域における食育の推進：健康寿命の延伸につながる食育の推進，地域における共食の推
進，日本型食生活の実践の推進，貧困等の状況にある子どもに対する食育の推進

4．食育推進運動の展開：食育活動表彰，全国食育推進ネットワークの活用，デジタル化への
対応

5．生産者と消費者との交流促進，環境と調和のとれた農林漁業の活性化等：農林漁業体験や
地産地消の推進，持続可能な食につながる環境に配慮した消費の推進，食品ロス削減を目指
した国民運動の展開

6．食文化の継承のための活動への支援等：中核的な人材の育成や郷土料理のデータベース化
や国内外への情報発信など，地域の多様な食文化の継承につながる食育の推進，学校給食等
においても，郷土料理の歴史やゆかり，食材などを学ぶ取組みを推進

7．食品の安全性，栄養その他の食生活に関する調査，研究，情報の提供および国際交流の推
進：食品の安全性や栄養等に関する情報提供，食品表示の理解促進

（5）食事バランスガイド

　「食事バランスガイド」は，望ましい食生活についての目標を示した「食生活指針」を具体的な
行動に結びつけるものとして，1日に「何を」「どれだけ」食べたらよいのかの目安をわかりや
すくイラストで示し，2005（平成17）年6月に厚生労働省と農林水産省の共同により策定された。

1）「食事バランスガイド」の料理区分

　「食事バランスガイド」を図1-3に示す。基本形のコマのイラストの中には，主食，副菜，主
菜，牛乳・乳製品，果物の各料理区分における1日に摂取する量の目安の数値（つ（SV））と対応

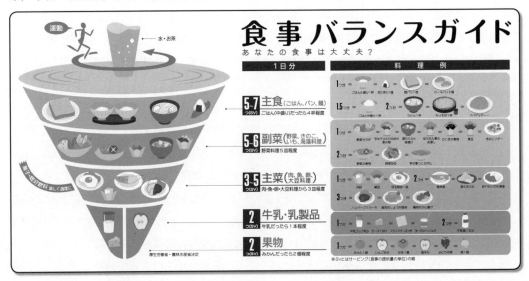

図1-3　食事バランスガイド（http://www.mhlw.go.jp/bunya/kenkou/eiyou-shokuji.html）

させて，ほぼ同じ数の料理・食品を示している。各区分に含まれる料理等は，以下の通りである。

・主食には，炭水化物等の供給源であるご飯，パン，めん，パスタなどを主材料とする料理が含まれる。

・副菜には，ビタミン，ミネラル，食物繊維の供給源である野菜，いも，豆類（大豆を除く），きのこ，海藻などを主材料とする料理が含まれる。

・主菜には，たんぱく質等の供給源である肉，魚，卵，大豆および大豆製品などを主材料とする料理が含まれる。

・牛乳・乳製品には，カルシウム等の供給源である牛乳，ヨーグルト，チーズなどが含まれる。

・果物には，ビタミンＣ，カリウム等の供給源であるりんご，みかんなどの果実およびすいか，いちごなどの果実的な野菜が含まれる。

なお，油脂・調味料については，主食・副菜・主菜の区分における各料理の中で使用されているものであり，別の区分を設けての整理はされていない。

食事バランスガイドは食事摂取基準（2005年版）の数値化を参照して作成されているため，2010（平成22）年に厚生労働省日本人の食事摂取基準活用検討委員会において，見直しの必要性が検討され，整合性が図られた。

5. 日本食品標準成分表

（1）日本食品標準成分表2020年版（八訂）の概要

日本食品標準成分表（以下，食品成分表）には，常用される食品の標準的な成分値が収載されている。2020（令和2）年12月，「日本食品標準成分表2020年版（八訂）」（以下，食品成分表2020年版）が公表された。食品成分表は，食品成分に関する唯一の公式データであり，学校給食，病院給食などの給食管理，治療食などの栄養指導面，家庭における日常生活面でも利用され，厚生労働省による日本人の食事摂取基準の策定，国民健康・栄養調査などの各種調査，農林水産省における食料需給表の作成などの資料として活用されている。また，高等教育の栄養学科，食品学科および中等教育の家庭科，保健体育などの教育や，栄養，食品，家政，生活科学，医学，農学などの研究分野での利用，加工食品などへの栄養成分表示のデータとしても利用されている。

食品成分表は，日常摂取する食品に含まれる栄養成分（たんぱく質，脂質，炭水化物，灰分，無機質，ビタミン）や非栄養成分（水分，食物繊維，食塩相当量）などの情報をまとめたものである。食品成分表2020年版には本表のほかに，アミノ酸成分表，脂肪酸成分表，炭水化物成分表がある。食品分析値がデータベース化され，電子版に収載されている。

日本食品標準成分表 2020 年版（八訂）　2,478食品（2015年版より287増，以下同）

日本食品標準成分表 2020 年版（八訂）　アミノ酸成分表編　1,954食品（396増）

日本食品標準成分表 2020 年版（八訂）　脂肪酸成分表編　1,919食品（137増）

日本食品標準成分表 2020 年版（八訂）　炭水化物成分表編　1,075食品（223増）

※食品成分データベース（https://foodb.mext.go.jp/）の閲覧数は近年増加傾向にある

892万件（2015年）→2,226万件（2019年）

食品成分表2020年版では，調理済み食品の情報の充実，エネルギー計算法の変更など，2015年版以来5年ぶりの全面的な改訂となった。収載食品数は，2,478食品となっている。食品成分表の詳細については，「食べ物と健康」の各講義で学ぶ。ここでは，2020年版の主な改訂点を示す。

(1) 個人の食生活や施設給食の変化から需要が増大している，冷凍，チルド，レトルトの状態で流通する食品（惣菜，Ready to Eat など）について，「調理済み流通食品」の食品群を設け，大手事業者の原材料配合割合から算出した成分値を収載するとともに，素材からの重量や成分の変化についての情報を収載した。

(2) 糖質やエネルギーによる食事管理に対応するため，従来の炭水化物を「利用可能炭水化物（でん粉と単糖・二糖類）」と「食物繊維・糖アルコール」に分けるとともに，成分表 2010 から蓄積を図ってきたアミノ酸，脂肪酸組成とともに，利用可能炭水化物，食物繊維等の成分値に基づくエネルギー計算を行い，食品のエネルギー値の確からしさを向上させた。

(3) 2016（平成 28）年以降取り組んできた毎年の「追補」による原材料的食品等の成分値変更について，成分値を計算で求める他の収載食品に反映させ，全体の整合を図った。

（2）食品成分表2020年版改訂のポイント

1）調理済み食品に関する情報の充実

「調理加工食品類」として一部の冷凍食品を収載していた 18 群を「調理済み流通食品類」とし，配食事業者等から収集した原材料配合に基づく成分値を追加収載した（表1-6）。これは，2015年版では参考資料として収載していた惣菜類の成分計算を本表に移行するものである。

表1-6　調理済み流通食品類に収載した食品例

和風料理	〔和え物〕青菜の白和え，いんげんのごま和え，わかめとねぎの酢みそ和え
	〔酢の物〕紅白なます
	〔汁物〕豚汁
	〔煮物〕卯の花炒り（うのはないり），親子丼の具，牛飯の具，切り干し大根の煮物，きんぴらごぼう，ぜんまいの炒め煮，筑前煮，肉じゃが，ひじきの炒め煮
洋風料理	〔カレー〕チキンカレー，ビーフカレー，ポークカレー
	〔コロッケ〕かにクリームコロッケ，コーンクリームコロッケ，ポテトコロッケ
	〔スープ〕かぼちゃのクリームスープ，コーンクリームスープ
	〔ハンバーグステーキ〕合びきハンバーグ，チキンハンバーグ，豆腐ハンバーグ
	〔フライ〕いかフライ，えびフライ，メンチカツ
中国料理	〔点心〕ぎょうざ，しゅうまい，中華ちまき
	〔菜（な）〕酢豚，八宝菜，麻婆豆腐（マーボー豆腐）
韓国料理	〔和え物〕もやしのナムル

（資料：文部科学省：日本食品標準成分表の改訂について，令和2年12月25日報道発表）

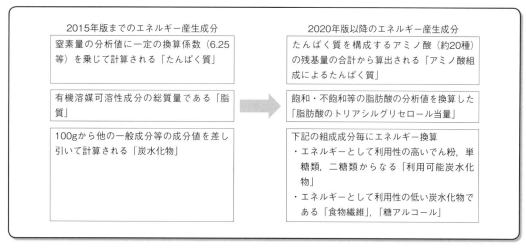

図1-4　食品成分表2020年版におけるエネルギー産生成分の変更

（資料：文部科学省：日本食品標準成分表の改訂について，令和2年12月25日報道発表）

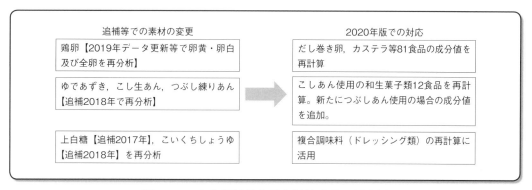

図1-5　主な素材的食品と計算食品の対応例

（資料：文部科学省：日本食品標準成分表の改訂について，令和2年12月25日報道発表）

2）炭水化物の細分化とエネルギー算出方法の変更

　これまでの食品成分表の炭水化物は，ヒトにおける消化性が低い食物繊維や糖アルコールから，消化性が高いでん粉，単糖類，二糖類までの多様な成分を含んでいた。しかしながら，糖類の摂取量・摂取エネルギーを正しく把握するためには食品ごとの炭水化物の内訳を示すことが重要である。このため，食品成分表 2020年版では，これまで蓄積してきたでん粉，ショ糖（スクロース）や食物繊維の分析値に基づき，これまでの炭水化物に含まれていた「でん粉と糖類（利用可能炭水化物）」と「食物繊維総量」，「糖アルコール」等を本表に収載した。

　また，食品成分表では，2010年版以降，アミノ酸，脂肪酸等の実測できるエネルギー産生成分について，分析による成分値の蓄積を推進してきた。食品成分表2020年版では，これら蓄積してきたデータを活用し，エネルギー産生成分の実態をより正確にとらえることが可能な組成成分をエネルギー算出の基礎とする方式を採用した。その概要を図1－4に示す。なお，このエネルギー算出方法の変更は，公的な参照データである食品成分表の科学的な確からしさの向上を目指すものであり，従来の簡易なエネルギー計算方法を否定するものではない。

3）七訂追補（2016〜2019）の検討結果の反映

　食品成分表2020年版では，追補等で公表した新規187食品の収載に加え，この間成分値の変更のあった素材食品から計算される複合食品の成分値を変更した。また市販上位の商品の分析から即席めんおよびカップめんの調理後の成分値等を追加している（図1-5）。さらに，既収載の菓子類，加工食品に原材料的食品の成分値の変更を反映させている。

　本表の項目としては，追補の検討を経た新たな成分として「ナイアシン当量」，「難消化性オリゴ糖等を含む食物繊維」を追加した。収載食品の解説についてもさらなる充実を図り，資料編の食品群留意点に反映させ，調理に関する諸表を見直した。

6．食事計画（献立作成の基礎および手順）

（1）献立作成の条件

　人は“食物”を摂取することで，生命の維持に必要な各種栄養素を体内に取り込んでいる。しかし，“食品”をそのまま摂取することは少なく，一般的に調理操作を通して“食物”に調製している。調理は食品を食物に変える手段であり，食品の選択，組合わせおよび調理方法を計画して，食事内容の形式をまとめたものが献立である。

　献立作成にあたっては，喫食対象者（個人または集団）の把握が重要で，喫食対象者の性別，年齢，身体活動レベル，日常の栄養摂取状況，健康状況などから食事摂取基準を設定し，喫食対象者の嗜好，行事食や伝統食など食習慣への配慮を加える。さらに，調理方法に変化をもたせることや季節感のある食品の使い方，経済性，簡便性，人材・技能など調理条件も考慮する必要がある。献立作成のプロセスを図1-6に示す。

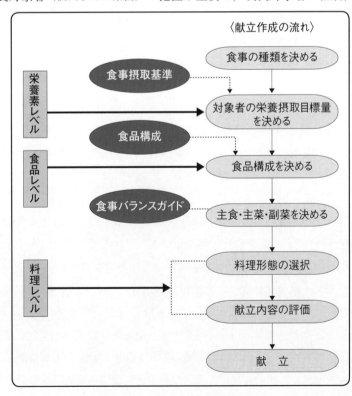

図1-6　献立作成のプロセス

（2）献立と栄養

　個々人に対応した献立作成は，食事摂取基準に基づき，各栄養素は食品構成を目安として，適切に3食を配分する。わが国の食事構成は一汁三菜（主食，汁物，主菜，副菜，副々菜）が基本で，調理法や色調に偏りがない食事である。1日の食事回数は食習慣や生活環境によって異なるが，概ね朝・昼・夕の3食が基本となる。

（3）食品構成

　食品構成とは，食事摂取基準に基づき，献立作成時に各栄養量をどの食品でどれだけ使用したらよいかを，食品群ごとに算出したものである。分類される食品群数は必要に応じて変化するが，食品群は18群に分類されることが多い。食品構成にそって献立を作成するので，給与栄養量は目標値から大幅に外れることはないが，献立作成後に，栄養価を確認することが必要である。

　食品構成は，喫食対象者の目標となるエネルギー量，たんぱく質量を決め，穀類エネルギー比率，動物性たんぱく質比率，脂肪エネルギー比率などの栄養比率をもとにして，以下の手順で作成される。なお，各食品群の使用量は，各施設での使用実績をもとに調整する。

1）食品群別荷重平均成分表の作成

　食品構成の作成にあたっては各食品群別に基づく荷重平均成分（食品群別荷重平均成分）を求めることが必要である。食品群別荷重平均成分とは，それぞれの食品群に属する食品の構成割合に基づいて算出した栄養成分の平均値である。

〈給食施設の過去1年間など一定期間における食材料使用量から算出する方法〉

①　1年間に使用した食材料について，食品別に合計（総使用量）を求める。

②　1品ごとに純使用量を求める。

$$純使用量 = 総使用量 \times \frac{100 - 廃棄率（\%）}{100}$$

　　注）総使用量：廃棄する部分も含めた総重量

　　　　純使用量：廃棄する部分を除いた可食部のみの重量

③　食品群ごとに，属する食品を合計して群別純使用量を求める。

④　食品群ごとに，属する食品の構成比率（百分率）を出す。

$$構成比率（\%） = \frac{1食品群の1品目当たり純使用量}{1食品群の総純使用量} \times 100$$

⑤　各食品ごとに栄養価算定を行い，算出した構成比率をそのまま可食部量とする。この方法により，食品群100gを構成する食品の重量が確定する。

　食品群別荷重平均成分表の例を表1-7に示した。令和元年国民健康・栄養調査から作成した食品群分類に従い，18群分類とした。

2）食品構成の作成

　食品構成は，食品群別荷重平均成分表を用いて，喫食対象者の給与栄養目標量を栄養のバラン

表1-7　令和元年国民健康・栄養調査より作成した食品群別荷重平均成分表（可食部100g当たり）

食品群	エネルギー (kcal)	たんぱく質 (g)	脂質 (g)	炭水化物 (g)	カリウム (mg)	カルシウム (mg)	鉄 (mg)	ビタミンA (μgRAE)	ビタミンB₁ (mg)	ビタミンB₂ (mg)	ビタミンC (mg)	食物繊維 (g)	食塩相当量 (g)
穀類													
米類（精白米）	347	5.2	0.6	76.7	62	6	0.2	0	0.05	0.02	0	3.0	0.0
パン類	272	8.9	5.1	47.4	98	26	0.6	0	0.09	0.06	0	2.3	1.1
めん類（乾めん）	343	10.3	4.6	63.6	92	61	0.8	2	0.19	0.15	0	3.4	1.5
その他穀類	252	6.6	1.5	50.4	85	21	0.0	1	0.00	0.00	0	2.2	0.0
いも類	75	1.4	0.2	17.7	316	19	0.4	0	0.08	0.02	12	2.8	0.0
砂糖・甘味料類	367	0.0	0.0	95.2	37	8	0.0	0	0.00	0.00	0	0.0	0.0
豆類	116	9.1	6.8	4.9	228	98	1.8	0	0.07	0.10	0	2.3	0.0
種実類	544	16.0	48.0	24.0	568	364	4.0	4	0.40	0.40	4	8.0	0.0
緑黄色野菜	30	1.3	0.1	6.7	255	41	0.5	281	0.05	0.06	24	2.4	0.0
その他の野菜	22	0.9	0.1	4.9	146	26	0.3	5	0.03	0.02	11	1.7	0.0
果実類	64	0.5	0.2	16.3	192	10	0.1	26	0.04	0.03	29	1.3	0.0
きのこ類	18	2.4	0.0	5.9	214	2	0.6	0	0.12	0.12	0	4.1	0.0
藻類	27	3.0	0.0	7.1	311	79	1.0	111	0.00	0.10	8	4.0	1.0
魚介類	159	19.1	7.5	2.2	281	58	1.3	33	0.08	0.17	1	0.0	0.8
肉類	230	17.1	16.6	0.5	251	5	0.9	80	0.34	0.16	4	0.0	0.4
卵類	151	12.9	10.1	0.5	129	51	1.7	142	0.05	0.40	0	0.0	0.2
乳類	79	3.9	3.9	7.1	145	123	0.0	35	0.03	0.14	1	0.0	0.2
油脂類	884	0.0	96.4	0.0	5	3	0.0	59	0.00	0.00	0	0.0	0.0
菓子類	347	5.8	12.8	52.5	193	56	0.8	40	0.08	0.12	3	1.6	0.4
嗜好飲料類	13	0.1	0.0	1.2	29	3	0.1	0	0.00	0.02	2	0.0	0.0
調味料・香辛料類	176	5.6	8.0	17.8	247	46	1.4	8	0.03	0.08	1	1.3	10.4

スに配慮しながら食品群ごとに純使用量を決定して作成する。

　食品構成は喫食対象者の目標となるエネルギー量，たんぱく質量を設定し，栄養比率をもとに以下の手順で作成する。食品構成の作成方法の例を表1-8に示した。

①　穀類（主食）種類，量を決める

・穀類エネルギー比を算定の根拠とする（穀類エネルギー比45～60％）。

・穀類（米，パン，めんなど）の種類と量を決める。

・決定した穀類の種類と量について，食品群別荷重平均成分表（表1-8の例では，表1-7を使用）をもとに，穀類から摂取するエネルギー，たんぱく質，脂質量を算定する。

②　動物性たんぱく質給源食品量を決める

・動物性たんぱく質給源食品の種類と重量を決める。動物性たんぱく質比率を算定の根拠とする（動物性たんぱく質比40～50％）。

・動物性たんぱく質食品のうち，一般的に量が規定されている，牛乳1本，卵1個から決め，次に魚介類，肉類の摂取割合を決定すると作成しやすい。

・決定した動物性たんぱく質給源食品の種類と量について，食品群別荷重平均成分表をもとに，エネルギー，たんぱく質，脂質量を算定する。

③　植物性たんぱく質給源食品量を決める

・植物性たんぱく質量の算定の根拠は，目標たんぱく質量から穀類のたんぱく質量および動物性たんぱく質量を差し引き，約1/2程度とする。

・植物性たんぱく質給源食品のうち，習慣的に摂取する「みそ汁」の「みそ」をまず決めて，残りの植物性たんぱく質量は豆類・大豆製品の重量に換算して決める。

表1-8 食品構成作成例（18〜29歳女子，身体活動レベルⅡ）

食品構成作成の手順	栄養量の設定		目標エネルギー：2,000 kcal 目標たんぱく質：70 g（65〜100 g）		
	食品群	可食量 (g)	エネルギー (kcal)	たんぱく質 (g)	脂質 (g)
①穀類の種類，量を決める 　穀類エネルギー比：45％とした場合 　エネルギー：900 kcal	1）*¹ 精白米 　　　押し麦	250 25	868 63	13.0 1.7	1.5 0.4
		275	931	14.7	1.9
	2）*² パン 　　　精白米 　　　押し麦	120 160 15	326 555 38	10.7 8.3 1.0	6.1 1.0 0.2
		295	919	20.0	7.3
	3）*³ 精白米 　　　スパゲッティ（乾）	160 100	555 343	8.3 10.3	1.0 4.6
		260	898	18.6	5.6
	小　計　1）	275	931	14.7	1.9
②動物性たんぱく質給源食品の量を決める 　動物性たんぱく質比：40〜50％ 　たんぱく質：28〜35 g	乳類 卵類 魚介類 肉類	200 50 60 60	158 76 95 138	7.8 6.5 11.5 10.3	7.8 5.1 4.5 10.0
	小　計	370	467	36.1	27.4
③植物性たんぱく質給源食品の量を決める ｛(目標たんぱく質)－(①,②たんぱく質量)｝/2 たんぱく質：10 g	みそ　※ 豆類・大豆製品	10 90	18 104	1.1 8.2	0.6 6.1
	小　計	100	122	9.3	6.7
④油脂類および種実類の量を決める 　脂肪エネルギー比率：20〜30％E 　（44〜67 g）－(①〜③脂質量) 脂質：8〜31 g	種実類 油脂類	3 14	16 124	0.5 −	1.4 13.5
	小　計	17	140	0.5	14.9
⑤ビタミン，ミネラル給源食品の量を決める ｛(目標エネルギー量)－(①〜④エネルギー量)｝/2 エネルギー：170 kcal	緑黄色野菜 その他の野菜 きのこ類 藻類 果実類	120 230 20 10 120	36 51 4 3 77	1.6 2.1 0.5 0.3 0.6	0.1 0.2 − − 0.2
	小　計	500	171	5.1	0.5
⑥その他のエネルギー給源食品でエネルギー量を調整する （目標エネルギー量)－(①〜⑤エネルギー量) エネルギー：169 kcal	砂糖 調味料・香辛料類 菓子類 いも類	10 40 10 60	37 70 35 45	− 2.2 0.6 0.8	− 3.2 1.3 0.1
	小　計	120	187	3.6	4.6
合　計			2,018	69.3	56.0

＊1：米のみの場合　　＊2：1食をパン類とした場合　　＊3：1食をスパゲッティとした場合
※　日本食品標準成分表2020年版（八訂）「淡色辛みそ」を使用
注）この食品構成作成例は，表1-7の食品群別荷重平均成分表をもとに計算した。

・決定した植物性たんぱく質給源食品の種類と量について，食品群別荷重平均成分表をもとに，エネルギー，たんぱく質，脂質量を算定する。

④ **油脂類および種実類の量を決める**

・脂肪エネルギー比率を算定の根拠とする（脂肪エネルギー比率20～30％E）。

・種実類の摂取量を決定し，食品群別荷重平均成分表をもとに，エネルギー，たんぱく質，脂質量を算定する。

・目標脂質量から穀類，動物性食品，植物性食品の脂質量を差し引き，残りの脂質量を油脂類の重量に換算し，決定する。食品群別荷重平均成分表をもとに，油脂類のエネルギー，たんぱく質，脂質量を算定する。

⑤ **ビタミン・ミネラル給源食品量を決める**

・ビタミン・ミネラル給源食品として，緑黄色野菜やその他の野菜で，推奨されている350 g/日や，国民健康・栄養調査などを参考にきのこ類，海藻類，果実類の摂取可能な量を決める。

・ビタミン・ミネラル給源食品の種類と量について，食品群別荷重平均成分表をもとに，エネルギー，たんぱく質，脂質量を算定する。

⑥ **その他のエネルギー給源食品でエネルギー量を調整する**

・残りのエネルギー量を算定の根拠とし，砂糖，調味料・香辛料類，菓子類，いも類の量を決める。

・決定したその他のエネルギー給源食品の種類と量について，食品群別荷重平均成分表をもとに，エネルギー，たんぱく質，脂質量を算定する。

⑦ **各栄養素量の合計を算出し，給与栄養目標量，栄養比率を確認して調整を行う**

表1-9に「日本人の食事摂取基準（2020年版）」による各栄養素等摂取目安量（1歳以上，身体活動レベルⅠ，Ⅱ）の例，表1-10（p.20，21）に食事摂取基準による食品構成例（65～74歳・75歳以上男性，18～74歳・75歳以上女性）を示す。

（4）献立作成

食品構成をもとに献立作成を行うが，1日のみで食品構成の食品の使用量を完全に一致させることは実際的には難しいため，1週間程度使用した食品重量の平均が食品構成の量に合うようにするとよい。献立作成の手順は以下の通りである。

① **食事摂取基準の日内配分**　1日の食事摂取基準を朝・昼・夕に配分して，1食当たりの給与栄養目標量を決める。

② **献立の決定**　各食事区分の主食，主菜および副菜の組合せを決め，喫食対象者に応じた料理形態を選択する。料理レベルで，各調理方法や味つけの重複を避け，対象者の嗜好性，食習慣などを十分考慮し，季節感を盛り込んだ献立内容とする。食事バランスガイドも参考にするとよい。献立の記載については，以下に留意する。

・**献立名の記載**：基本的には，主食，主菜，副菜，汁物，デザート，飲み物，香の物の順に記

表1-9　食事摂取基準による各栄養素等摂取目安量の例（1歳以上，身体活動レベルⅠ（上段）・Ⅱ（下段），1日当たり）

身体活動レベル Ⅰ（上段）

性別・年齢(歳)	エネルギー(kcal) EER	たんぱく質(g) EAR	たんぱく質 RDA	たんぱく質 DG下限	たんぱく質 DG上限	脂質(g) DG下限	脂質 DG上限	炭水化物(g) DG下限	炭水化物 DG上限	食物繊維(g) DG	ビタミンA(µgRAE) EAR	ビタミンA RDA	ビタミンA UL	ビタミンB₁(mg) EAR	ビタミンB₁ RDA	ビタミンB₂(mg) EAR	ビタミンB₂ RDA	ビタミンC(mg) EAR	ビタミンC RDA	カリウム(mg) AI	カリウム DG	カルシウム(mg) EAR	カルシウム RDA	カルシウム UL	鉄(mg)[1] EAR	鉄 RDA	鉄 UL	食塩相当量(g)[2] EAR	食塩相当量 DG
男性 1~2	950	15	20	30	50	20	30	120	155	—	300	400	600	0.4	0.5	0.5	0.6	35	40	900	—	350	450	—	3.0	4.5	25	—	3.0未満
男性 3~5	1,300	20	25	40	65	30	45	165	210	8以上	350	450	700	0.6	0.7	0.7	0.8	40	50	1,000	1,400以上	500	600	—	4.0	5.5	25	—	3.5未満
男性 6~7	1,350	25	30	45	70	30	45	170	220	10以上	300	400	950	0.7	0.8	0.8	0.9	50	60	1,300	1,800以上	500	600	—	5.0	5.5	30	—	4.5未満
男性 8~9	1,600	30	40	50	80	35	55	200	260	11以上	350	500	1,200	0.8	1.0	0.9	1.1	60	70	1,500	2,000以上	550	650	—	6.0	7.0	35	—	5.0未満
男性 10~11	1,950	40	45	65	95	45	65	245	315	13以上	450	600	1,500	1.0	1.2	1.1	1.4	70	85	1,800	2,200以上	600	700	—	7.0	8.5	35	—	6.0未満
男性 12~14	2,300	50	60	75	115	50	75	290	375	17以上	550	800	2,100	1.2	1.4	1.3	1.6	85	100	2,300	2,400以上	850	1,000	—	8.0	10.0	40	—	7.0未満
男性 15~17	2,500	50	65	80	125	55	85	315	405	19以上	650	900	2,500	1.3	1.5	1.4	1.7	85	100	2,700	3,000以上	650	800	—	8.0	10.0	50	—	7.5未満
男性 18~29	2,300	50	65	75	115	50	75	290	375	21以上	600	850	2,700	1.2	1.4	1.3	1.6	85	100	2,500	3,000以上	650	800	2,500	6.5	7.5	50	1.5	7.5未満
男性 30~49	2,300	50	65	75	115	50	75	290	375	21以上	650	900	2,700	1.2	1.4	1.3	1.6	85	100	2,500	3,000以上	600	750	2,500	6.5	7.5	50	1.5	7.5未満
男性 50~64	2,200	50	65	75	110	50	75	275	360	21以上	650	900	2,700	1.1	1.3	1.2	1.5	85	100	2,500	3,000以上	600	750	2,500	6.5	7.5	50	1.5	7.5未満
男性 65~74	2,050	50	60	75	105	45	70	255	335	20以上	600	850	2,700	1.1	1.3	1.2	1.5	80	100	2,500	3,000以上	600	750	2,500	6.0	7.5	50	1.5	7.5未満
男性 75以上	1,800	50	60	70	90	40	60	225	290	20以上	550	800	2,700	1.0	1.2	1.1	1.3	80	100	2,500	3,000以上	600	700	2,500	6.0	7.0	50	1.5	7.5未満
女性 1~2	900	15	20	30	45	20	30	115	145	—	250	350	600	0.4	0.5	0.5	0.5	35	40	900	—	350	400	—	3.0	4.5	20	—	3.0未満
女性 3~5	1,250	20	25	40	60	30	40	155	205	8以上	350	500	850	0.6	0.7	0.6	0.8	40	50	1,000	1,400以上	450	550	—	4.0	5.5	25	—	3.5未満
女性 6~7	1,250	25	30	40	60	30	40	155	205	10以上	300	400	1,200	0.7	0.8	0.7	0.9	50	60	1,200	1,800以上	450	550	—	4.5	5.5	30	—	4.5未満
女性 8~9	1,500	30	40	50	75	35	50	190	245	11以上	350	500	1,500	0.8	0.9	0.8	1.0	60	70	1,500	2,000以上	600	750	—	6.0	7.5	35	—	5.0未満
女性 10~11	1,850	40	50	60	90	40	60	230	300	13以上	400	600	1,900	0.9	1.1	1.0	1.3	70	85	1,800	2,000以上	600	750	—	7.0	8.5	35	—	6.0未満
女性 12~14	2,150	45	55	70	105	50	70	270	350	17以上	500	700	2,500	1.1	1.3	1.2	1.4	85	100	1,900	2,400以上	700	800	—	7.0	12.0	40	—	6.5未満
女性 15~17	2,050	45	55	65	100	45	70	255	335	18以上	500	650	2,800	1.0	1.2	1.2	1.4	85	100	2,000	2,600以上	550	650	—	5.5	10.5	40	—	6.5未満
女性 18~29	1,700	40	50	55	85	40	55	215	275	18以上	450	650	2,700	0.9	1.1	1.0	1.2	85	100	2,000	2,600以上	550	650	2,500	5.5	10.5	40	1.5	6.5未満
女性 30~49	1,750	40	50	55	90	40	60	220	285	18以上	500	700	2,700	0.9	1.1	1.0	1.2	85	100	2,000	2,600以上	550	650	2,500	5.5	10.5	40	1.5	6.5未満
女性 50~64	1,650	40	50	60	85	35	55	205	270	18以上	500	700	2,700	0.9	1.1	1.0	1.2	85	100	2,000	2,600以上	550	650	2,500	5.5	11.0	40	1.5	6.5未満
女性 65~74	1,550	40	50	60	80	35	50	195	250	17以上	500	700	2,700	0.9	1.1	1.0	1.2	80	100	2,000	2,600以上	550	650	2,500	5.0	6.0	40	1.5	6.5未満
女性 75以上	1,400	40	50	50	70	30	45	175	230	17以上	450	650	2,700	0.8	0.9	0.9	1.0	80	100	2,000	2,600以上	500	600	2,500	5.0	6.0	40	1.5	6.5未満

身体活動レベル Ⅱ（下段）

性別・年齢(歳)	エネルギー(kcal) EER	たんぱく質(g) EAR	たんぱく質 RDA	たんぱく質 DG下限	たんぱく質 DG上限	脂質(g) DG下限	脂質 DG上限	炭水化物(g) DG下限	炭水化物 DG上限	食物繊維(g) DG	ビタミンA(µgRAE) EAR	ビタミンA RDA	ビタミンA UL	ビタミンB₁(mg) EAR	ビタミンB₁ RDA	ビタミンB₂(mg) EAR	ビタミンB₂ RDA	ビタミンC(mg) EAR	ビタミンC RDA	カリウム(mg) AI	カリウム DG	カルシウム(mg) EAR	カルシウム RDA	カルシウム UL	鉄(mg)[1] EAR	鉄 RDA	鉄 UL	食塩相当量(g)[2] EAR	食塩相当量 DG
男性 1~2	950	15	20	30	50	20	30	120	155	—	300	400	600	0.4	0.5	0.5	0.6	35	40	900	—	350	450	—	3.0	4.5	25	—	3.0未満
男性 3~5	1,300	20	25	40	65	30	45	165	210	8以上	350	450	700	0.6	0.7	0.7	0.8	40	50	1,000	1,400以上	500	600	—	4.0	5.5	25	—	3.5未満
男性 6~7	1,550	25	30	50	75	35	50	195	250	10以上	300	400	950	0.7	0.8	0.8	0.9	50	60	1,300	1,800以上	500	600	—	5.0	5.5	30	—	4.5未満
男性 8~9	1,850	30	40	60	90	40	60	230	300	11以上	350	500	1,200	0.8	1.0	0.9	1.1	60	70	1,500	2,000以上	550	650	—	6.0	7.0	35	—	5.0未満
男性 10~11	2,250	40	45	75	115	50	75	285	365	13以上	450	600	1,500	1.0	1.2	1.1	1.4	70	85	1,800	2,200以上	600	700	—	7.0	8.5	35	—	6.0未満
男性 12~14	2,600	50	60	85	130	60	85	325	420	17以上	550	800	2,100	1.2	1.4	1.3	1.6	85	100	2,300	2,400以上	850	1,000	—	8.0	10.0	40	—	7.0未満
男性 15~17	2,800	50	65	90	140	60	95	350	455	19以上	650	900	2,500	1.3	1.5	1.4	1.7	85	100	2,700	3,000以上	650	800	—	8.0	10.0	50	—	7.5未満
男性 18~29	2,650	50	65	85	130	60	90	330	430	21以上	600	850	2,700	1.2	1.4	1.3	1.6	85	100	2,500	3,000以上	650	800	2,500	6.5	7.5	50	1.5	7.5未満
男性 30~49	2,700	50	65	90	135	60	90	340	435	21以上	650	900	2,700	1.2	1.4	1.3	1.6	85	100	2,500	3,000以上	600	750	2,500	6.5	7.5	50	1.5	7.5未満
男性 50~64	2,600	50	65	90	130	60	85	325	420	21以上	650	900	2,700	1.1	1.3	1.2	1.5	85	100	2,500	3,000以上	600	750	2,500	6.5	7.5	50	1.5	7.5未満
男性 65~74	2,400	50	60	90	120	55	80	300	390	20以上	600	850	2,700	1.1	1.3	1.2	1.5	80	100	2,500	3,000以上	600	750	2,500	6.0	7.5	50	1.5	7.5未満
男性 75以上	2,100	50	60	80	105	45	70	265	340	20以上	550	800	2,700	1.0	1.2	1.1	1.3	80	100	2,500	3,000以上	600	700	2,500	6.0	7.0	50	1.5	7.5未満
女性 1~2	900	15	20	30	45	20	30	115	145	—	250	350	600	0.4	0.5	0.5	0.5	35	40	900	—	350	400	—	3.0	4.5	20	—	3.0未満
女性 3~5	1,250	20	25	40	60	30	40	155	205	8以上	350	500	850	0.6	0.7	0.6	0.8	40	50	1,000	1,400以上	450	550	—	4.0	5.5	25	—	3.5未満
女性 6~7	1,450	25	30	45	70	30	50	180	235	10以上	300	400	1,200	0.7	0.8	0.7	0.9	50	60	1,200	1,800以上	450	550	—	4.5	5.5	30	—	4.5未満
女性 8~9	1,700	30	40	55	85	40	55	215	275	11以上	350	500	1,500	0.8	0.9	0.8	1.0	60	70	1,500	2,000以上	600	750	—	6.0	7.5	35	—	5.0未満
女性 10~11	2,100	40	50	70	105	45	70	265	340	13以上	400	600	1,900	0.9	1.1	1.0	1.3	70	85	1,800	2,000以上	600	750	—	7.0	8.5	35	—	6.0未満
女性 12~14	2,400	45	55	80	120	55	80	300	390	17以上	500	700	2,500	1.1	1.3	1.2	1.4	85	100	1,900	2,400以上	700	800	—	7.0	12.0	40	—	6.5未満
女性 15~17	2,300	45	55	75	115	50	75	290	375	18以上	500	650	2,800	1.0	1.2	1.2	1.4	85	100	2,000	2,600以上	550	650	—	5.5	10.5	40	—	6.5未満
女性 18~29	2,000	40	50	65	100	45	65	250	325	18以上	450	650	2,700	0.9	1.1	1.0	1.2	85	100	2,000	2,600以上	550	650	2,500	5.5	10.5	40	1.5	6.5未満
女性 30~49	2,050	40	50	65	105	45	70	255	335	18以上	500	700	2,700	0.9	1.1	1.0	1.2	85	100	2,000	2,600以上	550	650	2,500	5.5	10.5	40	1.5	6.5未満
女性 50~64	1,950	40	50	70	100	45	65	245	315	18以上	500	700	2,700	0.9	1.1	1.0	1.2	85	100	2,000	2,600以上	550	650	2,500	5.5	11.0	40	1.5	6.5未満
女性 65~74	1,850	40	50	70	90	40	60	230	300	17以上	500	700	2,700	0.9	1.1	1.0	1.2	80	100	2,000	2,600以上	550	650	2,500	5.0	6.0	40	1.5	6.5未満
女性 75以上	1,650	40	50	60	85	35	55	205	270	17以上	450	650	2,700	0.8	0.9	0.9	1.0	80	100	2,000	2,600以上	500	600	2,500	5.0	6.0	40	1.5	6.5未満

注）EER：推定エネルギー必要量。EAR：推定平均必要量。RDA：推奨量。DG：目標量。UL：耐容上限量。AI：目安量。

＊1：1～9歳は女性のEAR。10～64歳の女性のEAR、RDAは月経あり。

＊2：目標量（DG）を目指す。

（資料：厚生労働省：日本人の食事摂取基準（2020年版））

表1-10　食事摂取基準による食品構成例（65〜74歳・75歳以上の男性・18〜74歳女性：1,600 kcal，75歳以上女性：1,200 kcal）

〈1,600 kcal食の食品構成例と食品群別予定給与栄養量平均値（男女平均）〉

食品群別予定給与栄養量平均値	重量 (g)	エネルギー (kcal)	たんぱく質 (g)	脂質 (g)	炭水化物 (g)	カリウム (mg)	カルシウム (mg)	鉄 (mg)	ビタミンA (μgRAE)	ビタミンB₁ (mg)	ビタミンB₂ (mg)	ビタミンC (mg)	食塩相当量 (g)
1　穀類	360.0	636.1	12.2	3.5	133.6	137.2	33.5	0.8	3.2	0.13	0.09	0.0	0.8
2　いも類	50.0	33.4	0.6	0.1	7.9	153.9	9.7	0.2	0.3	0.03	0.01	6.6	0.0
3　砂糖・甘味料類	5.0	18.8	0.0	0.0	4.9	0.9	0.2	0.0	0.0	0.00	0.00	0.0	0.0
4　種実類	5.0	25.0	0.9	2.0	1.2	26.9	24.9	0.3	0.3	0.02	0.01	0.2	0.0
5　野菜類（計）	400.0	96.2	4.3	0.7	21.2	768.4	128.3	1.5	808.4	0.13	0.14	52.2	0.1
a　緑黄色野菜	140.0	40.0	2.1	0.3	8.5	366.2	62.0	0.8	782.9	0.06	0.09	26.9	0.0
b　その他の野菜	260.0	56.2	2.2	0.4	12.7	402.2	66.3	0.7	25.5	0.07	0.05	25.3	0.1
6　果実類	150.0	86.9	0.8	0.3	22.7	250.7	14.1	0.2	85.8	0.07	0.03	44.9	0.0
7　きのこ類	20.0	3.9	0.5	0.1	1.4	47.1	0.5	0.1	0.0	0.02	0.03	0.0	0.0
8　藻類	10.0	2.3	0.7	0.0	0.8	44.5	9.7	0.2	19.6	0.01	0.01	0.7	0.1
9　主たんぱく質類（計）	220.0	343.3	31.7	20.6	4.8	458.2	132.1	2.8	133.6	0.30	0.40	3.3	1.0
9-1　豆類	60.0	72.1	5.4	4.4	2.7	126.1	71.9	1.0	0.0	0.05	0.06	0.0	0.0
9-2　魚介類	70.0	104.7	13.4	4.5	1.6	193.4	37.0	0.7	29.1	0.06	0.11	0.8	0.7
9-3　肉類	50.0	105.9	7.8	7.7	0.3	87.1	2.7	0.4	47.2	0.13	0.08	2.5	0.2
9-4　卵類	40.0	60.6	5.1	4.0	0.2	51.6	20.5	0.7	57.3	0.02	0.16	0.0	0.1
10　乳類	200.0	151.8	7.5	7.9	12.4	298.0	246.4	0.1	73.4	0.07	0.30	1.5	0.3
11　油脂類	10.0	88.3	0.0	9.6	0.0	0.5	0.2	0.0	11.7	0.00	0.00	0.0	0.0
12　菓子類	20.0	67.4	1.2	2.3	10.3	33.7	10.2	0.2	12.9	0.02	0.03	0.6	0.1
13　嗜好飲料類	400.0	58.8	0.7	0.1	5.6	113.2	14.0	0.3	1.2	0.01	0.10	9.0	0.0
14　調味料・香辛料類	60.0	65.5	2.6	3.1	6.5	116.3	17.9	0.6	4.8	0.03	0.04	0.3	4.5
合　計	1,910.0	1,677.7	63.3	50.3	233.3	2,449.5	641.7	7.3	1,155.2	0.84	1.19	119.3	6.9

栄養比率

たんぱく質エネルギー比率（%E）	15.1
脂肪エネルギー比率（%E）	27.0
炭水化物エネルギー比率（%E）	55.6
穀類エネルギー比（%）	37.9
動物性たんぱく質比（%）	53.4

給与栄養目標量（1,600 kcal食）

	エネルギー (kcal)	たんぱく質 (g)	脂質 (g)	炭水化物 (g)	カリウム (mg)	カルシウム (mg)	鉄 (mg)	ビタミンA (μgRAE)	ビタミンB₁ (mg)	ビタミンB₂ (mg)	ビタミンC (mg)	食塩相当量 (g)
EAR	1,600	50.0				600	9.0	600	0.7	0.8	85	1.5
RDA		60.0				700	11.0	850	0.9	1.0	100	
AI					2,500							〃
DG（下限）			35.6	200.0	3,000	〃	〃	〃				
DG（上限）		80.0	53.3	260.0								6.5
UL						2,500	40.0	2,700				

注）穀類エネルギー比は，合計のエネルギー量に対する穀類から供与されるエネルギー量の比をいう。また，動物性たんぱく質比は，合計のたんぱく質量に対する魚介類，肉類，卵類，乳類から供与されるたんぱく質量の比を指す。

載する。

・**食品名の記載**：食品名は調理手順に従って記入する。料理によっては適宜，一緒に合わせる食品等を括弧でくくるなどして，調理手順が想定できるような書き方をする。調理に使用する「水」「だし」も使用量の欄に記載する。食材料，調味料すべて，重量は数値（g）で表記すること。

③　**分量の設定**　食品構成で設定した各食品群の重量を，料理に合わせて朝・昼・夕食に分ける。

④　**調味料の設定**　3食の食品群の配分，使用する食品がおおよそ決まったら，調味料を設定する。調味割合（食塩割合（%），糖分割合（%），吸油率（%）など）を考慮して料理に合った調味料の種類と量を決定する。

〈1,200 kcal 食の食品構成例と食品群別予定給与栄養量平均値（75歳以上女性）〉

食品群別予定給与栄養量平均値	重量(g)	エネルギー(kcal)	たんぱく質(g)	脂質(g)	炭水化物(g)	カリウム(mg)	カルシウム(mg)	鉄(mg)	ビタミンA(μgRAE)	ビタミンB₁(mg)	ビタミンB₂(mg)	ビタミンC(mg)	食塩相当量(g)
1　穀類	240.0	413.3	7.5	1.8	88.1	85.2	17.5	0.4	1.0	0.07	0.05	0.0	0.3
2　いも類	35.0	25.3	0.4	0.0	5.9	123.0	7.1	0.2	0.2	0.02	0.01	4.6	0.0
3　砂糖・甘味料類	5.0	18.6	0.0	0.0	4.8	1.2	0.3	0.0	0.0	0.00	0.00	0.0	0.0
4　種実類	5.0	25.6	0.9	2.1	1.2	26.8	29.1	0.3	0.3	0.02	0.01	0.2	0.0
5　野菜類（計）	355.0	84.1	3.6	0.6	18.8	715.0	115.5	1.4	712.1	0.12	0.12	45.4	0.1
a　緑黄色野菜	120.0	34.9	1.8	0.3	7.6	321.4	56.3	0.7	681.4	0.05	0.07	21.9	0.0
b　その他の野菜	230.0	48.3	1.8	0.3	11.0	383.6	59.6	0.6	20.9	0.06	0.04	22.9	0.1
6　果実類	150.0	87.3	0.8	0.2	23.0	256.4	14.9	0.2	101.3	0.07	0.03	47.3	0.0
7　きのこ類	5.0	1.0	0.1	0.0	0.3	11.9	0.1	0.0	0.0	0.01	0.01	0.0	0.0
8　藻類	5.0	1.2	0.1	0.0	0.4	24.6	5.0	0.1	7.9	0.00	0.01	0.3	0.1
9　主たんぱく質類（計）	160.0	249.3	23.4	14.7	3.8	337.8	106.4	2.2	119.0	0.20	0.30	2.4	0.8
9-1　豆類	45.0	54.8	4.0	3.2	2.4	95.5	53.5	0.8	0.0	0.04	0.04	0.0	0.0
9-2　魚介類	45.0	70.3	8.9	3.1	1.0	128.4	33.3	0.5	19.2	0.05	0.08	0.5	0.5
9-3　肉類	40.0	79.9	6.4	5.6	0.2	68.3	2.2	0.3	61.6	0.10	0.06	2.0	0.1
9-4　卵類	30.0	45.4	3.8	3.0	0.1	38.9	15.3	0.5	42.5	0.02	0.12	0.0	0.1
10　乳類	200.0	140.2	7.2	7.1	11.8	303.8	240.0	0.1	70.0	0.08	0.30	1.7	0.3
11　油脂類	6.0	53.0	0.0	5.8	0.0	0.2	0.1	0.0	7.6	0.00	0.00	0.0	0.0
12　菓子類	20.0	62.2	1.1	1.2	11.7	21.6	6.9	0.2	7.6	0.01	0.02	0.2	0.1
13　嗜好飲料類	150.0	14.6	0.3	0.0	1.1	39.5	4.4	0.2	0.8	0.00	0.05	5.8	0.0
14　調味料・香辛料類	60.0	63.5	3.3	2.3	7.2	128.5	19.9	0.6	4.0	0.02	0.05	0.5	5.2
合　計	1,396.0	1,239.2	48.7	35.8	178.1	2,075.5	569.2	6.1	1,031.8	0.62	0.96	108.4	6.9

栄養比率

たんぱく質エネルギー比率（%E）	15.7
脂肪エネルギー比率（%E）	26.1
炭水化物エネルギー比率（%E）	57.5
穀類エネルギー比（%）	33.4
動物性たんぱく質比（%）	53.9

給与栄養目標量（1,200 kcal 食）

	エネルギー(kcal)	たんぱく質(g)	脂質(g)	炭水化物(g)	カリウム(mg)	カルシウム(mg)	鉄(mg)	ビタミンA(μgRAE)	ビタミンB₁(mg)	ビタミンB₂(mg)	ビタミンC(mg)	食塩相当量(g)
EAR	1,200	40.0				550	5.0	450	0.5	0.6	85	1.5
RDA		50.0				650	6.0	650	0.6	0.7	100	
AI		≀			2,000							≀
DG（下限）			26.7	150.0	2,600	≀	≀	≀				
DG（上限）		60.0	40.0	195.0								6.5
UL						2,500	40.0	2,700				

注）穀類エネルギー比は，合計のエネルギー量に対する穀類から供与されるエネルギー量の比をいう。また，動物性たんぱく質比は，合計のたんぱく質量に対する魚介類，肉類，卵類，乳類から供与されるたんぱく質量の比を指す。
　　この食品構成の例は国民健康・栄養調査結果にもとづいた荷重平均成分表により作成。

（食事摂取基準の実践・運用を考える会編：日本人の食事摂取基準（2020年版）の実践・運用　特定給食施設等における栄養・食事管理,p.68-69, 第一出版, 2020）

⑤　**栄養価算定時の留意点**　栄養価算定時の留意点については以下の通りである。

・栄養価算定の単位および位取りは，食品成分表に示されている各栄養素の単位，桁と同じにする。数字の丸め方は，最小表示桁の1つ下の桁を四捨五入して，位取りが成分表と同じ桁数になるようにする。

・「0」「(0)」「Tr」「(Tr)」「−」の記号は，栄養価算定後はすべて「−」で記入する。

・エネルギーの単位は，キロカロリー（kcal）を使用して計算する。

・ビタミンAは，レチノール活性当量（μgRAE）を使用する。

・ビタミンEは，α-トコフェロール（mg）を使用する。

・「かぶ」，「だいこん」，「にんじん」などは，皮を除去した成分も収載されているため，料理として食する場合に皮つきか否か，状況に合わせて使用する。

（5）作成献立の栄養評価

　作成した献立は，栄養価算定した結果について，給与栄養目標量を満たしているか，また，栄養比率により栄養バランスのよいものになっているかについて評価を行い，適宜調整を行う。それらの栄養比率および目標量を表1-11に示す。

表1-11　栄養評価に用いる栄養比率等の計算式および目標量

	栄養比率	計算式	目標量
栄養素ベース（エネルギー産生栄養素バランス）	たんぱく質エネルギー比率（%E）	$\dfrac{(たんぱく質(g) \times 4(kcal))}{総エネルギー(kcal)} \times 100$	・13〜20%*（1〜49歳）・14〜20%*（50〜64歳）・15〜20%*（65歳〜）
	脂肪エネルギー比率（%E）	$\dfrac{(脂質(g) \times 9(kcal))}{総エネルギー(kcal)} \times 100$	20〜30%*（1歳〜）
	炭水化物エネルギー比率（%E）	100(%) － (たんぱく質エネルギー比(%) ＋脂肪エネルギー比(%))	50〜65%*（1歳〜）
		$\dfrac{(炭水化物(g) \times 4(kcal))}{総エネルギー(kcal)} \times 100$	
食物ベース	穀類エネルギー比（%）	$\dfrac{穀類エネルギー(kcal)}{総エネルギー(kcal)} \times 100$	45〜60%
	動物性たんぱく質比（%）	$\dfrac{動物性たんぱく質(g)}{総たんぱく質(g)} \times 100$	40〜50%
	食塩相当量（g）	$\dfrac{ナトリウム(mg) \times 2.54}{1,000}$	表1-9参照（p.19）

＊：日本人の食事摂取基準（2020年版）の目標量
（食事摂取基準の実践・運用を考える会編：日本人の食事摂取基準（2020年版）の実践・運用　特定給食施設等における栄養・食事管理，p.67，2020を一部改変）

付表　〈対象者の給与栄養目標量の算定〉

　献立作成の一連の流れの中で，食品構成作成時，および作成された献立の栄養評価には，食事摂取基準をもとに対象者に合わせて算定した給与栄養目標量が必要になる。第3章以降において示されている各対象者に合わせた給与栄養目標量の算定表を下記に掲載している。

〈給与栄養目標量の算定〉

推定エネルギー必要量（kcal）：

たんぱく質（g）：

脂質（g）：

炭水化物（g）：

カリウム（mg）：

カルシウム（mg）：

鉄（mg）：

ビタミンA（μgRAE）：

ビタミンB$_1$（mg）：

ビタミンB$_2$（mg）：

ビタミンC（mg）：

食物繊維（g）：

食塩相当量（g）：

その他：

●文　献●

・農林水産省：健全な食生活の実現　食生活指針について「食事バランスガイド」について
http://www.maff.go.jp/j/syokuiku/nozomasiisyokuseikatu.html
・伊藤貞嘉，佐々木敏（監修）；厚生労働省「日本人の食事摂取基準（2020年版）」策定検討会報告書：
日本人の食事摂取基準（2020年版），第一出版，2020
・畑江敬子，香西みどり：スタンダード栄養・食物シリーズ6　調理学　第2版，東京化学同人，2011
・五明紀春ほか：スタンダード人間栄養学　応用栄養学，朝倉書店，2012
・平成24年7月厚生科学審議会地域保健健康増進栄養部会　次期国民健康づくり運動プラン策定専門委
員会：健康日本21（第二次）の推進に関する参考資料
・厚生労働省：食事バランスガイドについて　http://www.mhlw.go.jp/bunya/kenkou/eiyou-syokuji.html
・農林水産省フードガイド（仮称）検討会：フードガイド（仮称）検討会報告書食事バランスガイド，2005
・厚生労働省健康局：日本人の食事摂取基準（2010年版）の改定を踏まえた「食事バランスガイド」の
変更点について，平成22年3月30日付け健習0330発第1号
・厚生労働省：令和元年国民健康・栄養調査報告，2020
・食事摂取基準の実践・運用を考える会（編）：日本人の食事摂取基準（2020年版）の実践・運用，第
一出版，2020
・文部科学省科学技術・学術審議会・資源調査分科会報告：日本食品標準成分表2020年版（八訂），
2020
・文部科学省科学技術・学術審議会資源調査分科会報告：日本食品標準成分表2020年版（八訂）アミノ
酸成分表編，脂肪酸成分表編，炭水化物成分表編，2020
・文部科学省：日本食品標準成分表・資源に関する取組　http://www.mext.go.jp/a_menu/syokuhinseibun/
index.htm
・文部科学省食品成分データベース　http://fooddb.mext.go.jp/
・農林水産省：第4次食育推進基本計画
http://www.maff.go.jp/j/syokuiku/kannrennhou.html/plan/pdf/3kihonkeikaku.pdf（令和3年4月5
日）

第2章

栄養マネジメント

　栄養マネジメントは，人体の個体レベルで生物学的な問題として把握するだけでなく心理的要因や行動科学的要因，さらには社会的要因，経済的要因なども考慮して総括的に把握し，QOLの向上に向け，組織あるいはプログラムの目的と具体的な目標を達成するために，計画し仕事を組み立て，実際にコーディネートと方向づけをすることができるように，その理解と取り組み方を学習する。

1. 栄養マネジメントの概要

（1）栄養マネジメントとは

　栄養マネジメントの目的は，人びとが健全な食生活を営み，良好な栄養状態を維持することによって，集団および個人が心身の健全な発育・発達，健康の保持・増進，疾病予防と治療に貢献し，QOLの向上を図ることである。

　現在，食生活においては栄養の偏り，不規則な食事，肥満や生活習慣病の増加，過度の痩身志向等の問題に加え，食生活に関する情報が社会に氾濫する中で，食生活の改善が求められている。

　このため，対象者の実態を把握し，改善へのみちすじ（計画）を立て，対策を講じ（実施）て，もたらされた結果の価値判断（評価）をするという過程が計画的に実施される。つまり，栄養状態の改善のために，対象者の実態把握，計画，実施，評価といった過程を栄養マネジメントという。

（2）栄養マネジメントの方法

　栄養マネジメントの方法は，対象者の健康・疾病や生活習慣・食習慣の実態を把握し，ニーズや課題の抽出による原因や条件を明確にして（アセスメント），最終的な目的，目標などを明確化し，その優先順位からなにをすべきかどのような事業を展開するのか，そのための人・物・資金（資源）などの確保を考慮しながら計画する。実施にあたっては，対策や事業が対象に的確に届くための効果的な方法の確保やツールを活用することや各組織・構成者および対象者との連携・調整（実施のコーディネート）を行う。評価においては，目的・目標が達成できるような効果的なプログラムの実施の確認や評価結果は次のプログラムの改善に活かされる。

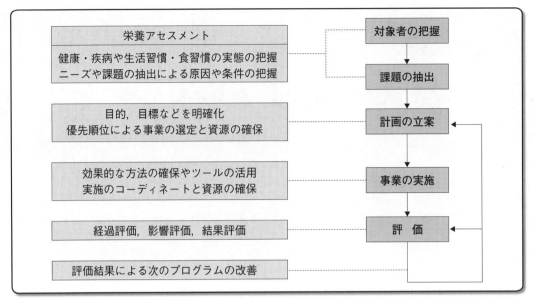

図2-1　栄養マネジメントの方法

（3）栄養アセスメント

　栄養アセスメントの目的は，誰に何を把握し何をすればよいかにより，どのような項目について実態把握するのかを決めることである。つまり，健康診査や簡単な食事調査などから，健康栄養状態に問題のある対象者をスクリーニングし，対象となる集団あるいは個人の身体状況や栄養状態を詳細に判定した結果により，実施すべき対策および方法が検討される。

（4）栄養アセスメントの方法

　健康・半健康状態あるいは疾病状態であるかについて，食事調査，身体計測，臨床検査，さらに臨床診査等から得た主観的・客観的情報により，個人やある特定集団の身体状況や栄養状態を総合的に判定する。

表2-1　医学的診断で行われるアセスメント

食事調査	エネルギーおよび栄養素の摂取状態
身体計測	体構成成分，各組織における栄養素の貯蔵状態
臨床検査	生理・生化学検査：各組織・臓器の栄養状態および機能状態
臨床診査	栄養障害による自他覚症状の調査，観察，既往歴，現病歴，体重歴

　また，私たちの健康や栄養の課題は，人体の個体レベルの生物学的な要因，心理的要因や行動科学的要因，さらには社会的要因，経済的要因など複雑な関係によって発生するので，アセスメントの内容もこれらを含む必要がある。

　ヘルスプロモーションの観点からの環境づくりの必要性は，毎日の生活をよりよく生きるため

の資源として健康をとらえ，いわば"自己の責任"において毎日の生活行動を選択していくことである。他方，私たちの毎日の生活行動は，私たちを取り巻くさまざまなことがら，すなわち環境に大きく影響されることがよく知られている。例えば，肥満につながるような生活習慣について考えてみると，肥満は基本的には，エネルギーの摂取と消費とのバランスの乱れによって生じるものであるため，個人の問題に帰することも可能である。しかし，私たちを取り巻く生活環境においては，交通機関の発達や労働形態の変化が必然的に身体活動を低下させ，エネルギーを過剰に摂取しやすいような食品（エネルギー密度が高い，1食当たりもしくは1回当たりの提供量が大きい等）があふれている。さらに，加齢変化や肥満または不適切な食物の摂取への対策として，いわゆる健康食品の効果を過度に期待し，不適切な利用をすることで健康被害を受ける事例も少なくない。

　基本的に，あるいは最終的には，個人にとって，そして社会全体にとってのよりよい選択のために，適切な情報とより健康的な食物が私たちの身近に利用可能であるような環境づくりを目指すことは極めて重要なことである。

　このため，食環境整備の必要性から「健康日本21」では，栄養・食生活分野の目標設定に用いられている（図2-2）。これは，① 個人や集団栄養状態，栄養素（食物）摂取レベル，② 知識・態度・行動レベル，③ 環境レベルから構成されている。QOL，健康・栄養状態にかかわる要因を，食事内容や食行動，知識・態度，それにかかわる環境といった段階に従って把握し，要因間の関係を整理している。すなわち，食物側の項目を栄養素，食材料，料理レベルに分けて把握し，環境を食環境（食物へのアクセス，食情報へのアクセス）と周囲の支援に分けて把握した。こ

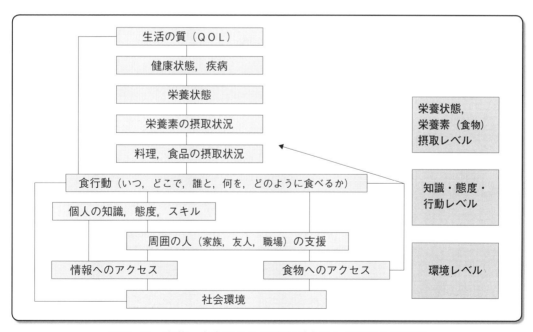

図2-2　栄養・食生活からの健康づくりと食環境との関係

（厚生省：21世紀の栄養・食生活のあり方検討会報告書，1997）

のように，ヘルスプロモーションのプログラムのマネジメントを用いるツールとしてQOLから対策・事業まで構造的に因子を把握し，各因子間の関係を整理することにより，計画策定のための体系的なアセスメントができる。

（5）栄養プログラムの計画

　計画とは，未来から現在を考えることであり，もし適切な行動がとられれば将来の望んだ結果が得られる場合に実際の行動に迫る以前に，目的を実現するための一連の行動を分析評価するプロセスである。

1）計画の必要性と優先性

　計画の策定過程において，対象が計画策定に参画することをうながしたり，計画づくりにかかわる専門家や関係者が把握した課題，目指すべき方向や具体的な実現方法を共有することが重要である。つまり，計画策定から評価の過程において，目的に沿った評価に基づき柔軟に計画を改善していく中で，計画の主体者である対象者や関係者が協議しながら推進することが必要である。

　計画の中で取り組むべき課題を決めるために，優先順位をつける。優先順位づけの基準は，① 必要性または重要性（上位の因子（QOL）とどのくらい関連しているか），② 改善の可能性（実施の可能性と改善しやすさ）を基本とするが，必要に応じて追加変更（緊急性，改善のコスト，効果・費用対効果，行政目標や既存のプログラムとの整合性など）することも可能である。これらの基準を用いて優先順位づけをするためのマトリックスがある（図2-3）。このマトリックスに各因子を位置づけ，最も重要度が高く改善可能性が高いものを選ぶ。それらの因子を改善することを目標とする。

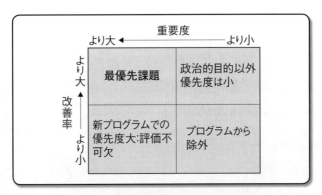

図2-3　優先順位決定マトリックス

（ローレンス・W・グリーン，マーシャル・W・クロイター（著），神馬征峰ら（訳）：ヘルスプロモーション PRECEDE-PROCEEDモデルによる活動の展開，医学書院，p.160，1997を改変）

2）目標の設定

　健康とQOLの向上を目指すためには，現状を把握し，身体や健康・栄養状態の課題（阻害因子）の抽出が必要である。目標の設定には，改善の可能性の検討や複数の課題が発見された場合は，どの課題が重要であるかを評価し優先順位を決定する。「健康日本21」では，科学的根拠に基づ

いた具体的な目標を設定している（図2-2参照）。① 個人や集団栄養状態，栄養素（食物）摂取レベル，② 知識・態度・行動レベル，③ 環境レベルの３段階について検討策定されている。

3）短期・中期・長期目標

プログラムの実施において，最終目的である健康寿命の延長およびQOLの向上などの効果が実現するには約10年（例：「健康日本21」）を要すると考えられる。このことから，比較的短時間に変化を確認できる短期目標や中期的な目標を設定して長期（最終）目標へと導くことが望ましい。

① **短期目標設定**　対象者が生活習慣の改善を目指すために，取り組みやすく，２〜３年で評価できる達成しやすい具体的な数値目標を設定する。

② **中期目標設定**　地域や職域などの比較的大きな集団を対象にして，短期目標を継続的な生活習慣とする数値目標を５年くらいと設定する。（例：食育推進基本計画）

③ **長期目標設定**　短期・中期目標が達成されたことを確認した後，さらなる生活習慣の改善を目指すために，理想的な数値目標を設定する。期間は10年以上になる。

表2-2　短期・中期・長期の目標

短期目標	中期目標	長期目標
達成しやすい具体的な数値を目標とする経過評価の目標	改善した生活習慣を継続させる数値を目標とする影響評価の目標	理想的な数値を目標とする結果評価の目標
①身体所見の変化 ②行動の変化 ③意識の変化 ④知識の変化	①健診受診率の変化 ②受療行動の変化 ③生活習慣の変化	①健康寿命の変化 ②罹患率の変化 ③有病率の変化 ④死亡率の変化 ⑤生活満足度の変化

（井上浩一，小林実夏（編著）：Nブックス　六訂　公衆栄養学，建帛社，p.169，2020を改変）

（6）栄養プログラムの実施

プログラム実施には，対象者に動議づけを行い，必要な知識や技術等の習得をさせ，各人がプログラムの実施に関する行動（食行動）を変えて適切な食生活を実践し継続することによる，健康の保持・増進を促すことが重要である。このため「国，都道府県，市町村（特別区を含む），健康増進事業実施者，医療機関その他の関係者は，国民の健康の増進の総合的な推進を図るため，相互に連携を図りながら協力するよう努めなければならない」（「健康増進法」第５条抜粋）とされている。

1）対象者，関係者，各組織と関係機関との連携

連携とは，「同じ目的をもつ者が互いに連絡をとり，協力し合って物事を行うことである」[1]。したがって，栄養教育プログラムの円滑な実施のために必要な関係機関の連携と，関係機関に所属する保健医療従事者との連携を充実していく必要がある。

市町村においては，住民に身近で利用頻度の高い保健サービス（健康診査，保健指導，健康相談）が保健センターを通じ適切に提供される。保健所においては，広域的・専門的な技術拠点としこ

の機能（情報の収集，分析および提供や多職種の人的資源）を有し，保健・医療・福祉に関係のある市町村や団体と連携を図る整備がなされている。これら行政の指導や助言を勘案しつつも，主体は地域の自主的に組織されたボランティア等の団体との連携が必要である。また，その住民には，外食やそう菜・加工食品の利用頻度が増加する中で，さまざまな食の提供を展開する民間企業といった食環境がある。さらに保健医療サービスを提供する高度な技術を有する保健医療従事者（医師，歯科医師，管理栄養士・栄養士，薬剤師，保健師，看護師，臨床検査技師など）がいる。

（7）栄養プログラムの評価

　評価は，目的の再確認，進行状況のモニタリングといった継続，改善，見直しのきっかけ，エンパワメント，マネジメントの根拠，PDCA（p.96参照）を活性化するツールとして最初からある仕事として行わなければならない。

1）モニタリング

　モニタリングとは，各種評価に関連し，プログラムなどにおける事業の状態を把握するための観察や記録をいう。プログラムにおける事業が，当初の目的を，どの程度満たしているかで測定されるデータを日々整えていく業務がモニタリングである。プログラムの企画・立案される様子を記録することなどがある。結果の指標の定期的な点検と記録も行われる。またモニタリングによってプロジェクトの中間的な評価（経過評価（過程評価）など）が可能となり，それは当初のプログラムの修正に活用される（フィードバック）。

2）結果評価

　中・長期目標の達成度の評価が結果評価である。例えば，対象集団が健康状態について認識を実際にどう変化させたかや，健康決定因子の分布の変化，または対象集団の健康，福祉，およびQOLに影響すると知られている因子（住宅や地域資源の利便性，アクセスのよさなど）の変化が含まれる。

3）経過評価（過程評価）

　経過（過程）とは，行動のみちすじ，または一連の活動のことである。プログラムがどのように実施されているかという点をとらえて，社会の中で，メッセージやプログラムがどのように広がり，展開しているかについて評価するものである。経過評価（過程評価）はたいていの場合，スタッフや参加者に対するインタビューや観察によって実施される。経過評価（過程評価）が目指しているのは，いかにして最終成果が生み出されていくかを理解し，記述することである。これは，日常業務の中でどのような記録を残していくべきかという議論に直結している。

4）影響評価

　影響評価は，プログラムの初期の評価に焦点を当て，プログラムの直接的な効果を測定する段階である。対象項目としては，目標となる行動や影響力のある環境要因などがあり，結果評価はそれに続く。

5）経済評価

　栄養教育プログラムの効果を投入された費用と結果として産出（改善，獲得）された健康結果

と比較する（費用対効果分析，費用便益分析）ことは，栄養教育を推進する上で有効な判断の資料となる。

（8）評価デザイン

栄養教育の評価を行うためには，栄養教育のプランニングの企画・立案段階時に，どのような評価デザインを用いて評価するか，評価基準を決めておく必要がある。評価の信頼性は評価のデザインによって決まる。また，栄養教育の評価デザインは，介入群と比較する対照（コントロール）群の有無と，介入群と比較する対照群の無作為割付けの有無により分類される。

1）前後比較デザイン

対照群の設定はなく，栄養教育プログラムを受ける介入群の評価指標の値を実施前後で測定し，その変化を検討する方法である（図2-4-①）。評価指標の値に有意差が認められても，プログラムの効果は，一般化できない欠点がある。

2）準実験デザイン

無作為割付けがない栄養教育プログラムを受ける介入群と対照群を比較検討する研究である（図2-4-②）。評価指標の値に有意差が認められても，選択バイアスが存在するので，プログラムの実施による効果のみとはいい難い。さまざまな偏り（バイアス：bias）の影響を除くために，各々の条件（性，年齢，生活環境など）に対して，マッチさせた対照を設定する方法をマッチド・ペア法（matched-pairs method）という。

3）実験デザイン

栄養教育プログラムの目標が得られていない人（特定の要因に暴露されていない）を対象として，栄養教育プログラムを受ける介入群，受けない対照群からなる集団を選び（並行法），一定期間追跡し，両群を比較して有意に異なるかを比較する研究をコホート研究（cohort study）という。この2群をランダムに分類して試験を行うことを無作為化比較対照試験（RCT；randomized controlled trial）といい，デザインの中で，最も信頼性，妥当性が高い（図2-4-③）。介入群と対照群を実施途中で交代し，時間をおいて対照群にも同じ教育を行う方法（交互法：cross over design）もある。

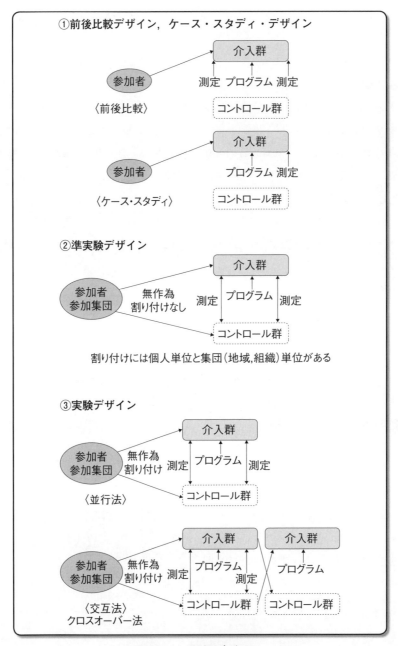

図2-4 評価デザイン

（資料：厚生省：21世紀の栄養・食生活のあり方検討会報告書，1997
健康日本21企画検討会：21世紀における国民健康づくり運動報告書，2001）

2．栄養マネジメントの実際

（1）健康日本21（第二次）の目標の考え方

　これまでの「健康日本21」では，最終目標である健康および「生活の質の向上」のために，①「栄養状態」をよりよくするための「栄養素（食物）摂取」，②適切な栄養素（食物）摂取のための「行動変容」，③個人の行動変容を支援するための「環境づくり」の大きく3段階で，設定が行われてきた。「健康日本21（第二次）」では，生活の質の向上とともに，社会環境の質の向上のために，食生活，食環境の双方の改善を推進する観点から，目標設定を行っている。

1）生活の質（QOL）の向上

　生活習慣病（がん，循環器疾患，糖尿病）予防の科学的根拠があるものを中心に，適正体重の維持による「栄養状態」，適正な量と主食・主菜・副菜のそろった食事や野菜の摂取と減塩を踏まえた「食物摂取」，食物摂取状況が良好になる共食の頻度を高めることの「食行動」，食品中の食塩や脂肪の低減に取り組む食品企業と利用者に応じた栄養管理を実施している給食施設の増加とする「食環境」の目標を設定している。また，ライフステージを通した社会生活機能の維持・向上のために，子どもについては，健康な生活習慣の獲得として3食食べること，高齢者については低栄養の予防・改善を設定している。

2）社会環境の質の向上

　社会環境の質の向上のために，食生活の面からも食を通じた地域のつながりの強化やかかわる個人の増加とする「社会参加の機会の増加」，健康づくりにかかわる民間団体・企業の活動推進と栄養指導・栄養情報や健康によい食物へのアクセスの改善の増加とする「健康のための資源へのアクセスの改善と公平性の確保」をすることを目標としている。さらに，ここで食環境の目標としてあげた2項目は，個人の行動変容を支援するための「環境づくり」として個人の生活の質の向上につながると同時に，健康のための資源へのアクセスの改善と公平性の確保となることで，社会環境の質の向上に寄与することとしている。

（2）食生活指針の改定

　2000（平成12）年3月に，当時の文部省（現 文部科学省），厚生省（現 厚生労働省），農林水産省が連携して「食生活指針」が策定された。2005（平成17）年には「食育基本法」が制定され，2013（平成25）年度からは10年計画の国民健康づくり運動「健康日本21（第二次）」が開始されるとともに，同年12月には「和食；日本人の伝統的な食文化」がユネスコ無形文化遺産に登録されるなど，食生活に関する幅広い分野での施策に進展がみられ，2016（平成28）年6月「食生活指針」の一部改正が行われた。2021（令和3）年3月には「食育基本法」に基づき「第4次食育推進基本計画」が作成されている。その背景として，以下のような点があげられる。

1）健康，健康寿命の現状

　日本人の平均寿命は，2014（平成26）年時点で，男性80.50年，女性86.83年で，世界有数の長

寿国であり，今後さらに平均寿命が延びることが予測されている。健康寿命（健康上の問題で日常生活が制限されることなく生活できる期間）は，2013（平成25）年時点で，男性が71.19年，女性が74.21年であり，健康長寿国でもあるが，平均寿命との差が問題視されている。

2）栄養状態，栄養素・食物などの摂取状態

エネルギーやたんぱく質などの摂取量とともに，魚介類，豆類，乳類，野菜類，果実類といった食品群の摂取量も，60歳代に比べ，若年世代では少ない状況にある。運動習慣も，高齢世代でその割合が高く，高齢世代では，しっかり身体を動かし，よく食べる傾向にあるが，若年世代では，課題が多くみられる。

「日本人の食事摂取基準（2020年版）」において，生活習慣病の予防を目的として設定されている目標量と，現在の摂取量を比較し，差がみられたのは，食物繊維，ナトリウム（食塩相当量）およびカリウムである。エネルギーを産生する栄養素の摂取量およびバランスを維持しつつ，食物繊維とカリウムの摂取量を増やし，食塩の摂取量を減らすことが，当面の課題となっている。

3）食　行　動

食行動の特徴として，成人については，20～30歳代で，朝食の欠食が多い，食事バランスがとれていないなどの問題点がみられる。男性では，自分で調理し食事づくりをする機会が少なく，外食の頻度が高い傾向にあり，女性でも20歳代は同様の傾向にある。子どもについては，朝，昼，夕の3食必ず食べることに気をつけていると9割近くの子どもが回答する一方で，家族と一緒に食べる共食などの生活体験が乏しい子どももみられ，子どもの貧困など社会経済的課題も生じている。高齢者については，食事に関する意識は高いものの，加齢に伴い，買い物や料理が不便になるといった状況が生まれてきている。また，単独世帯の割合が増加しており，家族と食事を一緒に食べる機会がない人もみられる。

4）食　文　化

核家族化の進展や地域社会とのかかわりの希薄化，また，食のグローバル化が進む中で，地域に伝わる優れた伝統的な食文化の保護・継承に危機感をもたざるを得ない状況となっている。

5）食料の安定供給，食料資源

わが国の食料自給率（カロリーベース）は，1965（昭和40）年度の73％から2019（令和元）年度には38％へと大きく低下し，主要先進国の中で最低の水準にある。

食料自給率の長期的低下は，日本の気候・風土に適し国内で自給できる米の消費減と，飼料・原料を輸入に依存せざるを得ない畜産物・油脂類の消費増などの食生活の変化が大きな理由になっている。国内農業では労働力の減少・高齢化，水田等農地の減少など生産基盤のぜい弱化が進んでいる。このような中，国内生産の増大に努めるとともに，消費者としても，食生活のあり方と食料自給率との間には密接な関連があることを十分に理解していくことが必要である。

また，わが国の食生活が飽食ともいわれるほど豊かなものになってきている一方，世界では約8億人が栄養不足の状態（飢餓）にあるとされている（国連調査，2018年）中で，食べ残しや食品の廃棄が増大し，食料資源の浪費や環境への負荷が問題になっている。

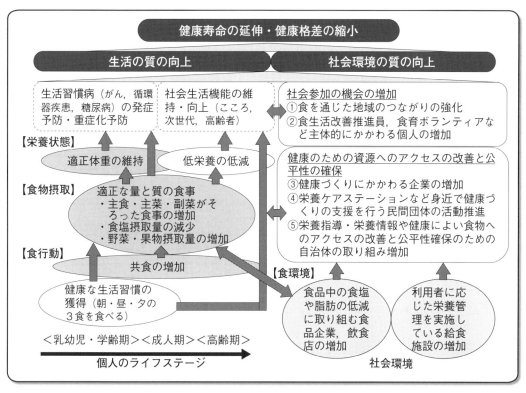

図2-5　栄養・食生活の目標設定の考え方

（「厚生労働省：健康日本21（第2次）の推進に関する参考資料（平成24年7月），p.92，2012）

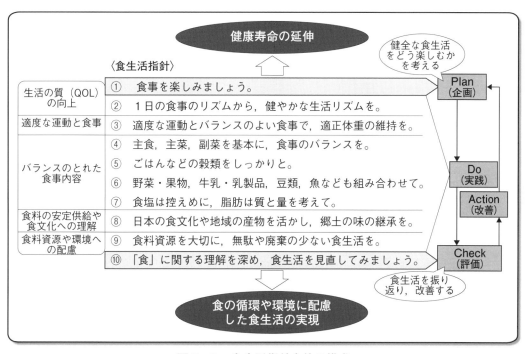

図2-6　食生活指針全体の構成

（文部科学省，厚生労働省，農林水産省：食生活指針の解説要領（平成28年6月），p.7，2016）

6）食生活指針の構成

　1）から5）の現状や課題について，「食生活指針」は，食料生産・流通から食卓，健康へと幅広く食生活全体を視野に入れ，作成されていることが大きな特徴である（図2-6）。その内容は，生活の質（QOL）の向上を重視し，バランスのとれた食事内容を中心に，食料の安定供給や食文化，環境にまで配慮したものになっている。項目の1番目と10番目は，「…しましょう」と表現し，まずは健全な食生活をどう楽しむかを考え，2～9番目の内容を実践する中で，食生活を振り返り，改善するというPDCAサイクルの活用により，実践を積み重ねていくことをねらいとしている。

3．身体活動時のエネルギー代謝

（1）エネルギー供給機構と栄養素の代謝

　日常生活活動や運動・スポーツといったすべての身体活動は，骨格筋を収縮することによってなされる。その際に生体内において唯一直接のエネルギー源となるのは，アデノシン三リン酸（ATP；adenosine triphosphate）という高エネルギーリン酸化合物である。身体活動を継続するためには，ATPが必要であるが，筋中に貯蔵されているATPはごくわずかであるので，消費した分を再合成しながら補っていかなければならない。この供給機構には，非乳酸性機構（ATP-CP系），乳酸性機構（乳酸-ATP系），有酸素性機構（酸化-ATP系）の3つがある。これらエネルギー代謝を理解することは，健康づくりや疾病改善のための運動や競技スポーツに至るまで，いずれのライフステージにおいても，身体活動における栄養マネジメントを考える上で基礎となる。

1）素早く使えるエネルギー：非乳酸性機構（ATP-CP系）

　無酸素性のエネルギー供給機構であり，細胞質に局在するクレアチンリン酸（CP；creatine phosphate）の分解によりATPを再合成する。しかし，CPの量には限界があり，ATP-CP系によるエネルギー容量は少なく，供給速度（パワー）は極めて速いという特徴がある。したがって，運動強度が高くこの機構のエネルギーを最大限利用する場合，7～8秒程度で枯渇してしまう（図2-7）。例えば，ボール投げやジャンプ，バットのスイングやパンチを打つ時，50m走などの高強度かつ超短時間で完了する身体活動時に動員される。

2）短時間のエネルギー：乳酸性機構（乳酸-ATP系）

　無酸素性のエネルギー供給機構であり，主に筋細胞内のグリコーゲンの無酸素的解糖によりATP再合成が行われ乳酸が生成される。代謝産物である乳酸は，肝臓に送られピルビン酸に戻され，エネルギー源となる。ただし，運動強度が高く，生成された乳酸の蓄積が酵素の働きを阻害しATPの再合成が抑制されてしまうと，筋収縮が制限される。乳酸-ATP系によるエネルギー供給機構は，33秒程度で枯渇する。したがって，ATP-CP系に本機構を合わせた40秒程度が無酸素性のエネルギー供給の限界時間である（図2-7）。例えば，400m走や100m競泳などの運動の際に動員される。

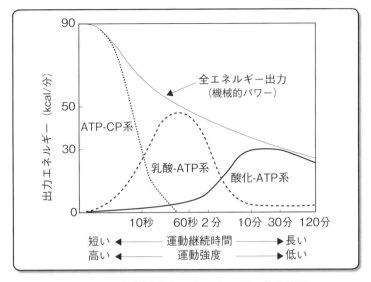

図2-7　最大運動中の各エネルギー供給機構

（橋本勲ほか：新エスカ21　運動生理学，同文書院，p.86，1995を引用改変）

3）長時間のエネルギー：有酸素性機構（酸化–ATP系）

ヒトの身体の酸化工場といえる細胞のミトコンドリア内で，主に脂質と糖質をエネルギー源とし，酸素を用いてATPを産生する機構である。酸化–ATP系のエネルギー供給速度は，他の2つの機構に比べて遅い。しかし，エネルギー容量は，酸素が供給されて体内の糖質・脂質がある限り，供給時間は無限であるので，比較的軽い強度の持続的な身体活動の際のATP再合成に適したエネルギー供給機構である（図2-7）。

たんぱく質は，ヒトのエネルギー源の主役ではないが，十分な量の炭水化物や脂質が利用できない時は，アミノ酸に分解されTCA（トリカルボン酸）回路を経てATPの生成に利用される。激しい長時間の運動中にはエネルギー源の一部にたんぱく質が利用されているとの報告もあり，体たんぱく質のエネルギー源としての倹約には，炭水化物と脂質の適切な摂取が重要と考えられる。

（2）運動中の糖質・脂質の動員比率と代謝の転換

上述のように酸化–ATP系では，糖質と脂質がエネルギー基質の主役となるが，それぞれが利用される割合は運動強度に依存する。安静時であれば糖質と脂質は4：6程度の割合であり，最大酸素摂取量の50％程度の運動強度までは脂質と糖質が半分ずつ消費される計算となる。しかし，それを超えた強度では急激に脂質の動員が抑えられ糖質依存となる。

（3）無酸素性運動と有酸素性運動

身体活動を行う時に必要なエネルギー源であるATPを再合成する際にどの供給機構を主体とする身体活動かによって運動種目を特徴づけることが多い。つまり，ATPを合成する過程で酸

素の働きによらないATP-CP系や乳酸-ATP系を主体とする運動を無酸素性（アネロビクス）運動といい，具体的にはボール投げやジャンプ，100 m走のような全力疾走などの短時間で疲労困憊になるような高強度の運動を指す。一方，酸化-ATP系を主体とする運動を有酸素性（エアロビクス）運動といい，ウォーキングやジョギング，中・長距離水泳やエアロビクスダンスなどの長時間続けられる低〜中強度の運動を指す。有酸素性運動では，体内に糖質や脂質が蓄積されて十分な酸素が供給される場合には運動を長時間持続することができる。ただし，多くのスポーツは，無酸素性運動と有酸素性運動の両方の要素をもっていると考えるのが正しい理解といえる。サッカーを例にあげると，パスやシュートを打つ動作，相手とのボールの競り合いは無酸素性運動であるが，プレー間には有酸素性運動を行っていることになる。なお，比較的低い強度で行える有酸素性運動は，スポーツ選手の持久性トレーニングに限らず，健康づくりや介護予防などにも広くすすめられており，その効果として，インスリン感受性の向上（糖尿病の予防改善）やHDLコレステロール増加（脂質代謝異常症の予防改善）などといった生活習慣病のコントロールに有効であることが知られている。

（4）骨格筋とエネルギー代謝

　骨格筋（筋肉）は重要な運動器のひとつであり，身体活動時は骨格筋の収縮に必要なエネルギー産生の主役となる。例えば，食物により吸収した糖質は，血中グルコースとして各臓器に運ばれるが，特に骨格筋は，食後のグルコースの70〜80％を取り込むとされ，人体最大の糖貯蔵庫である。

　動物の骨格筋は，肉眼的に赤く見える赤筋と，白く見える白筋に分けられる。機能的特性から赤筋を遅筋線維（タイプI線維），白筋を速筋線維（タイプII線維）とも呼ぶ。タイプII線維は，タイプIIA線維とタイプIIB線維のサブタイプに分けることができる。タイプI，IIA，IIBの各線維は，その代謝的特性も踏まえそれぞれ緩収縮性酸化的線維（SO；slow-twitch oxidative fiber），速収縮性酸化的解糖線維（FOG；fast-twitch oxidative glycolytic fiber），速収縮性解糖的線維（FG；fast-twitch glycolytic fiber）とも分類できる。タイプI線維は，収縮速度が遅いが疲労しにくく持久力に優れており，エネルギー供給は酸化-ATP系が主体となる。また，タイプIIB線維は，収縮速度が速く発揮張力が大きいという瞬発型の特徴を有し，ATP-CP系を主体としたエネルギー供給機構である。タイプIIA線維は，他の2タイプ両方の特性をもち，持久的能力と瞬発的能力の両方とも比較的優れており，乳酸-ATP系とATP-CP系がエネルギー供給の主体となる。

　骨格筋に含まれる遅筋線維と速筋線維の割合には個人差があり，スポーツ選手においては，競技種目の運動様式に適した筋線維組成を有している場合が多いことが知られている。例えば，短時間に高いパワーの発揮を要求される短距離走・跳躍，投てき選手では速筋線維の占める割合が多く（速筋線維が70〜80％に達する選手もいる），一方，マラソンなどの長距離選手では主導筋に遅筋線維の割合が多い（速筋線維が20〜30％の選手もいる）。筋線維組成は，後天的影響（運動トレーニングなど）によっても変化する可能性もあるものの，遺伝的要因が強いと考えられている。筋線維組成から選手の競技適性をとらえ，素質に見合った種目やトレーニング方法を検討できるこ

とは興味深い。

（5）子どもの身体活動エネルギー代謝と生理的特徴

　思春期前の子どもでは，速筋線維の発達が不十分であり，解糖系の酵素活性が成人に比べて低く，一方，酸化系の酵素活性は高いといった骨格筋エネルギー代謝の特性がある。すなわち，子どもは無酸素性エネルギー供給機構の働きが低く，成人に比べて相対的に高い強度になるまで血中乳酸濃度が上昇しない。

　近年の社会・生活環境の変化に伴い，肥満傾向児の増加や痩身（やせ）傾向を示す女児が増えるなど，将来にわたる生活習慣病リスクを抱える子どもが増えていることが指摘されている。さらに，定期的な運動・スポーツを実施している子としていない子の二極化が顕著になってきており，肥満ややせといった状態と低体力とが関連することが報告されている。したがって，学校や家庭，地域が連携して，子どもたちの健康を考えていく必要がある。学童期から思春期といった発育期は，健全な心身の発育に重要な時期であり，暦年齢のみならず生理学的年齢を考慮した支援が必要である。具体的には，スキャモンの発育曲線（p.109，図7-1）を活用しトレーナビリティ（トレーニングにより能力が向上する可能性）を考えることができよう。また，この年代は，骨格や骨格筋の成長に加えて，定期的な運動・スポーツを実施している子どもは，そうでない者と比べて身体活動量が増す分，1日に必要となるエネルギーや栄養素を増やさなければならないことが多いので，栄養学的支援の際に留意する必要がある。

（6）体力と最大酸素摂取量

　身体に取り入れることのできる酸素の最大量を最大酸素摂取量（$\dot{V}O_2$max；maximum oxygen uptake）といい，通常，1分間当たりで表され，身体全体で消費した絶対量（L/分）または単位体重当たりの相対値（mL/kg/分）で表される。ヒトの体力のうち酸素運搬にかかわる呼吸循環器系能力（全身持久性体力：有酸素性作業能）の程度を表す指標として広く用いられている。男女とも持久性の競技選手の最大酸素摂取量は，一般人よりはるかに高く，一流選手では男性で80 mL/kg/分，女性で65 mL/kg/分程度にまで達する。また，$\dot{V}O_2$maxは，生活習慣病の危険因子であるHDLコレステロールと正の相関関係，中性脂肪，血圧，体脂肪量と負の相関関係を示すとともに，有疾患者で低く，健康状態の良好な者ほど高値を示す。このように，競技者の全身持久力の指標としてだけではなく，健康状態を把握する重要な目安ともされており，「健康づくりのための身体活動基準2013」においても性・年代ごとに充足すべき$\dot{V}O_2$maxの基準値が明記されている。また，運動強度を$\dot{V}O_2$maxの何％か（百分率：%$\dot{V}O_2$max）というように相対評価し，運動トレーニングの強度の目安として用いられることも多い。

●文　献●

1）田中平三，徳留信寛，伊達ちぐさ，佐々木敏（編集）：公衆栄養学　改訂第3版，南江堂，p.36，2010

・McArdle WD, Katch FI, Katch VL：Exercise physiology：energy, nutrition, and human performance 4th ed., Williams & Wilkins, Baltimore, pp.101-119, pp.330-336, 1996

・Bassett DR Jr.：Skeletal muscle characteristics：relationships to cardiovascular risk factors. Med Sci Sports Exerc, **26**(8), 957-966, 1994

・金久博昭：人間の筋線維組成の推定，筋肉はエンジンである（宮下充正，勝井三雄（編）），大修館書店，pp.14-15, 1989

・冨樫健二：子ども（発育期）の健康づくり，健康づくりトレーニングハンドブック（進藤宗洋，田中宏暁，田中守（編）），朝倉書店，pp.239-250, 2010

・猪飼道夫（編）：身体運動の生理学，杏林舎，pp.422-428, 1973

・厚生労働省：健康づくりのための身体活動基準2013, 2013

・井上浩一，小林実夏（編著）：Nブックス　六訂　公衆栄養学，建帛社，2020

・Penelope Hawe P, Degeling D, Hall J（著），鳩野洋子，曽根智史（訳）：ヘルスプロモーションの評価，医学書院，2003

・大沢基保，福井哲也，永沼章（編集）：新衛生化学・公衆衛生学，南江堂，2011

・菅野剛史，松田信義（編集），川上憲人，甲田茂樹（本書編集）：臨床検査技術学3，公衆衛生学，医学書院，2004

・厚生省保健医療局（監修）：21世紀の栄養・食生活のあり方検討会報告，1997

・健康日本21企画検討会：21世紀における国民健康づくり運動報告書，2001

・厚生労働省：健康日本21（第二次），2012

第3章

妊娠期の栄養

　妊娠期は女性特有のものであり，身体的，生理的および精神的にも劇的な変化を伴う時期である。この妊娠期の栄養状態は，母体の妊娠および健康状態の維持と健全なる胎児の発育に大きな影響を及ぼす。よって胎児はすべてを母体に依存しているため，母体からの栄養が十分に供給されないと，胎児の発育が制限されるだけでなく，限られた栄養を効率的に取り入れ吸収，代謝するように対応するため，成人後には肥満や糖尿病などを発症しやすくなるとされている。このように妊娠期の栄養は，胎児の発育のみならず成人後の生活習慣病予防においても重要である。また，近年では性成熟期である若い女性の低体重者（BMI＜18.5）の増加に伴い，低出生体重児の出生率の増加が懸念されている。本章ではこれらの問題を解決・改善するための妊娠期における正しい生理的変化と代謝過程を理解し，母子に必要な栄養および栄養管理法について学ぶ。

1. 妊娠期の生理的特性

（1）妊娠期の生理

　妊娠は，受精卵の着床にはじまり，胎芽または胎児および付属物の排出を終了するまでの状態をいう。妊娠の着床は正確な時期の診断が困難なため，最終月経初日から280日までを妊娠期間として，妊娠初期（〜4か月），妊娠中期（5〜7か月），妊娠後期（8〜10か月），の3期に分ける。

1）妊娠時期による母体の変化
① 妊娠初期
・2か月：つわりが始まる。基礎体温の高温が続く。下腹部がはり，腰が重くなる。
・3か月：尿の回数が多くなり便秘傾向あり。流産しやすい。皮膚（乳頭，腹部，外陰部）の色素沈着がみられる。
・4か月：安定期。つわり改善。
② 妊娠中期
・5か月：体重増加し下腹部がやや目立つ。
・6か月：胎動を感じる。乳腺の増殖により乳房が発達。
・7か月：上腹部が膨らんでくる。足のむくみ，静脈瘤が起こりやすい。貧血になりやすい。
③ 妊娠後期
・8か月：腹部・大腿部に妊娠線がでてくる。胃が押し上げられる。食事がつかえる。

- 9か月：心臓，胃が圧迫され動悸が起こりやすく，胃がつかえる。おりものがやや増加。
- 10か月：体重が妊娠前の約10 kg増える。子宮の位置が下がりおなかが前につき出る。

2）妊娠期の疾患と健康管理

① **つわり・妊娠悪阻**　妊娠5週頃より発症し，8〜12週をピークに16週頃に自然治癒する。悪心，においに過敏，嘔吐，食欲低下などを生じる。

② **過剰体重増加**　体重増加は平均11 kgであるが，13〜15 kg以上では妊娠高血圧症候群，妊娠糖尿病などを合併しやすい。

③ **妊娠高血圧症候群**　妊娠時に高血圧を発症した場合をいう。高血圧を妊娠前もしくは妊娠20週までに認める場合を高血圧合併妊娠と呼び，妊娠20週以降に高血圧のみ発症する場合は妊娠高血圧，高血圧とたんぱく尿を認める場合は妊娠高血圧腎症および加重型妊娠高血圧腎症と分類される（詳細はp.52，表3-7参照）。安静にし，ストレスを避け，適切なエネルギー摂取，塩分制限（7〜8 g/日），水分制限（500 mL以下/日）などの食事指導が重要である。

④ **妊娠糖尿病**　妊娠中の耐糖能が低下し高血糖を呈する。妊娠初期からの高血糖は奇形や流産を起こしやすい。妊娠後期は巨大児の出産と難産になりやすい。糖尿病合併妊娠とともに血糖調節の不良な場合に子宮内発育不全，胎児死亡，新生児低血糖などを呈する。

⑤ **妊娠貧血**　胎児の身体，血液増加に鉄消費が増大するためにみられ，多くは鉄欠乏性貧血である。循環血液量は妊娠後期には妊娠前の30〜50％に増加。赤血球は20％増加するが血漿量が多いため，赤血球数やヘマトクリット（Ht）値は低下する。ヘモグロビン（Hb）値が9 g/dL以下では鉄剤が必要である。

3）胎児への影響

① **妊娠期の喫煙，飲酒，嗜好品による胎児への影響**　喫煙は，低出生体重児，早産児の増加，周産期死亡率増加に関与の可能性がある。ニコチン，一酸化炭素による子宮血管収縮で血流量減少，胎児への酸素や栄養補給の障害を起こす（受動喫煙も同様である）。アルコールも吸収が早く，胎児に影響する。

② **妊娠初期（8〜11週）の胎児の臓器形成期への影響と奇形**　ビタミンAの過剰な摂取（補給剤サプリメント）による奇形の報告がある。葉酸不足による二分脊椎症奇形，神経管障害の発症率が高く葉酸の予防投与が行われる。

③ **胎内感染で奇形などを起こしやすい感染症**　サイトメガロウイルス，トキソプラズマ，風疹ウイルス（先天性風疹症候群）が12週以前の妊婦感染で，胎児に脳奇形，心奇形などを発症する。先天性風疹症候群では，白内障，難聴，先天性心臓病を発症する。

④ **B型肝炎**　血液，性行為で感染する。胎児はキャリアになる。母子感染防止の免疫グロブリンとワクチン投与で95％予防可能である（乳児への定期予防接種は2016年10月より制度化）。

⑤ **ヒト免疫不全ウイルス（HIV）による免疫不全症**　免疫細胞（ヘルパーT細胞）に感染し細胞を破壊するため免疫抵抗力が低下し，感染症や腫瘍で死亡する。母子感染は子宮内感染であり，1歳までに23％がエイズ脳症を発症し，その50％がカリニ肺炎で死亡する。4歳までには40％がエイズ脳症を発症する。HIVは，血液＞精液＞腟分泌液に含まれ，母乳からも感染する。

⑥　**性感染症**（STD；sexually transmitted disease）**の影響**　性器クラミジア感染による尿道炎が最も多く，出産時に産道感染した乳児は結膜炎や肺炎を起こす。

（2）出産，分娩の生理

①　**予定日**　最終月経の1日目から起算して280日目。

②　**分娩の経過**

・第一期（開口期）：陣痛で子宮口が開大。10〜12時間。
・第二期（娩出期）：赤子が産道から外に出る。初産で2〜3時間。
・第三期（後産期）：臍帯や胎盤の晩出。15〜30分。大出血に注意が必要。

③　**産　褥**　産褥期は，出産後に子宮，循環血液量，血液成分が妊娠前に戻る期間である，産後6〜8週間とされる。授乳により回復は早くなる傾向がある。

④　**マタニティブルー**　出産婦の30〜50％でみられる。産後の生理的な情緒不安定であり，産後2〜3日で現れ，多くは5〜14日までに軽快する。胎盤から分泌されていたエストロゲンの分娩後の急激な低下によるとされる。

⑤　**産後うつ病**　1か月過ぎから数か月以内の情緒不安定が2週間しても改善しない状態で，食欲不振，疲労感，頭痛がみられ，10〜15％の妊婦に発症する。

2．妊娠期の栄養管理

（1）妊娠期の栄養管理のポイント

	栄養アセスメント	栄養ケア	献立作成上の留意点
初期	• 定期健康診査による母体および胎児の健康状態の確認	• 妊娠6か月までは4週間に1回，7〜9か月は2週間に1回，9か月以降は1週間に1回の受診が望ましい。問診による妊婦の現状把握，身体計測，胎児の発育状況，臨床検査による健康状態および食生活・食習慣調査等を実施し，栄養状態を把握する。	• 妊娠の喜び，不安などにより精神的に不安定になりやすい。また，内分泌の変化により疲労しやすい時期であるため，エネルギー源となる糖質やミネラル，ビタミン類（特に葉酸）を含む野菜類，果実類，乳類を用いた献立が望ましい。
	• 日常生活	• 妊娠は疾患ではなく，生理的過程であることを十分に理解させ，生理的変化に対して自然に順応していくよう支援する。 • 長時間の立ち仕事や重労働，冷え，便秘などに留意させる。 • 体調不良の場合は無理をせず，休養と十分な睡眠をとる。 • 適度な運動をすすめる。	• 酸味のあるもの（すし，酢の物など），清涼感，口当たりのよい冷たいもの（アイスクリーム，ゼリーなど）がよい。 • 水分補給のためにも食べやすく，消化のよい汁物（スープ，煮込みうどんなど）を用いる。 • 利尿効果を高める果実（オレンジ，すいか）や果汁などを用いる。

初期	•妊婦，家族の食生活状況 食事・間食の回数，食物摂取状況，嗜好など	•「つわり」による食欲不振や嘔吐，胸焼け，嗜好・味覚の変化がみられる時は食べたい時に食べたいものを少量ずつ頻回に摂取する。	
	•喫煙，アルコール，薬剤	•飲酒，喫煙は胎児の発育に悪影響を及ぼすことを認識させる。薬剤を使用する場合は医師から処方されたものを服薬する。	
中期	•日常生活	•心身ともに安定した時期であるが，つわりの消失とともに食欲が増進するため，急激な体重増加に注意する。また，活動範囲の拡大による転倒に気をつける。	•良質のたんぱく質や鉄分を多く含む食品（魚介類，肉類，乳類，卵類，大豆製品，藻類）を十分用いる。 •ビタミン，ミネラル，食物繊維の多い食品（穀類，いも類，豆類，野菜類，果実類，藻類など）を用いてバランスよく摂取する。 •牛乳・乳製品（ヨーグルト，チーズなど），小魚，大豆・大豆製品（豆腐，納豆など）を十分に献立に取り入れ，カルシウムの摂取に努める。
	•妊婦，家族の食生活状況	•胎児の発育が著しい時期であり，母体の貧血「妊娠貧血[*1]」，カルシウム不足が起こりやすいことを認識させる。	
	•体重管理	•妊娠前のBMIに基づき定期的な体重測定を行い，食事摂取量を調整する。 •妊娠期間中の過体重や肥満は「妊娠糖尿病」（p.51，表3-6参照）や低体重による低出生体重児出産のリスク増加につながることを認識させる。	
	•運動と休養	•適度な運動と十分な休養・睡眠を生活の中に取り入れる工夫をし，身体を動かすことで気分転換をはかり，身体の調子を整える。 •安全・安楽な分娩の準備をする。	
後期	•日常生活	•胎児の発育に伴い母体にも大きな変化が現れ，全妊娠期間中最も異常が起こりやすい時期である。 •分娩，産褥，産後について家族と話し合い準備する。 •「妊娠高血圧症候群」（p.45，表3-1，p.52，表3-7参照）予防のため過労，ストレスを避け，安静に過ごす。規則正しい生活を心がける。	•香辛料やかんきつ類，うま味（だし汁など）を利用し，減塩に努める献立の工夫をする。 •野菜類，果実類，乳製品を十分に献立に取り入れ，バランスよく摂取する。 •刺激性の強い食品（わさび，からし，しょうが，カレーなど）は適度に利用する。 •ビタミン，ミネラル（特にカルシウム），食物繊維の多い食品を十分に摂取する。
	•妊婦，家族の食生活状況	•食塩，たんぱく質，動物性脂肪の過剰摂取に注意する。 •間食や嗜好食品の過剰摂取は避け，適正な体重増加を維持することの大切さを認識させる。	

		● 便秘予防のための食事を心がける。
	● 体重管理	● 定期的な体重測定を行い，急激な体重増加は妊娠の維持を困難にさせ，胎児の発育へ悪影響を及ぼすことを認識させる。
後 期	● 運動と休養	● 長時間の歩行，立位，座位を避けることで静脈瘤の予防につながることを認識させる。 ● 腹部の突出による腰痛緩和のための体位の工夫や休息の必要性を理解させる。 ● 妊婦体操[*2]をすすめる。

＊1　妊娠貧血：妊娠時にみられる貧血の約95％は鉄欠乏性貧血（小球性低色素性貧血）である。症状としては，めまい，息切れ，動悸，疲労感などがみられる。血中ヘモグロビン濃度で11 g/dL未満が貧血と診断される。

＊2　妊娠体操：妊娠5か月頃から始め，疲労回復によい。血液循環を改善し，筋肉の疲労をとり，腰痛を予防する。身体を動かすことで気分転換を図り身体の調子を整える。筋肉および骨盤底筋群を柔軟にすることで分娩をスムーズにする。

表3-1　妊娠高血圧症候群の生活指導および栄養管理指針

生活指導	● 安静 ● ストレスを避ける（予防には軽度の運動，規則正しい生活がすすめられる）。
エネルギー	● 非妊娠時BMI 24以下の妊婦：30 kcal×標準体重（kg）＋200 kcal ● 非妊娠時BMI 24以上の妊婦：30 kcal×標準体重（kg）
塩　分＊	● 7〜8 g/日に制限する（極端な塩分制限はすすめられない）。 （予防には10 g/日以下がすすめられる）
水　分	● 1日尿量500 mL以下や肺水腫では前日尿量に500 mLを加える程度に制限するが，それ以外は制限しない。 ● 口渇を感じない程度の摂取が望ましい。
たんぱく質	● 標準体重×1.0 g/日（予防には標準体重×1.2〜1.4 g/日が望ましい）
その他	● 動物性脂肪と糖質は制限し，高ビタミン食とすることが望ましい。 （予防には食物摂取カルシウム（1日900 mg）に加え，1〜2 g/日のカルシウム摂取が有効との報告もある。また，海藻中のカリウムや魚油，肝油（不飽和脂肪酸），マグネシウムを多く含む食品に高血圧予防効果があるとの報告もある。）

（日本産科婦人科学会周産期委員会，1998）

＊塩分量については，1998年の発表時のままである。

（2）対象者の給与栄養目標量の設定

　（1）の項では，妊娠期の栄養管理のポイントについて述べた。ここでは妊娠期における具体的な対象者の事例をあげる。下記に示す対象者の栄養アセスメントを行い，栄養ケアを実施するための給与栄養目標量を「妊娠期の主な食事摂取基準」（p.46，表3-2）をもとに設定しなさい。また，（1）の項の「献立作成上の留意点」（p.43）および「妊娠期の食品構成例」（p.47，表3-3）を参考にしながら1日分の献立を作成しなさい。

> 対象者：Sさん，年齢：32歳，妊娠24週（妊娠中期），身長：160cm，体重：58kg，職業：看護師（仕事は続けている），身体活動レベル：Ⅱ，初めての妊娠で，妊娠中期に入りお腹もだんだんとせり出し，動きも緩慢になってきている。夫（年齢：35歳）もSさんを気づかい家事を手伝ってくれている。現在，胎児の成長も順調である。

（3）妊娠期の主な食事摂取基準および食品構成例

　妊娠期の主な食事摂取基準および食品構成例を表3-2，表3-3に示す。妊娠期は非妊娠時の年齢階級別における健康の維持に必要な量に加え，妊娠により増加したエネルギーおよび栄養素が付加量として設定されている。この付加量は健康なふつう体型（18.5≦BMI＜25.0）の妊婦が適正体重（3,000g）の正期産児を出産するのに必要なエネルギーおよび栄養素である。また，妊婦における最終的な体重増加量は11kgとしている。そのため食事摂取基準を活用した栄養管理では，妊娠前のBMIを考慮しながら，妊娠期間を初期（～13週6日），中期（14週0日～27週6日），後期（28週0日～）の3区分に分けて考え，エネルギーおよび栄養素に過不足がないように栄養状態を維持する必要がある。

表3-2　妊娠期の主な食事摂取基準（30～49歳，女性，身体活動レベルⅡ）

エネルギーおよび栄養素		30～49歳	妊婦　（　）内は付加量			18～29歳
			初期	中期	後期	
エネルギー（kcal/日）	EER	2,050	2,100（＋50）	2,300（＋250）	2,500（＋450）	2,000
たんぱく質（g/日）	RDA	50	50（＋0）	55（＋5）	75（＋25）	50
たんぱく質エネルギー比率（％E）	DG	13～20	13～20	13～20	15～20	13～20
脂肪エネルギー比率（％E）	DG	20～30	20～30	20～30	20～30	20～30
炭水化物エネルギー比率（％E）	DG	50～65	50～65	50～65	50～65	50～65
ビタミンA（μgRAE/日）	RDA	700	700（＋0）	700（＋0）	780（＋80）	650
ビタミンD（μg/日）	AI	8.5	8.5	8.5	8.5	8.5
ビタミンB$_1$（mg/日）	RDA	1.1	1.3（＋0.2）	1.3（＋0.2）	1.3（＋0.2）	1.1
ビタミンB$_2$（mg/日）	RDA	1.2	1.5（＋0.3）	1.5（＋0.3）	1.5（＋0.3）	1.2
ビタミンC（mg/日）	RDA	100	110（＋10）	110（＋10）	110（＋10）	100
葉酸（μg/日）	RDA	240	480（＋240）	480（＋240）	480（＋240）	240
カリウム（mg/日）	AI	2,000	2,000	2,000	2,000	2,000
カルシウム（mg/日）	RDA	650	650（＋0）	650（＋0）	650（＋0）	650
鉄（mg/日）	RDA	6.5	9.0（＋2.5）	16.0（＋9.5）	16.0（＋9.5）	6.5
亜鉛（mg/日）	RDA	8	10（＋2）	10（＋2）	10（＋2）	8
食物繊維（g/日）	DG	18以上	18以上	18以上	18以上	18以上
食塩相当量（g/日）	DG	6.5未満	6.5未満	6.5未満	6.5未満	6.5未満

注）EER：推定エネルギー必要量，RDA：推奨量，AI：目安量，DG：目標量

（厚生労働省：日本人の食事摂取基準（2020年版），2019）

表3-3　妊娠期の食品構成例

食品群	重量（g）		
	初期	中期	後期
穀類（精白米で計算）	280	280	290
いも類	50	60	60
砂糖・甘味料類	5	10	10
豆類	80	80	100
種実類	10	15	15
緑黄色野菜	120	120	120
その他の野菜	230	230	230
果実類	150	200	250
きのこ類	20	20	20
藻類	10	10	10
魚介類	70	80	100
肉類	70	70	100
卵類	60	70	70
乳類	200	300	350
油脂類	15	15	10
菓子類	10	10	10
嗜好飲料類	50	50	50
調味料・香辛料類	50	50	50
エネルギー（kcal）	2,116	2,304	2,506
たんぱく質エネルギー比率（%）	13.7	14.0	15.0
脂肪エネルギー比率（%）	25.1	26.2	25.9
炭水化物エネルギー比率（%）	60.3	59.2	57.6

注）令和元年国民健康・栄養調査結果による食品群別荷重平均成分表より算出

（4）妊娠中期の献立例

		食品名	可食量(g)	エネルギー(kcal)	たんぱく質(g)	脂質(g)	炭水化物(g)	葉酸(μg)	カルシウム(mg)	鉄(mg)	食塩相当量(g)
朝食	ぶどうパン	ぶどうパン	120	316	8.8	4.0	60.0	40	38	1.1	1.2
		オレンジ(マーマレード)	20	38	－	－	9.3	1	4	－	－
	あさりのチャウダー	あさり・水煮(缶詰)	15	15	2.4	0.1	1.2	2	17	4.5	0.2
		ホールコーン(缶詰)	20	16	0.4	0.1	2.9	4	－	0.1	0.1
		たまねぎ	20	7	0.1	－	1.4	3	3	0.1	－
		にんじん	20	6	0.1	－	1.2	5	5	－	－
		じゃがいも	20	12	0.3	－	1.7	4	1	0.1	－
		ブロッコリー	20	7	0.8	0.1	0.6	44	10	0.3	－
		有塩バター	5	35	－	3.7	0.3	－	1	－	0.1
		薄力粉	7	24	0.5	0.1	5.2	1	1	－	－
		固形コンソメ	1	2	0.1	－	0.4	－	－	－	0.4
		水	150								
		普通牛乳	60	37	1.8	2.1	3.2	3	66	－	0.1
		食塩	0.4	－	－	－	－	－	－	－	0.4
		こしょう	0.01	－	－	－	－	－	－	－	－
	かぼちゃのサラダ	かぼちゃ	50	39	0.6	0.1	8.8	21	8	0.3	－
		きゅうり	10	1	0.1	－	0.2	3	3	－	－
		にんじん	5	2	－	－	0.3	1	1	－	－
		マヨネーズ(全卵型)	7	47	0.1	5.1	0.5	－	1	－	0.1
		粒入りマスタード	1	2	0.1	0.2	0.1	－	1	－	－
		サラダな	10	1	0.1	－	0.1	7	6	0.2	－
	フルーツヨーグルト	キウイフルーツ	60	31	0.5	0.1	5.5	22	16	0.2	－
		ヨーグルト(全脂無糖)	60	34	2.0	1.7	2.8	7	72	－	0.1
	小　計		681.41	671	18.7	17.4	105.8	165	253	7.0	2.7

区分	料理名	食品名									
昼食	くりご飯	精白米	80	274	4.2	0.6	62.5	10	4	0.6	–
		くり	30	46	0.9	0.2	9.2	23	7	0.2	–
		清酒	3	3	–	–	0.2	–	–	–	–
		食塩	0.4	–	–	–	–	–	–	–	0.4
	豚レバーの香味焼き　A	豚・肝臓	80	91	13.8	1.5	5.7	648	4	10.4	0.1
		しょうが	2	1	–	–	0.1	–	–	–	–
		濃口しょうゆ	4	3	0.2	–	0.3	1	1	0.1	0.6
		みりん	3	7	–	–	1.3	–	–	–	–
		薄力粉	4	14	0.3	0.1	3.0	–	1	–	–
		カレー粉	1	3	0.1	0.1	0.3	1	5	0.3	–
		調合油	6	53	–	5.8	0.2	–	–	–	–
		キャベツ	20	4	0.2	–	0.8	16	9	0.1	–
		アスパラガス	30	6	0.5	0.1	0.8	57	6	0.2	–
		かいわれだいこん	3	1	0.1	–	0.1	3	2	–	–
		ミニトマト	20	6	0.2	–	1.1	7	2	0.1	–
		ドレッシング和風	15	12	–	–	2.6	1	2	–	1.1
	切り干しだいこんの炒め煮	切り干しだいこん	10	28	0.7	–	5.1	21	50	0.3	0.1
		干ししいたけ	1	3	0.1	–	0.2	3	–	–	–
		油揚げ	5	19	1.2	1.6	0.1	1	16	0.2	–
		調合油	4	35	–	3.9	0.1	–	–	–	–
		かつお・こんぶだし	60	1	0.1	–	0.2	1	2	–	0.1
		濃口しょうゆ	4	3	0.2	–	0.3	1	1	0.1	0.6
		砂糖	2	8	–	–	2.0	–	–	–	–
		グリンピース(冷)	5	4	0.2	–	0.5	4	1	0.1	–
	もずくのお吸い物	もずく	20	1	–	–	–	–	4	0.1	–
		かつお・こんぶだし	150	3	0.3	–	0.6	2	5	–	0.2
		濃口しょうゆ	1	1	0.1	–	0.1	–	–	–	0.1
		食塩	0.6	–	–	–	–	–	–	–	0.6
		糸みつば	3	–	–	–	–	–	2	1	–
	果実	かき	80	50	0.2	0.1	11.6	14	7	0.2	–
	小　計		647.0	681	23.8	14.0	109.0	815	130	13.0	3.8
間食	くず餅	くずでん粉	25	89	–	–	21.4	–	5	0.5	–
		水	120								
		きな粉(全粒大豆)	5	23	1.7	1.2	0.7	11	10	0.4	–
		黒砂糖	8	28	0.1	–	7.3	1	19	0.4	–
		水	8								
	ホットミルク	普通牛乳	200	122	6.0	7.0	10.6	10	220	–	0.2
	小　計		366	262	7.8	8.2	40.0	22	253	1.3	0.2
夕食	麦ご飯	精白米	85	291	4.5	0.7	66.4	10	4	0.7	–
		押麦	9	30	0.5	0.1	6.0	1	2	0.1	–
	さけのチーズはさみ焼き	べにざけ	70	89	13.0	2.6	3.4	9	7	0.3	0.1
		食塩	0.5	–	–	–	–	–	–	–	0.5
		こしょう	0.01	–	–	–	–	–	–	–	–
		エメンタールチーズ	10	40	2.7	3.0	0.6	1	120	–	0.1
		青しそ	1	–	–	–	–	1	2	–	–
		薄力粉	2	7	0.2	–	1.5	–	–	–	–
		調合油	3	27	–	2.9	0.1	–	–	–	–
	ほうれんそうのソテー	ほうれんそう	30	5	0.5	0.1	–	63	15	0.6	–
		調合油	1.5	13	–	1.5	–	–	–	–	–
		食塩	0.3	–	–	–	–	–	–	–	0.3
		こしょう	0.01	–	–	–	–	–	–	–	–
		トマト	30	6	0.2	–	1.1	7	2	0.1	–
		レモン	10	4	–	–	0.5	3	7	–	–
	なすのおろし煮	なす	80	14	0.6	–	2.4	26	14	0.2	–
		調合油	5	44	–	4.9	0.1	–	–	–	–
		だいこん	60	9	0.2	–	1.8	20	14	0.1	–
		かつお・こんぶだし	50	1	0.1	–	0.2	1	2	–	0.1
		濃口しょうゆ	6	5	0.4	–	0.5	2	2	0.1	0.9
		みりん	6	14	–	–	2.6	–	–	–	–
		とうがらし(乾)	0.1	–	–	–	–	–	–	–	–
	凍り豆腐としめじのみそ汁	凍り豆腐	4	20	2.0	1.3	0.2	–	25	0.3	–
		しめじ	10	2	0.2	–	0.2	3	–	0.1	–
		かつお・こんぶだし	150	3	0.3	–	0.6	2	5	–	0.2
		米みそ・甘みそ	12	25	1.0	0.4	4.0	3	10	0.4	0.7
		葉ねぎ	1	–	–	–	–	1	1	–	–

果実	オレンジ・ネーブル	80	38	0.4	0.1	8.2	27	19	0.2	－
小　計		716.42	688	26.8	17.5	100.5	178	251	3.2	2.8
合　計		2,410.8	2,302	77.1	57.1	355.3	1,181	888	24.5	9.5
エネルギー産生栄養素バランス（%E）				13.4	22.3	61.7				

調理方法		
朝食	**あさりのチャウダー** ①たまねぎ，にんじん，じゃがいもは1cmの色紙切りにする。 ②ブロッコリーはさっとゆで，一口大にする。 ③鍋にバターを溶かし，①の材料を炒める。 ④③に小麦粉を入れ焦がさないように炒め，水，固形コンソメを入れ煮る。 ⑤あさり，コーン，ブロッコリー，牛乳を加えて煮立て，塩，こしょうで味を調える。	**かぼちゃのサラダ** ①かぼちゃは2cmの角切り，にんじんは2mm厚さのいちょう切りにしてゆでる。 ②きゅうりは薄くスライスし，塩もみして洗い流す。 ③調味料で和え，サラダなを敷いた器に盛り付ける。
昼食	**くりご飯** ①くりは渋皮をむき，酒，塩を入れ炊飯する。 **豚レバーの香味焼き** ①豚レバーは流水で血抜きをし，一口大に切る。 ②水分を拭き取ったレバーは調味液Aに20分程漬け込む。 ③カレー粉を混ぜた小麦粉をつけ油で焼く。 ④千切りキャベツ，ゆでたアスパラガス，ミニトマトを付け合せにかいわれだいこんを添える。	**切り干しだいこんの炒め煮** ①切り干しだいこんは水で戻す。 ②干ししいたけも水で戻し，千切りにする。 ③油揚げは熱湯をかけ油抜きした後，水分をしっかり切って，3cm長さに切る。 ④油で①，②，③を炒め，だし汁，しょうゆ，砂糖を加えて煮含める。 ⑤熱湯をかけたグリンピースを散らす。
間食	**くず餅** ①鍋にくずでん粉と水を入れ，鍋底からよく混ぜながら，火にかける。	②全体が透明になるまで練り上げる。 ③熱いうちに流し箱に入れ，表面を平らにし冷し固める。 ④一口大に切ったらきな粉をまぶし，黒砂糖みつをかける。
夕食	**さけのチーズはさみ焼き** ①さけは真ん中に切りこみを入れ，塩，こしょうをする。 ②切り込みの中に千切りにした青しそ，チーズをはさみ，小麦粉をまぶして両面を焼く。	**なすのおろし煮** ①なすは4cm長さの4等分に切り水にさらす。 ②水気をよく拭き取り170℃の油で揚げる。 ③だいこんはおろしておく。 ④揚げたなすを調味しただし汁で煮て，おろしだいこんを加える。 ⑤一煮立ちしたら器に盛り付け，小口切りにした鷹の爪をのせる。

3．「妊娠前からはじめる妊産婦のための食生活指針」

（1）「妊娠前からはじめる妊産婦のための食生活指針」作成の基本的考え方

　近年，若い女性において食事の偏りや低体重者の増加等が健康上の問題として指摘されており，妊娠期および授乳期においても，母子の健康のために適切な食習慣の確立を図ることは極めて重要な問題である。さらに，神経管閉鎖障害の発症リスク低減のための葉酸摂取の推奨や催奇形性のおそれのあるビタミンA過剰摂取への注意喚起など，妊娠期において必要とされる情報は，個別の情報として提供されてはいるが，妊娠期の食生活という観点から集約された情報として提供されることは少なく，授乳期においても，母乳育児の推進については数多くとりあげられているものの，それを支える食事について，妊娠期から継続した形での情報提供は少ない。

　そこで，厚生労働省は2006（平成18）年2月に「妊産婦のための食生活指針」を発表した。さらに，2021（令和3）年3月には，妊娠前からの健康なからだづくりや適切な食習慣の形成が重

要であるとの観点から，対象に妊娠前の女性も含むこととし「妊娠前からはじめる妊産婦のための食生活指針」として改定した（表3-4）。この改定指針では，妊娠前からの健康づくりや妊産婦に必要とされる食事内容とともに，妊産婦の生活全般およびからだや心の健康に配慮した10項目を設定している。また，指針の骨格となる健康づくりのために望ましい食事については，「日本人の食事摂取基準」および「食事バランスガイド」を基本とし，妊娠期・授乳期に付加すべき（留意すべき）事項を加えた「妊産婦のための食事バランスガイド」（図3-1）をあわせて検討し，食事の望ましい組合せや量について提示することとしている。

表3-4　妊娠前からはじめる妊産婦のための食生活指針

- 妊娠前から，バランスのよい食事をしっかりとりましょう
- 「主食」を中心に，エネルギーをしっかりと
- 不足しがちなビタミン・ミネラルを，「副菜」でたっぷりと
- 「主菜」を組み合わせてたんぱく質を十分に
- 乳製品，緑黄色野菜，豆類，小魚などでカルシウムを十分に
- 妊娠中の体重増加は，お母さんと赤ちゃんにとって望ましい量に
- 母乳育児も，バランスのよい食生活のなかで
- 無理なくからだを動かしましょう
- たばことお酒の害から赤ちゃんを守りましょう
- お母さんと赤ちゃんのからだと心にゆとりは，周囲のあたたかいサポートから

（厚生労働省，2021）

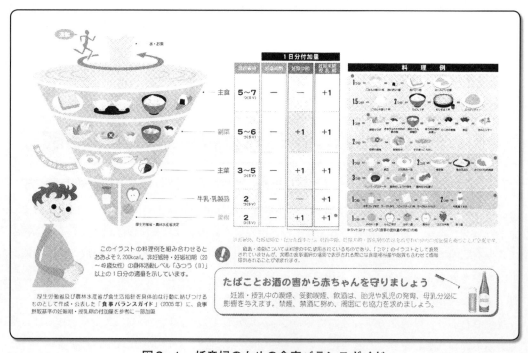

図3-1　妊産婦のための食事バランスガイド

（厚生労働省，2006）

表3-5　妊婦が摂取の際，注意すべき魚介類の種類とその摂取量（筋肉）の目安

摂取量（筋肉）の目安	魚介類
1回約80gとして妊婦は2か月に1回まで（1週間当たり10g程度）	バンドウイルカ
1回約80gとして妊婦は2週間に1回まで（1週間当たり40g程度）	コビレゴンドウ
1回約80gとして妊婦は週に1回まで（1週間当たり80g程度）	キンメダイ メカジキ クロマグロ メバチ（メバチマグロ） エッチュウバイガイ ツチクジラ マッコウクジラ
1回約80gとして妊婦は週に2回まで（1週間当たり160g程度）	キダイ マカジキ ユメカサゴ ミナミマグロ ヨシキリザメ イシイルカ クロムツ

（参考1）マグロの中でも，キハダ，ビンナガ，メジマグロ（クロマグロの幼魚），ツナ缶は通常の摂取で差し支えありませんので，バランスよく摂取して下さい。
（参考2）魚介類の消費形態ごとの一般的な重量は次のとおりです。
　　　　寿司，刺身　1貫または1切れ当たり　15g程度
　　　　刺身　　　　1人前当たり　　　　　　80g程度
　　　　切り身　　　1切れ当たり　　　　　　80g程度
　目安の表に掲げた魚介類のうち複数の種類を食べる場合には，次のことに御留意ください。
　例えば，表に「週に1回と記載されている魚介類」のうち，2種類または3種類を同じ週に食べる際には食べる量をそれぞれ2分の1または3分の1にするよう工夫しましょう。また，表に「週1回と記載されている魚介類」および「週2回と記載されている魚介類」を同じ週に食べる際には食べる量をそれぞれ2分の1にするといった工夫をしましょう。また，ある週に食べ過ぎた場合は次の週に量を減らしましょう。

（薬事・食品衛生審議会食品衛生分科会乳肉水産食品部会：「妊婦への魚介類の摂食と水銀に関する注意事項」，
平成17年11月2日（平成22年6月1日改訂））

表3-6　75gOGTTによる妊娠糖尿病の診断基準

妊娠糖尿病 gestational diabetes mellitus（GDM）
75gOGTTにおいて次の基準の1点以上を満たした場合に診断する ①空腹時血糖値≧92 mg/dL（5.1 mmol/L） ②1時間値≧180 mg/dL（10.0 mmol/L） ③2時間値≧153 mg/dL（8.5 mmol/L）

（日本糖尿病・妊娠学会と日本糖尿病学会との合同委員会：妊娠中の糖代謝異常と診断基準の
統一化について．糖尿病58：802，2015より引用）

表3-7　妊娠高血圧症候群の重症度および発症時期による病型分類

定　義
妊娠時に高血圧を認めた場合，妊娠高血圧症候群とする。妊娠高血圧症候群は妊娠高血圧腎症，妊娠高血圧，加重型妊娠高血圧腎症，高血圧合併妊娠に分類される。

病型分類
病型分類は，以下の4つとなる ①　妊娠高血圧腎症（preeclampsia：PE） 　1）　妊娠20週以降に初めて高血圧を発症し，かつ，たんぱく尿を伴うもので，分娩12週までに正常に復する場合 　2）　妊娠20週以降に初めて発症した高血圧に，たんぱく尿を認めなくても以下のいずれかを認める場合で，分娩12週までに正常に復する場合 　ⅰ）　基礎疾患のない肝機能障害（肝酵素上昇【ALTもしくはALT＞40 IU/L】，治療に反応せず他の診断がつかない重度の持続する右季肋部もしくは心窩部痛） 　ⅱ）　進行性の腎障害（Cr＞1.0 mg/dL，他の腎疾患は否定） 　ⅲ）　脳卒中，神経障害（間代性痙攣・子癇・視野障害・一次性頭痛を除く頭痛など） 　ⅳ）　血液凝固障害（妊娠高血圧症候群に伴う血小板減少【＜15万/μL】・DIC・溶血） 　3）　妊娠20週以降に初めて発症した高血圧に，たんぱく尿を認めなくても子宮胎盤機能不全を伴う場合 ②　妊娠高血圧（gestational hypertension：GH） 　妊娠20週以降に初めて高血圧を発症し，分娩12週までに正常に復する場合で，かつ妊娠高血圧腎症の定義に当てはまらないもの ③　加重型妊娠高血圧腎症（superimposed preeclampsia：SPE） 　1）　高血圧が妊娠前あるいは妊娠20週までに存在し，妊娠20週以降にたんぱく尿，もしくは基礎疾患のない肝腎機能障害，脳卒中，神経障害，血液凝固障害のいずれかを伴う場合 　2）　高血圧とたんぱく尿が妊娠前あるいは妊娠20週までに存在し，妊娠20週以降にいずれかまたは両症状が増悪する場合 　3）　たんぱく尿のみを呈する腎疾患が妊娠前あるいは妊娠20週までに存在し，妊娠20週以降に高血圧が発症する場合 　4）　高血圧が妊娠前あるいは妊娠20週までに存在し，妊娠20週以降に子宮胎盤機能不全を伴う場合 ④　高血圧合併妊娠（chronic hypertension：CH） 　高血圧が妊娠前あるいは妊娠20週までに存在し，加重型妊娠高血圧腎症を発症していない場合

（日本妊娠高血圧学会：妊娠高血圧症候群　新定義・分類　運用上のポイント，メジカルビュー社，2019を改変）

●文　献●

・厚生労働省：令和元年国民健康・栄養調査報告，2020

・日本産科婦人科学会周産期委員会：妊娠高血圧症候群の生活指導，1998

・伊藤貞嘉，佐々木敏（監修）：厚生労働省「日本人の食事摂取基準（2020年版）」策定検討会報告書：日本人の食事摂取基準（2020年版），第一出版，2020

・厚生労働省：妊産婦のための食生活指針─「健やか親子21」推進検討会報告書─，2006

・厚生労働省：妊娠前からはじめる妊産婦のための食生活指針─妊娠前から健康なからだづくりを─解説要領，2021

・日本産科婦人科学会，日本糖尿病学会：妊娠中の糖代謝異常と診断基準の統一化について，2015

・日本妊娠高血圧学会：妊娠高血圧症候群　新定義・分類　運用上のポイント，メジカルビュー社，2019

第4章

授乳期の栄養

　授乳期は，妊娠や分娩によって変化した体を妊娠前の状態に戻す産褥期（分娩終了後から通常6
～8週間）も含め，新生児・乳児に母乳を与える期間である。新生児・乳児にとっての最良の栄
養である母乳を十分に分泌し，母体のよりよい回復を図るためには，十分な栄養の摂取と精神的
に安定した環境の確保のために，家族や周囲の人びとの授乳に対する理解と支援が必要である。
つまり母親としての自覚と役割を確立させていく重要な時期でもある。また，授乳期は母体が摂
取した食事やアルコール，薬剤，喫煙に対する母乳の特性を正しく理解する必要がある。本章で
は十分な母乳分泌のための栄養の摂取および母体回復に必要な栄養管理について学ぶ。

1. 授乳期の生理的特性

（1）乳汁分泌とホルモン

　乳腺は妊娠期から分泌された各種ホルモン，主に脳下垂体前葉のホルモン（プロラクチン）の
働きにより発育するが，妊娠中の乳汁分泌は抑制されている。出産後の胎盤の排出とともにプロ
ラクチンが乳腺に作用して乳汁分泌が始まる。乳児の吸綴により乳首の刺激が脊椎から中枢に伝
わり，脳下垂体前葉からプロラクチンが，後葉からオキシトシン（射乳ホルモン）が分泌され，
乳腺周囲の筋肉が収縮して母乳を放出する。オキシトシンは子宮の収縮にも関与し産後の回復を
促進する。オキシトシン分泌は母親の精神的ストレスの影響を受けやすく，授乳期の精神的安定
が必要である。

（2）授乳期の疾患と健康管理

　母乳の授乳中は，母乳，母体に必要な栄養バランスに配慮した食事を行う。
　母乳の量は個人差もあり，一定していない。分娩後2～3日頃はよく出ないが，初乳として免
疫抗体IgA，栄養成分が多く含まれる。1週間後より量が多くなる。1か月頃には1日600～
700 mL，3か月頃には800～900 mLの哺乳ができるようになる。

1）母乳栄養に影響する因子
　母乳栄養に影響する因子として以下の項目がある。
・**病態生理因子**：① 乳房の形態異常，② 児の口蓋・口唇裂，③ 早産児
・**状況因子**：① 母親の疲労，不安，② 不適切な栄養，水分摂取，③ パートナーや家族の支

援がない，④ 知識不足，⑤ 母乳栄養の中断（母親，乳児の病気）

　授乳中は母乳の分泌に必要な栄養素を摂取しなければならない。カルシウム，鉄，ビタミンが不足しないようにする。

2）母親の喫煙と飲酒の乳児への影響

　① **母親の喫煙**　　母親がたばこを吸うとニコチンが母乳中に出る。乳児のいる部屋でたばこを吸うと，乳児は受動喫煙をすることになる。母親の喫煙が乳幼児の喘息発症に関係することは明らかになっている。

　② **母親のアルコール**　　アルコール飲料を摂取すると母乳中にアルコールが含まれるため，授乳中は飲酒を控える。

3）母親の服薬の影響

　ほとんどは母乳中に移行するため，薬によっては授乳中禁忌や注意を要するものがある。授乳中の母親の免疫抑制剤，コカイン，エルゴタミン，リチウムなどは禁忌である。抗けいれん剤，向精神薬，鎮痛消炎剤アスピリン，サラゾピリンなどは乳児に強い影響があり，授乳中の母親への投与には注意を要する。医師の指示に従うが，かぜなどの短期間の服薬であれば，母乳をやめる必要はない。

4）母 乳 感 染

　成人T細胞白血病は，母乳を経由して乳児に感染する。九州，沖縄，四国にキャリアが多い。キャリア母親の授乳で20％に垂直感染が起こるとされ，断乳し人工乳に切り替える必要がある。

5）母親の病気

　乳腺炎では，授乳か搾乳により乳房をからにする。乳汁に膿が混じる場合は，搾乳して授乳は中止する。母親のインフルエンザは乳児に感染しやすいため，早めにワクチンを接種する。

2．授乳期の栄養管理

（1）授乳期の栄養管理のポイント

栄養アセスメント	栄養ケア	献立作成上の留意点
●授乳に関する知識，育児経験	●産褥期を含む授乳期は，出産後の母体回復と，育児に対する不安や精神的にも不安定になりやすいので，母親の状態をしっかり受け止め，赤ちゃんの状態をよく観察する。	●不安やストレスから食欲不振を起こすことがあるため，エネルギー源となる糖質やミネラル，ビタミン類を含む野菜類，果実類，乳類を用いた献立が望ましい。
●母乳の分泌状況	●母乳の泌乳（平均泌乳量：0.78L/日）に伴い，母体から母乳合成のために消費するエネルギーおよび栄養素量を認識させる。	●良質のたんぱく質（魚介類，肉類，乳類，卵類，大豆製品）を十分用いる。

	• 乳汁産生の基本は，十分な睡眠，精神の安定，栄養バランスのとれた食事，適度な水分摂取，特に母乳の質の良否は，母体の栄養摂取状況（p.56，表4-1参照）によって左右されることを認識させる。	• 適度な水分補給のためにも，多種類の旬の野菜や根菜類などを用いた汁物（スープ，シチュー，煮込みうどんなど）を用いる。
• 母親・家族の食生活状況，食事・間食の回数，食物摂取状況，嗜好，調理技術など	• 授乳婦の食事摂取基準を目安に，育児を含む個人の身体活動レベルに応じ，量的にバランスのとれた3回の食事と1～2回の間食を具体的に提示する。 • 不足しがちなビタミン，ミネラル，食物繊維などの栄養素は母乳分泌に必要であることを認識させる。	• ビタミン，ミネラル，食物繊維の多い食品（穀類，いも類，豆類，野菜類，果実類，藻類など）を用いてバランスよく摂取する。 • 牛乳・乳製品（ヨーグルト，チーズなど），小魚，大豆・大豆製品（豆腐，納豆など）を十分に献立に取り入れ，カルシウムの摂取に努める。 • 調理法（煮る，ゆでる，蒸す）を工夫し，野菜類の摂取を多くする。 • 育児による多忙や疲れによる食事の問題に対して各種調味料，調理済み食品，フリージングの上手な活用法などの提供を行う。
• 母親の食物摂取と乳児のアレルギー症状	• 素人判断ではなく，医師の指示に基づいた正しい食事制限，除去食を理解させる。	• 食事制限，除去すべき食品を把握し，医師の指示に従い，栄養のバランスが偏らないよう献立を工夫する。
• 生活状況	• 睡眠，身体活動，心理状況（育児，家事，ストレスの有無など）などを把握し，個人の生活状況に応じたライフスタイルを確立できるよう支援する。	• 毎日の食事が楽しめるように，母親が「食」に対して興味がもてるような知識，技術，献立の提供を調理実習などを通して行う。
• 体重管理	• 授乳に必要な栄養素等の付加量であれば，体重の増加はみられない。体重増加がみられる時は，浮腫や食事の過剰摂取が考えられる。 • 定期的な体重測定を行い，産後6か月間に妊娠前の望ましい体重に戻すことを理解させる。	• 脂肪の過剰摂取は避けるが，母乳中の必須脂肪酸維持のために魚由来のn-3系多価不飽和脂肪酸（EPA，DHA）を多く含む青身魚などの摂取に努める。
• 喫煙，アルコール，母乳汚染物質，薬剤	• 喫煙，アルコール，母乳汚染物質による乳児の発育，母乳分泌への悪影響を認識させる。 • 薬剤使用時の授乳については，医師の指示を受ける。	• 母乳汚染物質（ダイオキシン，PCBなど）を避けるため，魚類，肉類の脂肪部位や内臓の過剰摂取（p.51，表3-5参照）にならないような献立の工夫をする。

表4-1　乳汁中の栄養素含有量に影響する因子

乳汁中の栄養素含有量に影響する因子	栄養素
授乳婦の摂取状況	脂質*，ビタミンA，ビタミンE，ビタミンK，ビタミンB₁，ビタミンB₂，ナイアシン，ビタミンB₆，パントテン酸，ビオチン，ビタミンC，マンガン，ヨウ素，セレン
授乳婦の体内貯蔵量	脂質，ビタミンD，葉酸
授乳婦の摂取状況および体内貯蔵量にかかわらず一定	たんぱく質，ビタミンB₁₂，ナトリウム，カリウム，カルシウム，マグネシウム，リン，鉄，亜鉛，銅，クロム
不明	モリブデン

＊摂取状況により脂肪酸組成が変化

（厚生労働省：日本人の食事摂取基準（2010年版））

（2）対象者の給与栄養目標量の設定

　（1）の項では，授乳期の栄養管理のポイントについて述べた。ここでは授乳期における具体的な対象者の事例をあげる。下記に示す対象者の栄養アセスメントを行い，栄養ケアを実施するための給与栄養目標量を「授乳期の主な食事摂取基準」（表4-2）をもとに設定しなさい。また，（1）の項の「献立作成上の留意点」（p.54）および「授乳期の食品構成例」（表4-3）を参考にしながら1日分の献立を作成しなさい。

対象者：Aさん，年齢：28歳，初産で産後5か月経過，身長：158 cm，体重：55 kg，身体活動レベル：Ⅱ，母乳の分泌も十分で食欲もある。家族（夫，32歳）の支援もあり，精神的にも安定している。乳児も順調に成長している。現在，育児休業中である。

（3）授乳期の主な食事摂取基準および食品構成例

　授乳期の主な食事摂取基準および食品構成例を表4-2，表4-3に示す。授乳期の付加量については，非妊娠時の健康の維持に必要な量に加え，妊娠中の体重減少分と泌乳に伴うエネルギーおよび栄養素を考慮した栄養管理が必要である。1日の泌乳量は個人差，泌乳の時期差も大きいことから，全期間を通じて780 mLとして付加量が策定されている。エネルギーおよび栄養素は，基本として食事から摂取するが，食事以外にサプリメントなどの栄養補助食品等を用いる場合は，過剰摂取にならないよう注意を要する。また，授乳期は母子ともに安心して授乳環境を保てるように，「授乳・離乳の支援ガイド（2019年改定版）」（厚生労働省，2019）では「授乳等の支援のポイント」（p.232，巻末付表参照）をあげている。

表4-2　授乳期の主な食事摂取基準（18〜29歳，女性，身体活動レベルⅡ）

エネルギーおよび栄養素		18〜29歳	授乳婦　（　）内は付加量
エネルギー（kcal/日）	EER	2,000	2,350（+350）
たんぱく質（g/日）	RDA	50	70（+20）
たんぱく質エネルギー比率（%E）	DG	13〜20	15〜20
脂肪エネルギー比率（%E）	DG	20〜30	20〜30
炭水化物エネルギー比率（%E）	DG	50〜65	50〜65
ビタミンA（μgRAE/日）	RDA	650	1,100（+450）
ビタミンE（mg/日）	AI	5.0	7.0
ビタミンB$_1$（mg/日）	RDA	1.1	1.3（+0.2）
ビタミンB$_2$（mg/日）	RDA	1.2	1.8（+0.6）
ビタミンC（mg/日）	RDA	100	145（+45）
葉酸（μg/日）	RDA	240	340（+100）
カリウム（mg/日）	AI	2,000	2,200
カルシウム（mg/日）	RDA	650	650（+0）
鉄（mg/日）	RDA	6.5	9.0（+2.5）
亜鉛（mg/日）	RDA	8	12（+4）
食物繊維（g/日）	DG	18以上	18以上
食塩相当量（g/日）	DG	6.5未満	6.5未満

注）EER：推定エネルギー必要量，RDA：推奨量，AI：目安量，DG：目標量

（厚生労働省：日本人の食事摂取基準（2020年版））

表4-3　授乳期の食品構成例

食品群	重量（g）
穀類（精白米で計算）	280
いも類	50
砂糖・甘味料類	10
豆類	100
種実類	10
緑黄色野菜	120
その他の野菜	230
果実類	250
きのこ類	20
藻類	10
魚介類	100
肉類	90
卵類	70
乳類	300
油脂類	10
菓子類	10
嗜好飲料類	70
調味料・香辛料類	50
エネルギー（kcal）	2,354
たんぱく質エネルギー比率（%）	15.0
脂肪エネルギー比率（%）	25.3
炭水化物エネルギー比率（%）	58.2

注）令和元年国民健康・栄養調査結果による食品群別荷重平均成分表より算出

（4）授乳期の献立例

	献立名	食品名	可食量(g)	エネルギー(kcal)	たんぱく質(g)	脂質(g)	炭水化物(g)	ビタミンA レチノール活性当量(μg)	葉酸(μg)	鉄(mg)	食塩相当量(g)	調理方法
朝食	麦ご飯	精白米	80	274	4.2	0.6	62.5	–	10	0.6	–	**牛ひき肉と豆腐の甘辛炒め**
		押し麦	5	16	0.3	0.1	3.4	–	1	0.1	–	①豆腐はよく水気を切る。
	かぼちゃのみそ汁	かぼちゃ	30	23	0.4	0.1	5.3	99	13	0.2	–	②にんじん，干ししいたけは千切りにする。
		油揚げ	5	19	1.2	1.6	0.1	–	1	0.2	–	
		干しわかめ	1	2	0.1	–	0.1	7	4	–	0.2	③油を熱し，牛肉ももひき肉，にんじん，干ししいたけを炒める。
		甘みそ	10	21	0.9	0.3	3.3	–	2	0.3	0.6	
		淡色辛みそ	5	9	0.6	0.3	0.9	–	3	0.2	0.6	
		かつお・こんぶだし	150	3	0.3	–	0.6	–	2	–	0.2	④よく水気を切った豆腐を一口大に切り，合わせて炒める。
		葉ねぎ	1	–	–	–	–	1	1	–	–	
	牛ひき肉と豆腐の甘辛炒め	豆腐（木綿）	90	66	6.0	4.1	0.8	–	11	1.4	–	⑤調味料で味を調え，盛り付けし，切りごまをかける。
		牛肉ももひき肉	20	39	3.2	2.5	0.9	1	2	0.3	–	
		にんじん	10	3	0.1	–	0.6	69	2	–	–	
		干ししいたけ	2	5	0.3	–	0.4	–	5	0.1	–	
		調合油	4	35	–	3.9	0.1	–	–	–	–	
		砂糖	2	8	–	–	2.0	–	–	–	–	
		濃口しょうゆ	4	3	0.2	–	0.3	–	1	0.1	0.6	**ほうれんそうと卵のおひたし**
		トウバンジャン	0.5	–	–	–	–	1	–	–	0.1	①卵は調味をして，細かい炒り卵を作る。
		ごま（いり）	1	6	0.2	0.5	0.1	–	2	0.1	–	
	ほうれんそうと卵のおひたし	鶏卵	50	71	5.7	4.7	1.7	105	25	0.8	0.2	②ほうれんそうはゆで，割りしょうゆで和える。
		砂糖	1	4	–	–	1.0	–	–	–	–	
		食塩	0.1	–	–	–	–	–	–	–	0.1	
		調合油	3	27	–	2.9	0.1	–	–	–	–	③ほうれんそうの上に炒り卵をのせ，糸かつおを飾る。
		ほうれんそう	40	7	0.7	0.1	–	140	84	0.8	–	
		薄口しょうゆ	2	1	0.1	–	0.1	–	1	–	0.3	
		かつお・こんぶだし	2	–	–	–	–	–	–	–	–	
		糸かつお	0.3	1	0.2	–	–	–	–	–	–	
	果実	パインアップル	80	43	0.5	0.1	9.5	2	10	0.2	–	
	小　計		598.9	687	24.8	21.7	94.1	424	178	5.2	2.9	
昼食	三色丼	精白米	90	308	4.8	0.7	70.3	–	11	0.7	–	**三色丼**
		鶏卵	40	57	4.5	3.7	1.4	84	20	0.6	0.2	①卵は調味し，細かい炒り卵を作る。
		砂糖	2	8	–	–	2.0	–	–	–	–	
		食塩	0.1	–	–	–	–	–	–	–	0.1	②こまつなは色よくゆで，みじん切りにする。調味料Aで調味し，ごまを混ぜる。
		調合油	2	18	–	1.9	0.1	–	–	–	–	
		こまつな	40	5	0.5	–	0.3	104	44	1.1	–	
	A ┌ 濃口しょうゆ		2	2	0.1	–	0.2	–	1	–	0.3	③鶏ひき肉は油で炒め，調味料Bで調味する。
	│ かつお・こんぶだし		2	–	–	–	–	–	–	–	–	
	└ ごま（いり）		1	6	0.2	0.5	0.1	–	2	0.1	–	④ご飯の上に卵，こまつな，鶏そぼろをのせ，しょうがの甘酢漬けを添える。
		鶏ひき肉	50	86	7.3	5.5	1.7	19	5	0.4	0.1	
		調合油	2	18	–	1.9	0.1	–	–	–	–	
	B ┌ 砂糖		3	12	–	–	3.0	–	–	–	–	
	│ 濃口しょうゆ		5	4	0.3	–	0.4	–	2	0.1	0.7	
	│ 清酒		2	2	–	–	0.1	–	–	–	–	
	└ しょうが汁		3	1	–	–	0.1	–	–	–	–	**きのこのみぞれ和え**
		しょうがの甘酢漬け	10	5	–	–	0.9	–	–	–	0.2	①しめじ，えのきたけはゆでる。
	きのこのみぞれ和え	しめじ	40	9	0.6	0.1	0.8	–	12	0.2	–	②だいこんはすりおろし，余分な水分を除く。
		えのきたけ	30	10	0.5	–	1.4	–	23	0.3	–	
		だいこん	40	6	0.1	–	1.2	–	13	0.1	–	③だいこんおろしに調味料を入れ，しめじとえのきたけを入れて和える。
		酢	5	2	–	–	0.1	–	–	–	–	
		砂糖	2	8	–	–	2.0	–	–	–	–	
		薄口しょうゆ	1	1	–	–	0.1	–	–	–	0.2	④ゆず皮は薄く2cmの長さの千切りにし，盛り付けた上に添える。
		ゆず（果皮）	0.5	–	–	–	–	–	–	–	–	
	生揚げのお吸い物	生揚げ	40	57	4.1	4.3	0.5	–	9	1.0	–	
		みつば	5	1	–	–	–	14	3	–	–	
		かつお・こんぶだし	150	3	0.3	–	0.6	–	2	–	0.2	
		薄口しょうゆ	1	1	–	–	0.1	–	–	–	0.2	
		食塩	1	–	–	–	–	–	–	–	1.0	
	フルーツヨーグルト	マンゴー	50	34	0.3	0.1	7.9	26	42	0.1	–	
		ヨーグルト（全脂無糖）	60	34	2.0	1.7	2.8	20	7	–	0.1	

		小　計	679.6	694	25.8	20.5	97.9	265	194	4.9	3.1	りんごのコンポート
間食	りんごのコンポートプルーン添え	りんご	120	64	0.1	—	15.6	1	2	0.1	—	①りんごは皮をむき，2cm幅のくし型に切る。
		砂糖	8	31	—	—	7.9	—	—	—	—	②鍋にりんご，砂糖，レモン果汁，ひたひたの水を加えて，弱火で煮詰める。
		プルーン	15	32	0.2	—	6.6	15	—	0.2	—	
		レモン果汁	3	1	—	—	0.1	—	1	—	—	
	ミルクココア	牛乳	200	122	6.0	7.0	10.6	76	10	—	0.2	③器に盛り付け，プルーンを添える。
		ココア	3	12	0.4	0.6	0.7	—	1	0.4	—	
		砂糖	8	31	—	—	7.9	—	—	—	—	
		小　計	357	292	6.8	7.6	49.5	92	14	0.7	0.2	
夕食	ご飯	精白米	80	274	4.2	0.6	62.5	—	10	0.6	—	魚の甘酢あんかけ
	魚の甘酢あんかけ	まいわし	80	125	13.1	5.8	5.0	6	8	1.7	0.2	①いわしは頭をおとし，内臓を取り除き，きれいに洗った後，手開きで中骨を取り，2枚おろしにする。
		薄力粉	4	14	0.3	0.1	3.0	—	—	—	—	
		調合油	3	27	—	2.9	0.1	—	—	—	—	
	C	ピーマン	10	2	0.1	—	0.3	3	3	—	—	②小麦粉をまぶし，油で両面を色よく焼く。
		にんじん	15	5	0.1	—	0.9	104	3	—	—	
		たけのこ（水煮）	10	2	0.2	—	0.3	—	4	—	—	③材料Cはすべて3cmの長さの千切りにし，油で炒める。
		干ししいたけ	1	3	0.1	—	0.2	—	3	—	—	
		根深ねぎ	5	2	0.1	—	0.3	—	4	—	—	④スープを加え，一煮立ちしたら調味をする。
		しょうが	2	1	—	—	0.1	—	—	—	—	
		調合油	2	18	—	1.9	0.1	—	—	—	—	
		中華スープ	50	2	0.4	—	0.1	—	1	—	0.1	⑤水溶きじゃがいもでん粉でとろみをつけ，焼いたいわしの上にかける。
		薄口しょうゆ／食塩	1/0.2	1/—	—/—	—/—	0.1/—	—/—	—/—	—/—	0.2/0.2	
		清酒／酢	3/5	3/2	—/—	—/—	0.2/0.1	—/—	—/—	—/—	—/—	
		砂糖	3	12	—	—	3.0	—	—	—	—	
		じゃがいもでん粉	2	7	—	—	1.6	—	—	—	—	
	マセドアンサラダ	じゃがいも	20	12	0.3	—	1.7	—	4	0.1	—	マセドアンサラダ
		ボンレスハム	20	23	3.2	0.7	1.0	—	—	0.1	0.6	①じゃがいも，にんじんは皮をむき，1cmの角切りにし，ゆでる。
		プロセスチーズ	20	63	4.3	4.9	0.5	52	—	0.1	0.6	
		きゅうり	20	3	0.1	—	0.4	6	5	0.1	—	②ボンレスハム，チーズ，きゅうりは1cmに切る。
		にんじん	10	3	0.1	—	0.6	69	2	—	—	
		レタス	15	2	0.1	—	0.3	3	11	—	—	③食塩，マヨネーズとレモン汁で和え，レタスを敷いた器に盛り付け，みじんパセリを上から散らす。
		食塩	0.2	—	—	—	—	—	—	—	0.2	
		マヨネーズ	5	33	0.1	3.6	0.4	1	—	—	0.1	
		レモン汁／パセリ	1/1	—/—	—/—	—/—	—/—	—/6	—/2	—/0.1	—/—	
	すまし汁	わかめ（干）	1	2	0.1	—	0.1	7	4	—	0.2	
		板ふ	2	7	0.5	0.1	1.1	—	—	0.1	—	
		かいわれだいこん	5	1	0.1	—	0.1	8	5	—	—	
		かつお・こんぶだし	150	3	0.3	—	0.6	—	2	—	0.2	
		食塩／薄口しょうゆ	1/1	—/1	—/—	—/—	—/0.1	—/—	—/—	—/—	1.0/0.2	
	果実	なし	80	30	0.2	0.1	7.2	—	5	—	—	
		小　計	628.4	678	27.9	20.9	91.8	265	81	3.2	3.5	
	合　計		2,263.9	2,351	85.3	70.7	333.3	1,047	468	14.1	9.6	
	エネルギー産生栄養素バランス（%E）				14.5	27.1	56.7					

3．授乳の支援に関する基本的考え方

　授乳支援にあたっては，母乳や育児用ミルクといった乳汁の種類にかかわらず，母子の健康の維持とともに，健やかな母子・親子関係の形成をうながし，育児に自信をもたせることを基本とする。

　授乳は，赤ちゃんが「飲みたいと要求」し，その「要求に応じて与える」という両者のかかわりが促進されることによって，安定して進行していく。多くの親にとっては，初めての授乳，初

めての育児といったようにすべてが初めての体験であり，それらに関する情報を得ていたとしても，すぐに思うように対応できるものではない。赤ちゃんとかかわりながら，さまざまな方法を繰り返し試しつつ，少しずつ慣れていくことで，安心して対応できるようになる。そうした過程で生じてくる不安やトラブルに対して，適切な支援があれば，対応方法を理解し実践することができ，少しずつ自信がもてるようになってくる。

　特に，自分の子どもが生まれるまでに小さな子どもを抱いたり遊ばせたりする経験がない，身近に世間話や赤ちゃんの話をしたりする人がいない親の割合が増加する現状にあっては，育児支援の観点から，授乳の進行を適切に支援していくことは，母子・親子の健やかな関係づくりに極めて重要な役割を果たす。

1）母乳（育児）の利点

母乳（育児）の利点として次のことがあげられる。

① 乳児に最適な成分組成で少ない代謝負担
② 感染症の発症および重症度の低下
③ 小児期の肥満のうち2型糖尿病の発症リスクの低下
④ 出産後の母体の回復の促進
⑤ 母子関係の良好な形成

2）授乳等の支援のポイント

　授乳等の支援のポイントは，母乳や育児用ミルクといった乳汁の種類にかかわらず，授乳を通して，健やかな子どもを育てるという「育児」支援を進めることをねらいとしている（巻末付表，p.232参照）。育児で必要となるのが，赤ちゃんを観察してその要求に対応していく力である。授乳についても，母親や父親，家族が安心して赤ちゃんに対応できるように，妊娠期から出産，退院後まで継続した支援が必要となる。

●文　献●
・厚生労働省：令和元年国民健康・栄養調査報告，2020
・伊藤貞嘉，佐々木敏（監修）：厚生労働省「日本人の食事摂取基準（2020年版）」策定検討会報告書：日本人の食事摂取基準（2020年版），第一出版，2020

第5章

新生児期・乳児期の栄養

　生後4週間を新生児期，その後満1年までを乳児期とよぶ。乳児期は，生涯で最も成長発育する時期で，その時期に誤った栄養補給を行うと生涯に悪影響を及ぼすこともあるため，発育・発達に応じた栄養の補給を行うことが大切である。

　乳児は，母親から授乳され，哺乳していくが，このときの満足感を通して，母子関係や情緒が形成されていく。

　また，母乳や，育児用ミルクを飲んだり，離乳食を食べたりする中で，味覚や，視覚，嗅覚，触覚などの刺激により大脳の発達が刺激されるといわれている。育児をする中で抱く，語りかけるなど，さまざまなふれあいの中で，精神の発達がうながされていく。このため保護者が授乳・離乳食を通して愛情をもって接することが重要である。

　この時期の指針としては，2019（令和元）年に厚生労働省が改定版を出している「授乳・離乳の支援ガイド」がある。

1. 新生児期・乳児期の生理的特性

（1）新生児期・乳児期の生理

1）呼吸器系・循環器系の適応

　① **呼吸器系の適応生理**　　肺は，胎児期より出生までに気管支，肺胞の解剖学的発達がみられるが，子宮内では羊水中にあり呼吸器系は肺水で満たされ呼吸は抑制されている。出生と同時に顔面が空気に接し，分娩時の子宮収縮などによる臍帯血流の減少がトリガーとなり，第一呼吸が開始される。呼吸により空気が肺胞腔に流入すると，肺胞表面の肺サーファクタントが薄い層を形成し表面張力が低下し肺胞が開き空気の流入を容易にする。肺水は，吸気圧で肺間質から肺毛細管やリンパ管に吸収される。生後の呼吸運動は，炭酸ガス，酸素分圧，水素イオン濃度などの変化に胎児期に無反応であった呼吸中枢が反応し，口腔，気道系の各種受容体とともに呼吸持続運動の調節が行われる。

　② **循環器系の適応生理**　　胎内では，胎盤の臍帯静脈（酸素分圧28mmHg）が胎児循環系により全身を巡り，脳や各臓器の発達に必要な酸素，栄養素が供給される。出生により呼吸を開始することにより，胎内の低酸素環境から約8倍の空気中酸素濃度の環境に適応することになる。第一呼吸開始で，高濃度の酸素は急激に肺静脈の血液を酸素化し，左心房から左心室，脳への血

液の酸素を上昇させ，呼吸運動の抑制が完全に解除され，全身の血液も酸素化される。

2）体水分量と生理的体重減少

総体内水分量は，出生時78％を占めているが，生後数か月で急速に減少し，1歳でほぼ成人レベルの55〜60％になる。新生児は，出生後3〜4日の間に出生時体重の5％程度の減少がみられ，これを生理的体重減少という。生後の乳汁摂取量に比して胎便や尿の排出，肺・皮膚の不感蒸泄による水分損失が大きいために起こるが，生後1〜2週で出生時体重に戻る。低出生体重児では，生理的体重減少の程度が大きい。

3）腎機能の未熟性

腎臓は胎内から機能し羊水中に排尿をしているが，腎機能は乳児期まで未熟である。新生児期は，特に尿細管機能の未熟性があり，近位尿細管での再吸収，異物の排泄能，遠位尿細管でのナトリウムや水の再吸収能，カリウムの分泌能が未熟であり，成人レベルになるのは3か月以降である。細胞外水分出納が多いため，摂取量の制限で容易に脱水症を起こし，水負荷での濃縮力が低く水の貯留をきたしやすい。新生児，乳児は随意的な排尿調節ができないので，排尿回数は15〜20回と多く，尿量は新生児20〜200 mL，乳児200〜600 mLである。

4）体温調節の未熟性

新生児は，深部体温で保温された羊水中から出生により空気中にさらされ，体表面からの熱喪失（60％）と不感蒸泄（25％）により体熱を奪われ低体温に陥りやすい。特に新生児期は体重当たりの体表面積が大きく，低出生体重児ではより熱喪失が大きくなる傾向がある。さらに新生児期は体温調節の未熟性があり，低体温症を容易に発症するため環境温度の調節は重要である。

（2）新生児期・乳児期の発育

新生児期から乳児期は発育が最も盛んな時期であり，1歳までに体重は出生時体重3 kgの3倍，身長は約50 cmから1.5倍，胸囲は32 cmから1.4倍に増加する。新生児の脳重量は体重の15％を占め，成人の2％に比して脳の体重に占める割合が大きい。乳児期の運動機能の発達は著しく，生後3か月で頸座，5か月より寝返り，7か月でお座り，9か月でつかまり立ち，12か月で歩行が可能となる。

1）摂食・消化管機能の発達

新生児は生後より乳汁を吸飲する能力があり，反射運動（原始反射）により，乳首の索乳（唇に触れるとその方向を探る），捕捉（くわえる），吸綴（吸う），嚥下を行っている。生後3〜4か月から，自律的に自分の意思で哺乳し，哺乳量も調節できるようになる（自律哺乳）。乳児期は，乳汁の吸引から離乳食の摂食，咀嚼へと摂食機能が発達する時期であり，食形態の変化とともに生歯，口腔機能，消化管の機能，栄養素の消化吸収機能も発達する。消化管機能の発達には腸内細菌叢の発達が重要であり，ビフィズス菌は生後数日で著明に増加し，乳幼児期を通じて優位な菌として腸管免疫の発達にも役立っている。

2．新生児期・乳児期の栄養管理

　この時期は，人生の中で最も身体的，生理的，精神的発達が活発な時期であり，体重当たりの栄養量も成人より多く必要とする。適正な発育・発育をうながすためには，毎日の過不足のない栄養量の提供が必要である。栄養摂取については，乳汁だけを摂取する「乳汁栄養」から，通過点として「離乳期栄養」を経て，一般の食事へと移行していく。

表5-1　乳児の主な食事摂取基準

エネルギーおよび栄養素		0～5（月）		6～8（月）		9～11（月）	
		男児	女児	男児	女児	男児	女児
エネルギー（kcal/日）	EER	550	500	650	600	700	650
たんぱく質（g/日）	AI	10	10	15	15	25	25
脂肪エネルギー比率（%E）	AI	50	50	40	40	40	40
炭水化物エネルギー比率（%E）	−	−	−	−	−	−	−
ビタミンA（μgRAE/日）	AI	300	300	400	400	400	400
	UL	600	600	600	600	600	600
ビタミンD（μg/日）	AI	5.0	5.0	5.0	5.0	5.0	5.0
	UL	25	25	25	25	25	25
ビタミンB$_1$（mg/日）	AI	0.1	0.1	0.2	0.2	0.2	0.2
ビタミンB$_2$（mg/日）	AI	0.3	0.3	0.4	0.4	0.4	0.4
ビタミンC（mg/日）	AI	40	40	40	40	40	40
葉酸（μg/日）	AI	40	40	60	60	60	60
カリウム（mg/日）	AI	400	400	700	700	700	700
カルシウム（mg/日）	AI	200	200	250	250	250	250
鉄（mg/日）	AI	0.5	0.5	−	−	−	−
	EAR	−	−	3.5	3.5	3.5	3.5
	RDA	−	−	5.0	4.5	5.0	4.5
亜鉛（mg/日）	AI	2	2	3	3	3	3
食物繊維（g/日）	−	−	−	−	−	−	−
食塩相当量（g/日）	AI	0.3	0.3	1.5	1.5	1.5	1.5

注）EER：推定エネルギー必要量，AI：目安量，UL：耐容上限量，EAR：推定平均必要量，RDA：推奨量
（厚生労働省：日本人の食事摂取基準（2020年版））

（1）乳汁栄養

　授乳とは，乳汁（母乳または育児用ミルク）を子どもに与えることをいう。子どもに栄養素等を与えるのみならず，母子の絆を深め，子どもの心身の健やかな成長・発達を促す上でたいへん重要である。乳児は，出生後に「口から初めての乳汁摂取」を行うことになるが，新生児期～乳児期前半は，身体諸機能は発達の途上であり，消化・吸収機能もまだ不十分である。そのため，この時期は，排泄等の機能に負担をかけずに栄養素等を摂ることのできる乳汁栄養で育つ。

　母乳や育児用ミルクにかかわらず，母子の健康の維持とともに，健やかな母子関係の形成を促し，育児に自信をもたせることを基本とする。子どもの成長とともに授乳の間隔や回数，量が安

定し，授乳のリズムが確立するのは，生後6〜8週以降といわれているが，個人差があるので，母子の状態を把握しながらあせらず授乳のリズムを確立できるよう支援する。

1）母 乳 栄 養

分娩後4〜5日の母乳を初乳という。初乳から移行乳を経て出生後10日頃には成乳（成熟乳）になる。初乳は黄色味を帯び，感染防御因子（ラクトアルブミン，ラクトグロブリン）を高濃度に含んでおり，感染抵抗性を高めている。成乳は，淡黄白色で甘みがあり，ほのかな芳香が感じられる。母乳には，生後5か月までの発育に必要とされる栄養素が含まれており，消化吸収の点で優れており，乳児にとって最も優れた栄養方法である。

母乳栄養は，母親と直接接触することにより提供されるため，母子間に心理的満足感や親近感があり情緒の安定感が得られる場合が多い。また，母親の免疫細胞により抵抗力がつき，アレルギーの発症予防が可能であり，母乳を吸啜するためにあごの発達が促される，母親からの直接の授乳のため簡便で衛生的・経済的などの長所がある。短所としては，授乳者は自分の食生活に留意することが必要であり，母乳の量によっては乳児の体重増加不良がある。また，母乳感染するウイルスの保菌者（成人T細胞白血病，後天性免疫不全症候群）は授乳ができないことなどがある。

① 授乳の実際

以下が基本となるが，母親の母乳育児への意欲や乳房の状態など，個別の対応をしていく。母乳不足等の不安がある場合は，乳児の体重，授乳状況等を把握しながら，母親の不安を受け止め，自身をもって母乳を与えることができるよう支援する。

・**授乳の開始**：出産後はできるだけ早く，母子がふれあって母乳を飲めるようにする。

・**新生児期**：不規則で1回の授乳量も少ない。授乳時間や感覚にこだわらなくてよい。

・**乳児期**：1〜2か月児…3〜4時間おき，1日6〜7回

　　　　　　2か月児以降…4時間おき，1日5〜6回

② 授乳方法　　母親が手をよく洗い，衛生的にした上で，清潔なタオルやガーゼを湯で湿らせ，乳頭，乳房を拭いた後与える。

2）人 工 栄 養

母乳育児を望んでいても，医学的な理由等により十分な母乳が出ずに人工栄養を利用する場合もある。栄養方法にかかわらず，授乳を通した健やかな親子関係づくりが進むよう支援を行う。人工栄養には，調製粉乳，全粉乳，脱脂粉乳，牛乳などがあるが，主として調製粉乳を用いる。

① 調製粉乳　　調製粉乳とは，「生乳，牛乳もしくは特別牛乳またはこれらを原料として製造した食品を加工し，または主要原料とし，これに乳幼児に必要な栄養素を加え粉末性状にしたものをいう」と定められている（厚生労働省「乳等省令」）。

・**育児用調製粉乳**：調製粉乳は，栄養成分や消化吸収を母乳にできる限り近づけるよう製造されたものである。母乳の栄養成分に近づけるため，たんぱく質を減量し，リノール酸を中心とする多価不飽和脂肪酸の比率を調整し，乳糖，ラクチュロース，オリゴ糖を添加している。さらに，ミネラルを減量し，腎機能の未熟な乳児に負担がかからないように調整している。

・**特殊用途粉乳**：乳糖不耐症や牛乳アレルギー児等，育児用調製粉乳が飲用できない乳児に

は，医師の診断のもと，牛乳アレルギー用粉乳，腎臓・心臓障害および腎性尿崩症児対応に
用いられる低ナトリウム乳，先天性代謝異常症（フェニルケトン尿症，メープルシロップ尿症，
ガラクトース血症，ホモシスチン尿症）などの治療乳等で対応することが必要である。

3）混合栄養

母乳と育児用ミルクを合わせて与えることをいう。混合栄養を取り入れる要因としては，母乳
分泌不足，母親の健康上の要因，疲労等があげられる。人工栄養同様に，授乳を通した健やかな
親子関係づくりを図る。少量の母乳でも母乳育児が続けられるよう育児用ミルクの有効利用を考
え，母親の思いを傾聴し，母乳分泌のリズムや子どもの授乳量等に合わせた支援を行う。

4）フォローアップミルク

生後6～9か月頃までは調製粉乳を用いるが，乳児期後半から3歳頃までの間に使用すること
を目的とした粉乳で，離乳期以降不足しがちなたんぱく質，ミネラル，ビタミンを多く配合して
いる。離乳食等で必要な栄養成分を給与できる場合は，必ずしも用いなくてもよい。

表5-2　母乳・調製粉乳・フォローアップミルク・牛乳の栄養成分比較（100 g当たり）

項　目	母　乳[*1]	調製粉乳[*2]	フォローアップミルク（A社）	牛　乳[*3]
調乳濃度（%）	–	13	14	–
エネルギー（kcal）	61	66	67	61
たんぱく質（g）	1.1	1.6	2.0	3.3
脂質（g）	3.5	3.5	2.8	3.8
炭水化物（g）	7.3	7.5	8.3	5.3
ビタミンA（μgRAE）	46	73	50	38
ビタミンB$_1$（mg）	0.01	0.05	0.10	0.04
ビタミンB$_2$（mg）	0.03	0.09	0.11	0.15
ビタミンC（mg）	5	7	7	1
ビタミンD（μg）	0.3	1.2	0.7	0.3
カルシウム（mg）	27	48	91	110
リン（mg）	14	29	50	93
ナトリウム（mg）	15	18	28	41
カリウム（mg）	48	65	95	150
鉄（mg）	0.04	0.8	1.3	0.02

＊1～3：文部科学省科学技術・学術審議会資源調査分科会：日本食品標準成分表2020年版（八訂）より
＊2：育児用栄養強化品

5）調乳用具の種類と消毒

哺乳瓶，乳首，瓶ブラシ，乳首入れ，すり切り棒，ポット等，完全に消毒したものを用いる。

① **煮沸法**　　まず，専用の手洗い用シンクを用い，手を石けんと清浄な水で十分に洗う。

　1．洗浄
　　・哺乳および調乳器具（コップ，哺乳瓶，乳首およびスプーンなど）は，清潔なブラシを使用
　　　し，熱い石けん水中で十分に洗う。

・哺乳および調乳器具を洗浄した後は，安全な水で十分にすすぐ。

２．滅菌

１）市販の滅菌器を使用：メーカーの取扱いの説明書に従って行う。

２）煮沸消毒：大型の容器（鍋）に洗浄した調乳器具を入れて，完全に水中に浸すように水を入れる。容器にふたをして乳首は3分，その他の容器は10分，沸騰させる。調乳器具を取り出す時には，滅菌したピンセットやトングを使用することが望ましい。

②　**薬物消毒**　　哺乳瓶は洗剤を用いてブラシで内外を洗浄し，流水でよくすすいだ後，次亜塩素酸ナトリウムを主成分とした消毒液を規定通りに希釈して1時間以上浸漬して消毒する。

6）調 乳 方 法

①　**無菌操作法の調乳手順（WHO/FAOのガイドラインより抜粋）**

１．粉ミルクを調乳する場所を清掃・消毒する。

２．石けんと水で手を洗い，清潔なふきんまたは使い捨てふきんで水を拭き取る。

３．飲料水を沸かす。電気ポットを使う場合は，スイッチが切れるまで待つ。
　なべを使う場合は，ぐらぐらと沸騰していることを確認する。

４．粉ミルクの容器に書かれている説明文を読み，必要な水の量と粉の量を確かめる。加える粉ミルクの量は説明文より多くでも少なくてもいけない。

５．やけどに注意しながら，洗浄・殺菌した哺乳瓶に正確な量の沸かした湯を注ぐ。湯は70℃以上に保ち，沸かしてから30分以上放置しないようにする。

６．正確な量の粉ミルクを哺乳瓶の中の湯に加える。

７．やけどしないよう，清潔なふきんなどを使って哺乳瓶を持ち，中身が完全に混ざるよう，哺乳瓶をゆっくり振る，または回転させる。

８．混ざったら，直ちに流水をあてるか，冷水または氷水の入った容器に入れ，授乳できる温度まで冷ます。このとき中身を汚染しないよう，冷却水は哺乳瓶のキャップより下に当てるようにする。

９．哺乳瓶の外側についた水を，清潔なふきん，または使い捨てのふきんで拭き取る。

10．腕の内側に少量のミルクを垂らして，授乳に適した温度になっているか確認する。

11．ミルクを与える。

12．授乳2時間以内に使用しなかったミルクは捨てる。

②　**終末殺菌法の調乳手順**　　病院などの給食施設においては，個人毎に調乳することは不可能なので，1日分をまとめて調乳し，滅菌した哺乳瓶に1回量を注入し，殺菌装置または湯煎で殺菌する。その後，急速冷却を行い，冷蔵庫（5℃）で保存する。個々の授乳時間にあわせて再加熱して提供する。

（2）離乳期栄養

厚生労働省「授乳・離乳の支援ガイド」（2019年改定版）より，以下に要点を示す。

1）離乳の定義

離乳とは，成長に伴い，母乳または育児用ミルク等の乳汁だけでは不足してくるエネルギーや

栄養素を補完するために，乳汁から幼児食に移行する過程をいい，そのときに与えられる食事を
離乳食という。

２）離乳の必要性

乳汁栄養で育つ間に子どもの摂食機能は，乳汁を吸うことから，食物をかみつぶして飲み込む
ことへと発達する。摂食行動は次第に自立へと向かうため，離乳が必要となる。摂取する食品の
量や種類は徐々に増え，献立や調理の形態も変化していく。

３）離乳食の進め方

子どもの発育・発達の状況に応じて食品の量や種類および形態を調整しながら，離乳を進めて
いく。この時期は，食べる経験を通じて摂食機能を獲得し，子どもは成長していく。食べる意欲
を育み，食べる楽しさを体験していくことも離乳食の目標である。食べる楽しみの経験として
は，いろいろな食品の味や舌ざわりを楽しむ，手づかみにより自分で食べることを楽しむといっ
たことだけでなく，家族等が食卓を囲むことを通じて食の楽しさやコミュニケーションを図る，
思いやりの心を育むといった食育の観点も含めて進めていくことが重要である。また，食事を規
則的にとることは生活リズムを整えることにもつながっていく。

① **離乳の開始**　　離乳の開始とは，なめらかにすりつぶした状態の食物を初めて与えたとき
をいう。首のすわりがしっかりして寝返りができる，５秒以上一人で座れる，スプーンなどを口
に入れても舌で押し出すことが少なくなる（哺乳反射の減弱），食べ物に興味を示すことなどが，
離乳開始時期の目安となる。通常は生後５〜６か月頃が適当な時期となる。ただし，子どもの発
育発達には個人差があるので，月齢はあくまでも目安であり，子どもの様子をよく観察しなが
ら，親が子どもの「食べたがっているサイン」に気がつくように進められる支援が重要である。

② **離乳初期（５〜６か月頃）**　　離乳食を飲み込むこと，その舌ざわりや味に慣れることが主
目的となる。離乳食は１日１回与える。母乳または育児用ミルクは，それまでに確立した授乳の
リズムに沿って子どもの欲するままに与える。この時期の乳児は，口唇を閉じて，捕食や嚥下が
できるようになり，口に入ったものを舌で前から後ろへ送り込むことができるようになる。

③ **離乳中期（７〜８か月頃）**　　７〜８か月頃からは舌でつぶせる固さのものを与える。離乳
食は１日２回にして生活リズムを確立していく。母乳または育児用ミルクは離乳食の後に与え，
このほかに母乳は授乳のリズムに沿って子どもの欲するままに，ミルクは１日３回程度与える。

④ **離乳後期（９〜11か月頃）**　　歯ぐきでつぶせる固さのものを与える。離乳食は１日３回
にし，食欲に応じて離乳食の量を増やす。離乳食の後に母乳または育児用ミルクを与える。この
ほかに母乳は授乳のリズムに沿って子どもの欲するままに，育児用ミルクは１日２回程度与え
る。

⑤ **離乳の完了（12〜18か月頃）**　　離乳の完了とは，形のある食物をかみつぶすことができ
るようになり，エネルギーや栄養素の大部分が母乳または育児用ミルク以外の食物から摂取でき
るようになった状態をいう。食事は１日３回となり，加えて１日１〜２回の補食を必要に応じて
与える。母乳または育児用ミルクは，子どもの離乳の進行や完了の状況に応じて与え，無理にや
める必要はない。母乳または育児用ミルクを飲まなくなったことが離乳の完了ではない。

4）離乳食の進め方の目安（図5-2参照）

① **食べ方の目安**　　離乳の進行に応じて，食品の種類および量は増やしていく。

ａ．離乳食は，粥<ruby>（米）<rt>かゆ</rt></ruby>から始める。初めての食品を与えるときには離乳食用のスプーンで1さじずつ与え，子どもの様子をみながら量を増やしていく。慣れてきたらじゃがいもやにんじんなどの野菜，果物，さらに慣れたら豆腐や白身魚，固ゆでした卵黄など，種類を増やしていく。

ｂ．離乳が進むにつれ，魚は白身魚から赤身魚，青皮魚へ，卵は卵黄から全卵へと進めていく。食べやすく調理した脂肪の少ない肉類，豆類，各種野菜，海藻と種類を増やしていく。脂肪の多い肉類は少し遅らせる。野菜類には緑黄色野菜も用いる。ヨーグルト，塩分や脂肪の少ないチーズも用いてよい。牛乳を飲用として与えるのは，鉄欠乏性貧血予防の観点から，1歳を過ぎてからが望ましい。

ｃ．離乳食に慣れ，1日2回食に進む頃には，穀類（主食），野菜（副菜）・果物，たんぱく質性食品（主菜）を組み合わせた食事とする。また，家族の食事から調味する前のものを取り分けたり，薄味のものを適宜取り入れたりして，食品の種類や調理方法が多様となるような食事内容とする。

ｄ．母乳育児の場合，6か月の時点で，ヘモグロビン濃度が低く，鉄欠乏を生じやすいとの報告がある。また，ビタミンD欠乏の指摘もあることから，母乳育児を行っている場合は，適切な時期に離乳を開始し，鉄やビタミンDの供給源となる食品を積極的に摂取するなど，離乳の進行を踏まえてそれらの食品を意識的に取り入れることが重要である。

ｅ．フォローアップミルクは母乳の代替ではなく，離乳が順調に進んでいる場合は摂取する必要はない。離乳が順調に進まず鉄欠乏のリスクが高い場合や，適切な体重増加がみられない場合には，医師に相談した上で，必要に応じてフォローアップミルクを活用することなどを検討する。

② **調理形態・調理方法**　　離乳の進行に応じて，食べやすく調理したものを与える。子どもは細菌などへの抵抗力が弱いので，調理を行う際には衛生面に十分に配慮する。

ａ．食品は，子どもが口の中で押しつぶせるように十分な固さになるよう加熱調理をする。初めは「つぶしがゆ」とし，慣れてきたら粗つぶし，つぶさないままへと進め，軟飯へと移行する。

ｂ．野菜類やたんぱく質性食品などは，初めはなめらかに調理し，次第に粗くしていく。離乳中期頃になると，つぶした食べ物をひとまとめにする動きを覚え始めるので，飲み込みやすいようにとろみをつける工夫も必要になる。

ｃ．調味について，離乳の開始時期は，調味料は必要ない。離乳の進行に応じて，食塩，砂糖など調味料を使用する場合は，それぞれの食品のもつ味を生かしながら，薄味でおいしく調理する。油脂類も少量の使用とする。

③ **粥の作り方**

・米からの場合

1．厚手の鍋に洗った米と分量の水を加え，30分〜60分おいて十分吸水させる。

2．火にかけ，最初は強火で，煮立ったら弱火にして，40分〜60分程度煮る。

３．火を止め，ふたをしっかりして15分程度蒸らす。

※煮立ったらかき混ぜないこと

・ご飯からの場合

１．厚手の鍋にご飯と分量の水を加えよくほぐす。

２．火にかけ，最初は強火で，煮立ったら弱火にして，10倍粥は30分，その他は約15分煮る（吹きこぼれないよう注意する）。

３．火を止め，ふたをしっかりして10分程度蒸らす。

④　**湯冷まし**　　湯冷ましは，飲料水を５分以上煮沸させ，30～40℃まで冷却したものである。雑菌が入らないように気をつけて保管する。発汗作用の多い時などに与える場合がある。

表５-３　ご飯・粥の水加減

種　類	米 (カップ)	加水量 (カップ)	出来上がり容量		出来上がり重量		炊き上がり100g 当たりエネルギー
			(カップ)	倍　率	(g)	倍　率	(kcal)
精白米のご飯	1	1 1/10	3 1/4	3.25	357～374	2.2～2.3	168
胚芽精米のご飯	1	1 1/5	3 2/5	3.4	374～391	2.2～2.3	167
20％粥（全　粥）	1	5	4	4	850	5	71
15％粥（七分粥）	1	7	5 3/5	5.6	1,190	7	51
10％粥（五分粥）	1	10	8	8	1,700	10	36
５％粥（三分粥）	1	20	10	10	3,400	20	18

注）　１．米１カップ（200 mL）＝170 gに対して，鍋で炊く場合。炊き上がり飯１カップ（200 mL）＝110 gとして。
　　　２．精白米は洗米し，分量の水を加える。浸水時間は30分以上。
　　　３．胚芽精米は洗米しない。浸水時間は40分以上。
　　　４．加水量は洗米による吸水量も含む。
　　　５．粥は火にかけて沸騰させた後，弱火で約１時間炊く。

（香川芳子監修：七訂食品成分表2016資料編，女子栄養大学出版部，p.96，2016）

5）成長の目安

　食事の量の評価は，成長の経過で評価する。具体的には，成長曲線のグラフに，体重や身長を記入して，成長曲線のカーブに沿っているかどうかを確認する。からだの大きさや発育には個人差があり，一人ひとり特有のパターンを描きながら大きくなっていく。身長や体重を記入して，その変化をみることによって成長の経過を確認することができる。体重増加がみられず，成長曲線から外れていく場合や，成長曲線から大きく外れるような急速な体重増加がみられる場合は，医師に相談してその後の変化を観察しながら適切に対応する。

6）ベビーフード

　離乳食は手作りが好ましいが，ベビーフード等の加工食品を上手に使用することにより，離乳食を作ることに対する親の負担が少しでも軽減するのであれば，それも一つの方法である。

　ベビーフードはFAO/WHOのコーデックス食品規格委員会規格および日本ベビーフード協会の自主規制に基づいて製造されているため，着色料や保存料などの添加物の使用はなく，衛生・安全性を考慮して製造されている。またナトリウム含有量の制限や栄養摂取しにくい鉄分が多い

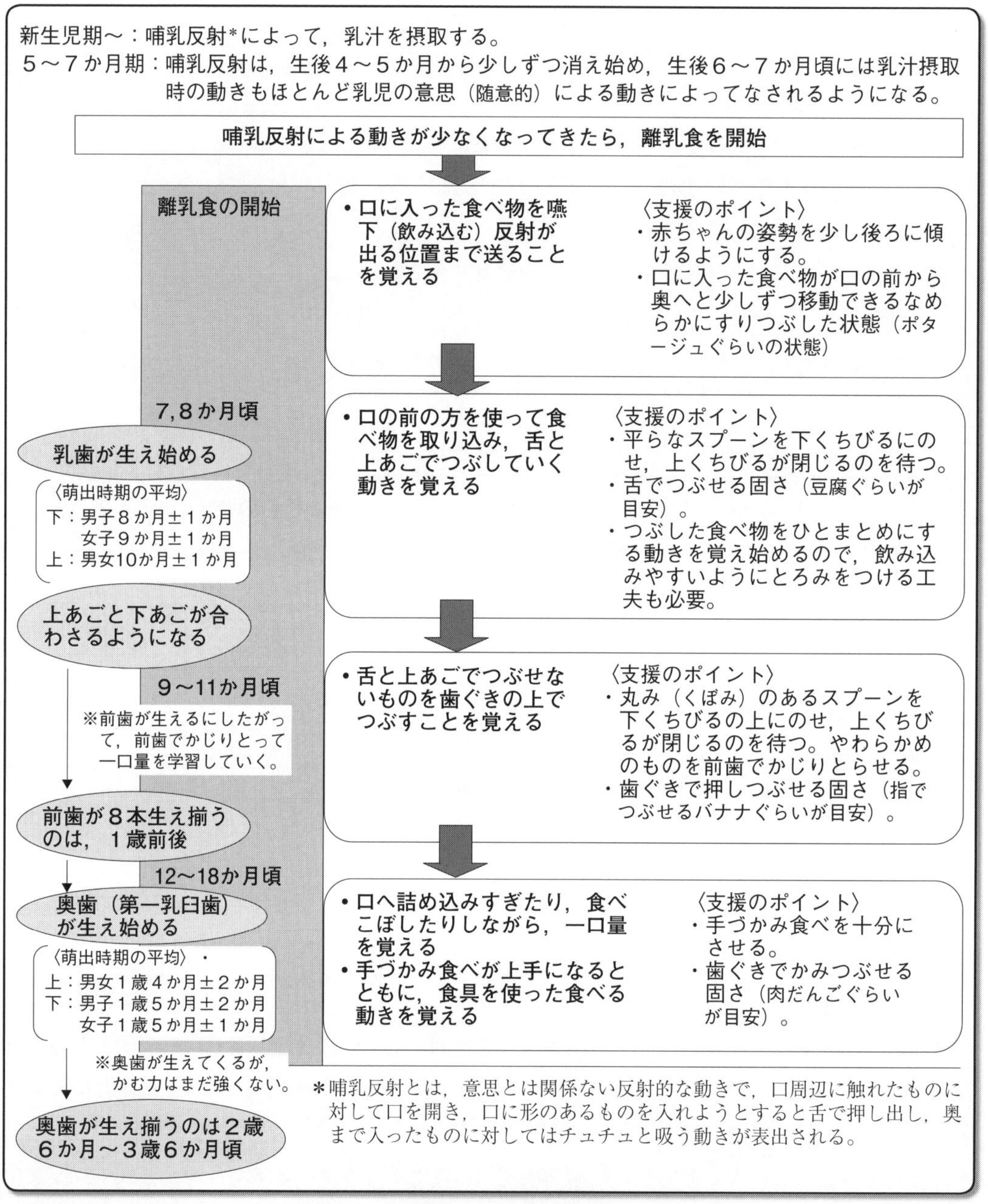

新生児期～：哺乳反射*によって，乳汁を摂取する。

5～7か月期：哺乳反射は，生後4～5か月から少しずつ消え始め，生後6～7か月頃には乳汁摂取時の動きもほとんど乳児の意思（随意的）による動きによってなされるようになる。

> 哺乳反射による動きが少なくなってきたら，離乳食を開始

離乳食の開始

- 口に入った食べ物を嚥下（飲み込む）反射が出る位置まで送ることを覚える

〈支援のポイント〉
- 赤ちゃんの姿勢を少し後ろに傾けるようにする。
- 口に入った食べ物が口の前から奥へと少しずつ移動できるなめらかにすりつぶした状態（ポタージュぐらいの状態）

7,8か月頃

乳歯が生え始める

〈萌出時期の平均〉
下：男子8か月±1か月
　　女子9か月±1か月
上：男女10か月±1か月

上あごと下あごが合わさるようになる

- 口の前の方を使って食べ物を取り込み，舌と上あごでつぶしていく動きを覚える

〈支援のポイント〉
- 平らなスプーンを下くちびるにのせ，上くちびるが閉じるのを待つ。
- 舌でつぶせる固さ（豆腐ぐらいが目安）。
- つぶした食べ物をひとまとめにする動きを覚え始めるので，飲み込みやすいようにとろみをつける工夫も必要。

9～11か月頃

※前歯が生えるにしたがって，前歯でかじりとって一口量を学習していく。

前歯が8本生え揃うのは，1歳前後

- 舌と上あごでつぶせないものを歯ぐきの上でつぶすことを覚える

〈支援のポイント〉
- 丸み（くぼみ）のあるスプーンを下くちびるの上にのせ，上くちびるが閉じるのを待つ。やわらかめのものを前歯でかじりとらせる。
- 歯ぐきで押しつぶせる固さ（指でつぶせるバナナぐらいが目安）。

12～18か月頃

奥歯（第一乳臼歯）が生え始める

〈萌出時期の平均〉
上：男女1歳4か月±2か月
下：男子1歳5か月±2か月
　　女子1歳5か月±1か月

※奥歯が生えてくるが，かむ力はまだ強くない。

奥歯が生え揃うのは2歳6か月～3歳6か月頃

- 口へ詰め込みすぎたり，食べこぼしたりしながら，一口量を覚える
- 手づかみ食べが上手になるとともに，食具を使った食べる動きを覚える

〈支援のポイント〉
- 手づかみ食べを十分にさせる。
- 歯ぐきでかみつぶせる固さ（肉だんごぐらいが目安）。

*哺乳反射とは，意思とは関係ない反射的な動きで，口周辺に触れたものに対して口を開き，口に形のあるものを入れようとすると舌で押し出し，奥まで入ったものに対してはチュチュと吸う動きが表出される。

図5-1　咀嚼機能の発達の目安について

（参考文献：向井美惠（編著）：乳幼児の摂食指導，医歯薬出版，2000,
　　　　　日本小児歯科学会：日本人小児における乳歯・永久歯の萌出時期に関する調査研究，小児歯科学雑誌,
　　　　　　　　　　　　　　　　　　　　　　　　　　　　26（1），1-18，1988）
（厚生労働省：授乳・離乳の支援ガイド，2007）

	離乳の開始　⟶　離乳の完了			
	以下に示す事項は，あくまでも目安であり，子どもの食欲や成長・発達の状況に応じて調整する。			
	離乳初期 生後5〜6か月ごろ	離乳中期 生後7〜8か月ごろ	離乳後期 生後9〜11か月ごろ	離乳完了期 生後12〜18か月ごろ
食べ方の目安	○子どもの様子をみながら，1日1回1さじずつ始める。 ○母乳や育児用ミルクは飲みたいだけ与える。	○1日2回食で食事のリズムをつけていく。 ○いろいろな味や舌ざわりを楽しめるように食品の種類を増やしていく。	○食事リズムを大切に，1日3回食に進めていく。 ○共食を通じて食の楽しい体験を積み重ねる。	○1日3回の食事リズムを大切に，生活リズムを整える。 ○手づかみ食べにより，自分で食べる楽しみを増やす。
調理形態	なめらかにすりつぶした状態	舌でつぶせる固さ	歯ぐきでつぶせる固さ	歯ぐきで噛める固さ
1回当たりの目安量				
Ⅰ　穀類（g）	つぶしがゆから始める。 すりつぶした野菜等も試してみる。 慣れてきたら，つぶした豆腐・白身魚・卵黄等を試してみる。	全がゆ50〜80	全がゆ90〜軟飯80	軟飯90〜ご飯80
Ⅱ　野菜・果物（g）		20〜30	30〜40	40〜50
Ⅲ　魚（g）		10〜15	15	15〜20
または肉（g）		10〜15	15	15〜20
または豆腐（g）		30〜40	45	50〜55
または卵（個）		卵黄1〜全卵1/3	全卵1/2	全卵1/2〜2/3
または乳製品（g）		50〜70	80	100
歯の萌出の目安		乳歯が生え始める。	1歳前後で前歯が8本生えそろう。 離乳完了期の後半頃に奥歯（第一乳臼歯）が生え始める。	
摂食機能の目安	口を閉じて取り込みや飲み込みができるようになる。	舌と上あごでつぶしていくことができるようになる。	歯ぐきでつぶすことができるようになる。	歯を使うようになる。

＊衛生面に十分に配慮して食べやすく調理したものを与える

図5-2　離乳食の進め方の目安

（厚生労働省：授乳・離乳の支援ガイド，2019）

レバーペーストなど栄養にも配慮されて種類も豊富で，各月齢の子どもに適する多様な製品が市販されている。手軽に使用ができる反面，そればかりに頼ることの課題も指摘されていることから，ベビーフードを利用する際の留意点を踏まえ，適切な活用方法を周知することが重要である。

　ベビーフードの形態は，乾燥食品，瓶詰め，レトルト食品に分類される。

　①　**乾燥食品**　　フレーク状，顆粒，粉末などがある。利点は長期保存が可能で，濃度や分量を自由に調整できる。

　②　**瓶詰め，レトルト**　　調味され，水分を含んでいるので，簡単に食べることができる。

　離乳食は，ベビーフードのみに頼るのではなく，家庭の味と併用して用いることが望ましい。

（3）離乳食の献立例

〈5～6か月頃〉

	献立名	食品名	可食量 (g)	エネルギー (kcal)	たんぱく質 (g)	脂質 (g)	炭水化物 (g)	食塩相当量 (g)	調理方法
6時	乳汁	母乳（調製粉乳）	200 (26)	122	2.2	7.0	14.4	－	
10時	つぶし粥	精白米 水	10 120	34	0.6	0.1	7.8	－	**つぶし粥** ①洗った米に分量の水を加えて30～60分浸漬させた後，中火にかける。 ②沸騰したら弱火にして30～40分炊き，火を止めて10分ほど蒸らす。
	かぼちゃの煮つぶし	かぼちゃ かつお・こんぶだし	20 50	16 1	0.4 0.2	0.1 －	4.1 0.2	 0.1	**かぼちゃの煮つぶし** ①かぼちゃは皮を除き，小さく切り，だし汁でやわらかく煮てすりつぶす。 ②煮汁を適量加えてすりのばし（ポタージュ状），飲み込みやすいよう，とろとろにする。
	乳汁	母乳（調製粉乳）	100 (13)	61	1.1	3.5	7.2	－	
	果汁	みかん	60	29	0.4	0.1	7.2		果汁をしぼり，果汁と同量の湯冷ましを加える。
	小　計		360 (273)	141	2.7	3.8	26.4	0.1	
14時	乳汁	母乳（調製粉乳）	200 (26)	122	2.2	7.0	14.4	－	
18時	乳汁	母乳（調製粉乳）	200 (26)	122	2.2	7.0	14.4	－	
22時	乳汁	母乳（調製粉乳）	100 (13)	61	1.1	3.5	7.2	－	
合　計			1,060 (364)	568	10.4	28.2	76.8	0.1	

〈7～8か月頃〉

	献立名	食品名	可食量 (g)	エネルギー (kcal)	たんぱく質 (g)	脂質 (g)	炭水化物 (g)	食塩相当量 (g)	調理方法
6時	乳汁	母乳（調製粉乳）	200 (26)	122	2.2	7.0	14.4	－	
10時	パン粥	食パン 牛乳	15 50	37 31	1.3 1.7	0.6 1.9	7.0 2.4	0.2 0.1	**パン粥** ①食パンをちぎって水少々と牛乳を加え弱火で煮る。 ②やわらかくなったらふたをして蒸らす。
	みそスープ煮	にんじん かぶ かつお・こんぶだし 米みそ・甘みそ	15 20 60 1	5 4 1 2	0.1 0.1 0.2 0.1	－ － － －	1.4 0.9 0.2 0.4	 0.1 0.1	**みそスープ煮** ①にんじんとかぶはやわらかくゆで，5mm角に切る。 ②みそをだし汁で溶き，にんじんとかぶを加え煮る。
	青菜と豆腐のたき合わせ	ほうれんそう 絹ごし豆腐 濃口しょうゆ かつお・こんぶだし	15 15 1 20	3 8 1 －	0.3 0.8 0.1 0.1	0.1 0.5 － －	0.5 0.3 0.1 0.1	 0.1 	**青菜と豆腐のたき合わせ** ①ほうれんそうは葉先のやわらかい部分をゆで，3～4mm幅に切る。豆腐は5～7mmに切る。 ②①にだし汁としょうゆを加え煮る。
	乳汁	母乳（調製粉乳）	100 (13)	61	1.1	3.5	7.2	－	
	小　計		312 (225)	153	5.9	6.7	20.3	0.5	
14時	乳汁	母乳（調製粉乳）	150 (19.5)	92	1.7	5.3	10.8	－	
18時	全粥	精白米 水	15 75	51	0.9	0.1	11.6	－	**白身魚のクリーム煮** ①白身魚（まだい，まだらなど）は5mm角に切る。
	白身魚のクリーム煮	白身魚（たい） たまねぎ	10 10	16 3	2.1 0.1	0.9 －	－ 0.8	 	②たまねぎ，にんじん，じゃがいも

			可食量(g)	エネルギー(kcal)	たんぱく質(g)	脂質(g)	炭水化物(g)	食塩相当量(g)	
18時		にんじん	5	2	–	–	0.5	–	も5mm角に切る。 ③鶏がらだしに材料を加えやわらかく煮て牛乳を加え塩で調味し，コーンスターチでとろみをつける。
		じゃがいも	15	8	0.3	–	2.4	–	
		牛乳	30	18	1.0	1.1	1.4	–	
		鶏がらだし	20	1	0.2	0.1	–	–	
		食塩	0.2	–	–	–	–	0.2	
		コーンスターチ	1	4	–	–	0.9	–	りんごのコンポート ①りんごを薄く切り，水に砂糖を加えやわらかくなるまで煮る。 ②味がなじむまで20〜30分おく。
	りんごのコンポート	りんご	40	22	0.1	0.1	6.5	–	
		砂糖	1	4	–	–	1.0	–	
		水	50						
	乳汁	母乳（調製粉乳）	100 (13)	61	1.1	3.5	7.2	–	
	小　計		372.2(285.2)	191	5.8	6.0	32.3	0.3	
22時	乳汁	母乳（調製粉乳）	150 (19.5)	92	1.7	5.3	10.8	–	
	合　計		1,184.2(575.2)	649	17.1	30.1	88.7	0.8	

〈9〜11か月頃〉

	献立名	食品名	可食量(g)	エネルギー(kcal)	たんぱく質(g)	脂質(g)	炭水化物(g)	食塩相当量(g)	調理方法
6時	乳汁	母乳（調製粉乳）	100 (13)	61	1.1	3.5	7.2	–	
10時	フレンチトースト	食パン	30	74	2.7	1.2	13.9	0.4	フレンチトースト ①牛乳に溶き卵と砂糖を加える。 ②パンは適当な大きさに切り，①にパンを浸す。 ③フライパンにバターをあたため②のパンの両面を焼く。
		鶏卵	10	14	1.2	1.0	–	–	
		牛乳	40	24	1.3	1.5	1.9	–	
		砂糖	1	4	–	–	1.0	–	
		バター	2	14	–	1.6	–	–	
	豆腐のスープ	豆腐	20	15	1.4	1.0	0.3	–	豆腐のスープ ①豆腐は7〜8mmの角切り，ブロッコリーは豆腐と同じ大きさに切りゆでておく。 ②鶏がらだしに豆腐とブロッコリーを加えて加熱し，トマトケチャップと塩で調味する。
		ブロッコリー	15	6	0.8	0.1	1.0	–	
		鶏がらだし	70	5	0.6	0.3	–	0.1	
		食塩	0.1	–	–	–	–	0.1	
		トマトケチャップ	2	2	–	–	0.6	0.1	
	キャベツのヨーグルトサラダ	キャベツ	20	4	0.3	–	1.0	–	キャベツのヨーグルトサラダ ①キャベツは葉先を短めの千切りにし，軽くゆでる。 ②みかん缶詰は1粒を4〜5片に分ける。 ③キャベツとみかん缶詰を，ヨーグルトとみかん缶汁少々で和える。
		ヨーグルト	20	11	0.7	0.6	1.0	–	
		みかん缶詰	15	9	0.1	–	2.3	–	
		みかん缶汁	少々	–	–	–	–	–	
	乳汁	母乳（調製粉乳）	50 (6.5)	31	0.6	1.8	3.6	–	
	小　計		295.1(251.6)	213	9.7	9.1	26.6	0.7	
14時	みそ煮込みうどん	ゆでうどん	40	38	1.0	0.2	8.6	0.1	みそ煮込みうどん ①うどんは2〜3cm長さに切る。 ②ほうれんそうはゆでて5mm程度の長さに切る。 ③にんじんは小さめのいちょう切りにし，ゆでる。 ④鶏肉を5mm角に切る。 ⑤みそをだし汁で溶き，鶏肉を加え煮立ったら，うどんとにんじん，ほうれんそうを加える。
		鶏肉むね肉（皮なし）	15	17	3.7	0.3	–	–	
		ほうれんそう	10	2	0.2	–	0.3	–	
		にんじん	10	4	0.1	–	0.9	–	
		かつお・こんぶだし	100	2	0.3	–	0.3	0.1	
		米みそ	3	6	0.3	0.1	1.1	0.2	
	野菜の煮もの	じゃがいも	20	10	0.4	–	3.2	–	野菜の煮もの ①じゃがいもとかぶは7〜8mm角に切る。 ②しいたけは軸をとり5mm角に切る。
		かぶ	20	4	0.1	–	0.9	–	
		生しいたけ	5	1	0.2	–	0.3	–	
		きぬさや	2	–	–	–	0.1	–	
		かつお・こんぶだし	70	1	0.2	–	0.2	0.1	
		砂糖	1	4	–	–	1.0	–	

時	献立名	食品名	可食量	エネルギー	たんぱく質	脂質	炭水化物	食塩相当量	調理方法
14時		濃口しょうゆ	1	1	0.1	－	0.1	0.1	③だし汁でじゃがいも，かぶ，しいたけを煮て，やわらかくなったら砂糖，しょうゆで調味する。④ゆでたきぬさやを千切りにし，上からかざる。
	乳汁	母乳（調製粉乳）	50 (6.5)	31	0.6	1.8	3.6	－	
	小　計		347 (303.5)	121	7.1	2.4	20.7	0.6	
18時	チーズリゾット	軟飯	50	57	0.9	0.2	13.2	－	チーズリゾット①にんじんはゆでて食べやすく刻む。②バターでにんじんを軽く炒め，だし汁と軟飯を加えてさっと煮る。③仕上げに粉チーズをまぜ，みじんパセリを加える。
		にんじん	10	4	0.1	－	0.9	－	
		かつお・こんぶだし	70	1	0.2	－	0.2	0.1	
		バター	2	14	－	1.6	－	－	
		粉チーズ	2	9	0.9	0.6	－	0.1	
		パセリ	0.3	－	－	－	－	－	
	魚のマリネ	白身魚（たら）	20	14	3.5	－	－	0.1	魚のマリネ①白身魚は刺身くらいの大きさに切りじゃがいもでん粉をまぶしオリーブ油で焼き，水を加えて蒸し，しっとりさせる。②たまねぎと黄ピーマンは粗みじん切りし，鶏がらだしで軽く煮る。③りんご酢とオリーブ油・塩を合わせ，①と②を加えしばらくおく。
		じゃがいもでん粉	2	7	－	－	1.6	－	
		オリーブ油	2	18	－	2.0	－	－	
		たまねぎ	10	3	0.1	－	0.8	－	
		黄ピーマン	5	3	－	0.2	0.3	－	
		鶏がらだし	30	2	0.3	0.1	－	－	
		りんご酢	5	2	－	－	0.1	－	
		オリーブ油	5	45	－	5.0	－	－	
		食塩	0.1	－	－	－	－	0.1	
	バナナのソテー	バナナ	30	28	0.3	0.1	6.8	－	バナナのソテー①バナナは7〜8mm幅の輪切りにし，バターで両面を焼く。②ミントを飾る。
		無塩バター	1	7	－	0.8	－	－	
		ミント	少々						
	小　計		244.4	214	6.4	10.7	24.1	0.4	
22時	乳汁	母乳（調製粉乳）	150 (19.5)	92	1.7	5.3	10.8	－	
	合　計		1,136.5 (832.0)	700	25.9	31.0	89.5	1.8	

〈12〜18か月頃〉

時	献立名	食品名	可食量(g)	エネルギー(kcal)	たんぱく質(g)	脂質(g)	炭水化物(g)	食塩相当量(g)	調理方法
7時	ご飯	精白米	35	120	2.1	0.3	27.2	－	みそ汁①キャベツとたまねぎは小さめの千切りにする。②だし汁でキャベツとたまねぎを煮て，みそを溶き，一煮立ちさせる。
		水	53						
	みそ汁	キャベツ	10	2	0.1	－	0.5	－	
		たまねぎ	10	3	0.1	－	0.8	－	
		米みそ・甘みそ	4	8	0.4	0.1	1.5	0.2	
		かつお・こんぶだし	80	2	0.2	－	0.2	0.1	
	厚揚げと野菜の煮物	さといも	20	11	0.3	－	2.6	－	厚揚げと野菜の煮物①さといも，厚揚げ，にんじんを1cm角に切り，だし汁で煮てやわらかくなったら，砂糖としょうゆで味付けする。②ゆでたさやいんげんを斜め切りにして上からちらす。
		厚揚げ	15	21	1.6	1.7	0.1	－	
		にんじん	10	4	0.1	－	0.9	－	
		さやいんげん	3	1	0.1	－	0.2	－	
		かつお・こんぶだし	100	2	0.3	－	0.3	0.1	
		砂糖	1	4	－	－	1.0	－	
		濃口しょうゆ	2	2	0.2	－	0.2	0.3	
	小　計		343	179	5.5	2.2	35.6	0.7	
10時	いちごミルク	いちご	50	16	0.5	0.1	4.3	－	いちごミルク①いちごはへたをとり，1cm角切りにし，器に盛る。②砂糖と牛乳を加える。
		牛乳	70	43	2.3	2.7	3.4	0.1	
		砂糖	5	20	－	－	5.0	－	
	小　計		125	78	2.8	2.7	12.6	0.1	

時刻	料理名	食品名							作り方
12時	焼きそば	蒸し中華めん	100	162	4.9	1.7	35.6	0.3	**焼きそば** ①豚肉は5mm幅，たまねぎ，にんじん，キャベツは千切りにする。もやし，にらは食べやすい長さに切る。 ②豚肉を炒め，にんじん，たまねぎ，キャベツ，もやし，にらの順に炒め，焼きそば麺を加え，中濃ソースに半量の水を加えて調味する。
		豚肉（もも肉）	10	17	2.1	1.0	−	−	
		たまねぎ	10	3	0.1	−	0.8	−	
		にんじん	5	2	−	−	0.5	−	
		キャベツ	10	2	0.1	−	0.5	−	
		もやし	5	1	0.1	−	0.1	−	
		にら	3	1	0.1	−	0.1	−	
		調合油	2	18	−	2.0	−	−	
		中濃ソース	6	8	−	−	1.9	0.3	
	中華スープ	しめじ	10	2	0.3	0.1	0.5	−	**中華スープ** ①しめじはほぐし小さく切る。白ねぎは小口切りにする。 ②卵は溶いておく。 ③中華だしを加熱ししめじを加え，塩で調味し，白ねぎを加え，溶き卵を加える。
		中華だし	100	3	0.8	−	−	0.1	
		白ねぎ	3	1	−	−	0.2	−	
		鶏卵	10	14	1.2	1.0	−	−	
		食塩	0.2	−	−	−	−	0.2	
	しらすときゅうりの梅肉和え	しらす干し	0.4	−	0.1	−	−	−	**しらすときゅうりの梅肉和え** ①しらす干しは，軽くゆでる。 ②きゅうりは，さっと熱湯に通し，冷ましてすりおろし軽くしぼる。 ③しらす干しときゅうりを，梅肉としょうゆ，だし汁で和える。
		きゅうり	15	2	0.2	−	0.5	−	
		濃口しょうゆ	1	1	0.1	−	0.1	0.1	
		梅肉	1	−	−	−	0.1	0.2	
		かつお・こんぶだし	5	−	−	−	−	−	
	小　計		296.6	237	10.1	5.9	41.0	1.4	
15時	さつまいもスティック	さつまいも	50	64	0.5	0.3	16.6	0.1	**さつまいもスティック** ①さつまいもは拍子に切る。 ②油で揚げる。
		調合油	3	27	−	3.0	−	−	
	ミルク	牛乳	100	61	3.3	3.8	4.8	0.1	
	小　計		153	151	3.8	7.1	21.4	0.2	
19時	青菜ご飯	精白米	35	120	2.1	0.3	27.2	−	**青菜ご飯** ①ほうれんそうはゆでて，粗みじん切りする。 ②かつおぶし（細片）はしょうゆとだし汁をかけておく。 ③①と②をご飯に混ぜる。
		水	60						
		ほうれんそう	15	3	0.3	0.1	0.5	−	
		かつおぶし	0.5	2	0.4	−	−	−	
		濃口しょうゆ	1	1	0.1	−	0.1	0.1	
		かつお・こんぶだし	1	−	−	−	−	−	
	ハンバーグ	豚ひき肉	30	71	5.1	5.8	−	−	**ハンバーグ** ①にんじん，ブロッコリーは一口大の大きさに切り軽くゆでておく。 ②たまねぎはみじん切りする。 ③豚ひき肉にたまねぎ，豆腐，塩，おろしたしょうがを加えよくこねる。 ④③をハンバークの形にしてサラダ油で焼き，ブロッコリーとにんじんを加え，トマトケチャップと同量の水を合わせて調味し，水分がなくなるまでふたをして蒸らす。
		豆腐	5	4	0.4	0.2	0.1	−	
		たまねぎ	15	5	0.2	−	1.3	−	
		しょうが	1	−	−	−	0.1	−	
		食塩	0.2	−	−	−	−	0.2	
		調合油	3	27	−	3.0	−	−	
		トマトケチャップ	5	5	0.1	−	1.4	0.2	
		にんじん	15	5	0.1	−	1.4	−	
		ブロッコリー	10	4	0.5	0.1	0.7	−	
	トマトスープ	トマト	20	4	0.1	−	0.9	−	**トマトスープ** ①トマトとなすは1cm角切りにする。 ②鶏がらだしになすとトマトを加え，塩で調味する。
		なす	10	2	0.1	−	0.5	−	
		鶏がらだし	80	6	0.7	0.3	−	0.1	
		食塩	0.1	−	−	−	−	0.1	
	小　計		307.8	259	10.7	9.9	34.0	0.7	
	合　計		1,225.4	903	32.7	27.7	144.5	3.0	

3．栄養アセスメント

　乳児の栄養アセスメントは，健康状態（皮膚の色・つや，機嫌），正常な身体の発育・発達，食欲の有無など総合的に判断する。発育状況は，目安として，図5-3の厚生労働省の乳幼児身長・体重パーセンタイル値発育曲線を用いる。発育曲線の10～90パーセンタイル値曲線に値があれば正常とする。また，多少外れていても発育曲線に沿って成長していれば問題はない。

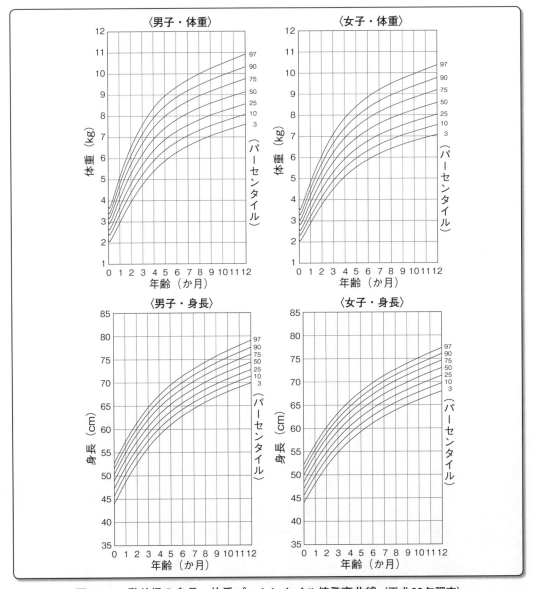

図5-3　乳幼児の身長・体重パーセンタイル値発育曲線（平成22年調査）

（厚生労働省：平成22年乳幼児身体発育調査の概況について，2010）

4．病態・疾病と栄養ケア

1）低出生体重児

　低出生体重児は出生体重2,500 g未満の児をいう。1,500 g未満は極低出生体重児，1,000 g未満は超低出生体重児と呼ぶ。在胎22週以上37週未満の早産児であることが多い。低出生体重児はハイリスク新生児の中で頻度も高く最も重要なグループで，成長，発達の障害予防に特有な注意が必要である。保温，感染防止，呼吸・循環器障害への対応を要する。栄養学的に低出生体重児でも早期の母乳栄養が推奨されているが，早産のために電解質，脂肪組織などの胎内での蓄積が不十分で，鼻や口からの経管栄養による母乳強化剤の添加が必要な場合もある。

2）過体重児

　出生時体重が4,000 g以上を巨大児，4,500 g以上を超巨大児としている。低出生体重児に比して新生児期の問題は少ないが，乳児期も過体重が続くことが多い。

3）哺乳量と母乳黄疸

　母乳栄養に関連して，新生児黄疸が出生後5日までの早期から増強または遷延（成熟児で1週間以上，低出生体重児で2週間以上）する場合を母乳黄疸という。早発性母乳黄疸では，母乳摂取量が少ないことと関連して黄疸が増強する傾向がある。黄疸は日齢とともに軽減することが多いため，原則として母乳を中止する必要はない。遷延性の母乳黄疸は6～8週まで遷延し，母乳中のプロゲステロンの代謝産物によるビリルビン代謝抑制が関与しているとされる。2～3日の母乳中断で改善するが，核黄疸のリスクはないため，母乳の安易な中断はしない。

4）ビタミンK摂取と乳児ビタミンK欠乏性出血

　ビタミンKは，血液凝固に関連するビタミンで，主に乳汁や食品からの経口摂取と腸内細菌による合成で維持されている。乳児ビタミンK欠乏性出血では，頭蓋内出血や注射部位止血困難，臍出血など重篤な症状を呈する。母乳栄養児で母乳中のビタミンK含有が少ない場合，患児のビタミンK吸収能低下，肝機能障害の合併で発症することが多い。現在は，新生児へのビタミンK_2シロップの予防投与（出生時，1週，1か月の3回投与）により，発症は著明に減少した。

5）鉄摂取と貧血

　末梢血のヘモグロビン濃度（Hb）が低下し，皮膚や粘膜が蒼白にみえる状態で，軽度の貧血では特に症状はみられない。正常ヘモグロビン濃度は年齢によって異なるが，10～11 g/dL以下を貧血とする。乳児の貧血は，鉄の供給不足のよる鉄欠乏性貧血によるものが大部分である。母乳中および牛乳の鉄含有量は，調製乳に比して極端に少ない。母乳のみで離乳食が進んでいない離乳後期の貧血は，母乳性貧血によるものが多い。牛乳貧血は，牛乳を多飲する乳幼児に発症する鉄欠乏性貧血である。貧血が強い場合は鉄剤の内服が必要である。

6）乳児下痢症と脱水

　乳児の下痢症は，ウイルス性の腸管感染症の中でもロタウイルスによる感染性腸炎が多く，頻回の白黄色の水様性下痢や嘔吐により脱水症や電解質異常を呈することがある。少量の湯冷ま

し，麦茶，小児用イオン飲料による経口補液療法を行う。嘔吐がなければ母乳，人工乳はそのまま続ける。2週間以上下痢が続く場合を慢性下痢症という。

7）二次性乳糖不耐症

乳児の感染性胃腸炎による慢性下痢症では，腸の炎症による粘膜障害などから乳糖分解酵素の減少をきたし，母乳・ミルクの乳糖を分解できず下痢を生ずる二次性乳糖不耐症を起こすことがある。乳糖を含まないミルク（ラクトレスなど）に変更することで下痢が改善する。多くは一過性の乳糖不耐症であり，下痢の改善とともに治癒する。

8）食物アレルギー

食物アレルギーは乳児期に最も多く発症し，離乳食で利用する卵，牛乳，小麦，大豆，魚などが原因食品になっている。乳児期は消化管機能の未熟性があり，また湿疹がある場合は皮膚バリアの低下から経皮的に食物アレルゲンの感作が起こり，アレルギー体質では食品たんぱくに対するIg（免疫グロブリン）E抗体を産生しやすくなる。食物アレルギーではアレルゲン食品の摂取により多彩なアレルギー症状が誘発される。即時型症状は皮膚症状（じんましん）が最も多く，呼吸器症状（咳，喘鳴），消化器症状（嘔吐，腹痛，下痢）を示し，重症ではアナフィラキシーショックを呈することがある。遅延型症状ではアトピー性皮膚炎の湿疹の悪化要因になっていることがある。免疫アレルギー検査による原因食品を確定し，適切な除去食を行う必要がある。

食物アレルギー発症予防とアレルゲン食品の離乳早期からの摂取

離乳食の開始時期やアレルゲン食品の摂取を遅らせても，食物アレルギーの発症予防効果はないことが明らかになっている。むしろアトピーリスクのある乳児では，離乳早期からアレルゲン食品を摂取した方が，開始を遅らせた場合（除去）より食物アレルギー発症率が低くなることが，欧米でピーナッツ，日本では鶏卵で報告されている。2019年改定の「授乳・離乳の支援ガイド」では，離乳初期5〜6か月でつぶした豆腐・白身魚とともに卵黄などの利用が勧められている。ただし，すでに卵アレルギーやアトピー性皮膚炎発症児では医師の指導の下に進める。

9）便　　秘

乳児期早期の排便回数は，通常1日4回以上で，2歳までに2回以下になる。便回数が少ないために排便痛などを伴ってくる場合を，臨床的に便秘という。生後からの重症の便秘では，直腸肛門機能の異常を伴ったヒルシュスプリング病や甲状腺機能低下症によることがある。乳児期の便秘も原因は食事によるものが多く，母乳不足，ミルク不足，濃厚な調製乳，食物繊維不足などが原因となる。水分，食物繊維の摂取を増やすことで治療できる。慢性便秘では，下剤を併用する。

●文　献●
・伊藤貞嘉，佐々木敏（監修）：厚生労働省「日本人の食事摂取基準（2020年版）」策定検討会報告書：日本人の食事摂取基準（2020年版），第一出版，2020
・厚生労働省：授乳・離乳の支援ガイド，2019
・厚生労働省：平成22年乳幼児身体発育調査報告書，2011

第6章

幼児期の栄養

　幼児期は１歳から６歳未満の就学前までの期間をいう。幼児期は身体の発育，消化吸収機能，運動機能，精神機能などの発達が著しく，常に成長し変化する時期でもある。幼児期は心身の成長・発達過程での差異があるため，１〜２歳を前期幼児期，３〜５歳を後期幼児期と区別している。幼児期は，基本的な生活習慣が出来上がり，自己を主張し，社会性が芽生えてくる時期でもあるため，学童期以降の肥満，痩身，偏食，虫歯，そして小児生活習慣病の予防を考慮した健康によい影響を与える食事のあり方や食育の推進が重要である。一方，幼稚園・保育所などでの保育の低年齢化，長時間化に伴い，ますます幼児の健康管理が重要である。

1. 幼児期の生理的特性

（1）幼児期の生理

　幼児期は，１歳で体重は生下時３kgの３倍となり，身長は生下時50 cmから１歳1.5倍，４歳に２倍と発育する。脳重量も１年後に生下時の２倍，４〜５歳で３倍と成人の4/5に増加する。２歳までに中枢神経の基本的髄鞘が完了する。

　運動機能では，１歳〜１歳半で歩行開始，２歳で走る，３歳で片足立ち，４歳で片足とび，５歳でスキップが可能となる。精神機能では，発語，言語理解が評価できる時期であり，感情表現も多彩になり，２〜３歳は自己意識の芽生える時期でもある。このように成長，発達の著しい幼児期は成長・活動に伴うエネルギー量の割合（体重kgに対する消費エネルギー）が最も高い時期でもある。

　基礎代謝基準値（kcal/kg/日）は，幼児期は61〜55，学童期は44〜30である。

　１歳６か月は，① 精神運動発達遅滞，② 言語発達遅滞，③ 行動・情緒異常（情緒障害），④ 構音障害（言語発声に関する障害，発音不明），⑤ 虫歯（第一乳臼歯が出そろう時期），⑥ 療育環境の不良による発達障害が顕然化しやすい。

　３歳では，少食，偏食，やせ，肥満が目立つようになる時期である。精神発達面では，言語，知能，情緒，社会性などにめざましい発達がみられ，幼児期のなかでも，情緒の発達が著しい。自我の芽生えで自分の欲求が満たされないと，泣きわめいたり暴れたり反抗的な態度がみられる。

　４〜５歳では，知能の発達により，感情が豊かになり，我慢ができるようになり，友だちと上

手に遊ぶことなどができるようになる。言葉の遅れや落ち着かない，動きが激しい場合は，注意が必要であり，注意欠陥／多動性障害（AD/HD；Attention Deficit/Hyperactivity Disorder）への対応が必要になることがある。

（2）食物アレルギーと食事

食物アレルギーは，「食物によって引き起こされる抗原特異的な免疫学的機序を介して生体にとって不利益な症状が惹起される現象」[1]と定義されている。食物アレルギーの発症機序としての食物アレルゲン感作は，経口摂取以外にも経皮接触，吸入，注射などで起こりうる。食物と花粉・天然ゴムなどのたんぱく質の交差反応性で発症する場合もある。食物アレルギーはさらにIg（免疫グロブリン）E依存性，非依存性に分類されているが，IgE依存性の即時型がほとんどを占めている。食物アレルギーの一般人口における頻度は，わが国の乳児の10％，幼児の5％，学童期の4.5％とされている。

免疫機序を介さず食品中のアミンなど薬理活性物質による食物アレルギー類似症状を呈するものや，代謝性疾患による消化器症状を呈する疾患は食物不耐症として区別される。

1）アレルゲン除去食の適応と方法

食物除去は，正しいアレルゲン診断に基づく必要最小限の除去食を原則としている。アレルギーの臨床病態や個々のアレルゲン食品が異なり，除去の程度は患者ごとの個別対応が必要である。

2）臨床病型

食物アレルギーは，代表的な4つの臨床病型に分類されている[1][2]。

①　**新生児・乳児消化管アレルギー**　　IgE抗体の証明されないIgE非依存性食物アレルギーであり，新生時期および乳児期にミルク，大豆，米などの摂取後に嘔吐，下痢，血便，体重増加不良を呈する。激しい嘔吐によりショック状態を呈し緊急治療を要することがある。原因食品の除去食で症状が消失し，経口負荷試験では症状が誘発される。除去食が唯一の治療法であり，微量の原因食品で誘発されることから，食物除去は完全除去食を要することが多い。数年後に自然軽快する。

②　**食物アレルギーの関与するアトピー性皮膚炎**　　食物アレルギーを伴う乳児アトピー性皮膚炎では，多種食物アレルゲンの感作を受けやすい傾向があり，食物アレルゲンはヒスタミン遊離による皮膚のかゆみ増強，掻破をきたし皮疹の悪化・増悪因子のひとつとされている。母親のアレルゲン食品摂取により母乳に微量の食物アレルゲンが検出されている。母乳による影響がみられる場合は母親の除去食も必要である。食物アレルゲンが血液検査（特異的IgE抗体）陽性でも必ずしも原因食品であるとは限らないが，即時型のアナフィラキシーを起こす可能性の強い，鶏卵，牛乳，小麦，魚介類，ピーナッツ，ナッツ類では，抗体が強陽性の場合，一定期間の除去食を行うことが多い。クロモグリク酸ナトリウム（インタール細粒®）を食前に内服する薬物療法と除去食療法を合わせ行うことで，皮膚炎改善効果がみられている。最近は，乳児アトピー性皮膚炎においては皮膚バリア機能の低下により，食物アレルゲンの経皮感作が起こる可能性が指摘さ

れており，早期からのスキンケアや外用療法による皮膚炎治療が重要である。

③　**即時型症状**　　食物摂取後から2時間までに特有の誘発症状を呈する。発症年齢では90％は小児であり，乳幼児が80％を占めている。症状は皮膚症状が最も多く，瘙痒感，じんましん，血管運動性浮腫，発赤を呈する。粘膜症状として，眼症状（結膜充血・浮腫，瘙痒感，流涙，眼瞼浮腫）および口腔咽喉頭症状（口腔・口唇・舌の違和感・腫張，喉頭絞扼感，喉頭浮腫，嗄声，のどのかゆみ・イガイガ感）がみられる。消化器症状では，腹痛，悪心，嘔吐，下痢が症状である。呼吸器症状では，上気道症状として，くしゃみ，鼻汁，鼻閉が，下気道症状として咳嗽，喘鳴，喘息発作，呼吸困難を呈する。全身性症状では，アナフィラキシーショックが即時型食物アレルギー症状の10％にみられており，虚脱状態（ぐったり），意識障害，血圧低下をきたす急激なアナフィラキシーではアドレナリン筋肉注射が必要であり，アドレナリン自己注射器エピペン®が処方される。

　即時型食物アレルギーの原因食品は年齢によって異なる傾向がある。乳幼児で鶏卵，牛乳，小麦が主要アレルゲン食品である。年齢とともに多種食品がアレルゲンとなり，学童では鶏卵，牛乳，甲殻類，ピーナッツ（落花生），ナッツ類（木の実類），小麦が主な原因食品となる（表6-1）。近年，新規発症を含め，幼児期から学童の原因食品ではナッツ類（くるみ，カシューナッツ，アーモンド）が増加している。小児期から成人までのアナフィラキシーショックの原因食品では，鶏卵，牛乳，小麦，そば，ピーナッツ（落花生），えびの順に多く，かにを加えたこれらの7食品は，加工食品に使用する場合は表示義務が課せられている（p.89参照）。アナフィラキシーでは，アレルゲン食品による誘発回避として原因食品の完全除去を行うことが多い。小麦，大豆などの発酵食品（みそ，しょうゆなど）は，利用できることが多い（p.83参照）。

④　**食物アレルギーの特殊型**　　特殊型として食物依存性運動誘発アナフィラキシーと口腔アレルギー症候群があるが，主に学童期にみられるため，第7章6．の項（p.128）で述べる。

表6-1　即時型食物アレルギーの原因食品（誤食の原因食品）

	0歳	1，2歳	3〜6歳	7〜17歳	≧18歳
No1	鶏卵	鶏卵	牛乳	鶏卵	小麦
No2	牛乳	牛乳	鶏卵	牛乳	甲殻類
No3	小麦	小麦	小麦	落花生	そば
No4	−	−	木の実類	木の実類	木の実類
No5	−	−	落花生	小麦	牛乳

平成30年度食物アレルギーに関連する食品表示に関する調査研究事業，NHO相模原病院，研究責任者　金田悟郎
（海老澤元宏研究開発代表：免疫アレルギー疾患実用化研究事業　重症食物アレルギー患者への管理および治療の安全性向上に関する研究「食物アレルギーの診療の手引き2020」，2020）

（3）食事療法の実際

　食事療法は，患者・家族にさまざまなストレスを与えることにつながりやすく，アレルゲン食品，代替食品，レシピの紹介・指導が重要である。除去食を行う場合，家族に十分にその必要性を説明した上で，栄養学的配慮のもとに実施する。また，小児の食物アレルギーでは，成長とともに軽快・治癒する可能性が高いことから，必要に応じて再評価を行い，可能な限り早期に除去食を終了することを目指す。

1）食 事 療 法

　食事療法では正しい診断に基づく必要最小限の原因食物の除去を行う。症状誘発回避のために必要な食事療法であり，食物アナフィラキシーでは厳密な除去食以外に症状の出現を予防する確実な方法はない。最近，消化管における耐性化に食べられる範囲までは積極的に食べることが治療としてすすめられている。しかし，アナフィラキシーではアレルゲン食品の摂取で症状を繰り返すことが多く，症状が重症化しやすくなる傾向があり，完全除去食による誘発症状を避けることで症状の安定化を図る必要がある。除去食指導にあたっては，これまでのアレルゲン食品の摂取状況を十分に聴取することが除去食をすすめる上で大切である。アレルゲン除去食には以下の方法がある[3)-5)]。

　① **完全除去食**　アナフィラキシーなど微量のアレルゲン食物で誘発されやすい食物アレルギーで行う除去食である。アレルゲンが使用されている加工食品，アレルゲンのコンタミネーション（混入）にも注意する。また，魚類，甲殻類，ナッツ類では同じ種族間でアレルゲン性が類似する（交差反応性）ため，同様に除去が必要なことが多い。

　② **一部除去食**　食物アレルゲンによっては，調理，食品加工段階で加熱や水処理，発酵などによりアレルゲン性が低下するものがあり，アレルギーの程度や除去食解除過程によりアレルゲンの少ないこれらの食品から利用する方法である。アレルギーへの耐性が十分でない場合は，これらの食品でも症状が誘発されるため，医療機関でこれらが安全に摂取できるか経口負荷試験にて陰性を確認して利用する。

2）代 替 食 品

　除去食療法では，アレルゲンとなる食品が高たんぱく質で栄養価の高いものが多く，特に成長期の乳幼児，学童では，代替食品で栄養の補充が重要である。代替食品には，低アレルゲン化した食品と，食品成分にアレルゲン食品を含まないように製品化した代替アレルギー用食品がある。

　代替食品の中で最も低アレルゲン化が進んでいるのは，アレルギー用ミルク（牛乳アレルゲン除去調製粉乳）である。乳児期のミルクアレルギーで母乳が利用できない場合は必ず必要である。ミルクアレルギーでもアナフィラキシー誘発例，ミルクIgE抗体が高値の場合はアミノ酸調製粉乳から開始する。次いで高度分解乳のカゼイン分解乳（ニューMA-1，ペプディエット），乳清分解乳（ミルフィー），カゼイン・乳清分解乳（MA-mi）の順に利用する。ペプチド乳は部分分解乳のため，一般のミルクアレルギーでは利用できない。低アレルギー米は，分解レベルからは，ケアライス，Aカットごはんの順に利用をすすめる。小麦アレルギーでは，発酵食品以外は完全除去を要することが多い。

3）加工食品の利用[3]

日常食品で高温加熱によるアレルゲンの変化を受けやすいものは，鶏卵，牛乳，肉類，果実類などであり，鶏卵，牛乳の焼き菓子類などは生からするとアレルゲンが減弱しており，除去解除時はじめに利用ができることが多い。加熱でのアレルゲン減弱を受けない食品は，穀類，魚介類，豆類，ピーナッツ，ナッツ類をはじめとした種実類である。

発酵食品であるしょうゆ，みそ，納豆では，材料の大豆，小麦，米などのアレルゲン性が減弱しており，強いアレルギー児でも利用できることが多い。魚アレルギーでは交差反応性のために多くの魚が食べられないことがあるが，燻製のかつおぶし，缶詰（まぐろ缶詰など）はアレルゲン性が減弱することから早期に利用できることが多い。

4）栄養不足への補充

小児期の主なアレルゲン食品が高たんぱく質食品であることから，不適切な除去食は栄養，成長障害を招きやすい。栄養の点では，鶏卵，牛乳，魚介類，肉類アレルギーでのたんぱく質不足，ミルクアレルギーでのカルシウム不足，穀類アレルギーでのカロリー不足，魚アレルギーでのビタミンD不足が起こることがある。除去食品がこれらの食品である場合は，特にたんぱく質，カルシウム，ビタミンDの多い代替食品による補充が必要である。ミルクアレルギーでは，アレルギー用ミルクによる補充や積極的な料理・菓子への利用をすすめる。

5）予後と除去食の解除

食事療法を行う場合は，不必要に除去食を続けないよう解除まで十分にフォロー指導する必要がある。年齢や食品によっては耐性を得る時期が異なる傾向がある。乳幼児の発症の耐性化率は，3歳までに鶏卵30％，牛乳・小麦60％，大豆78％であり，小児期までに85％は耐性を獲得する。特異的IgE抗体の高値が持続しアナフィラキシーを繰り返す例では，耐性化が得にくい症例もある。即時型食物アレルギーのアレルゲン食品のピーナッツ，ナッツ類をはじめとした種実類，魚介類，そば，果実類は耐性化しにくい傾向がある[1]。

6）アレルギー代替メニュー

アレルギー代替メニューを作成する場合，その食品の調理性を考慮して代替食品を取り入れて，メニューを開発することが大事である。表6-2に，鶏卵の調理性に対応した代替食品と，鶏卵の代替メニューを5品示した。

表6-2　鶏卵の代替食品とメニュー

鶏卵の調理性	代替食品	調理品
①つなぎ（粘着性）	じゃがいもでん粉，タピオカ粉，やまいも，白玉粉	いわしのつみれ汁
②希釈性	牛乳，豆乳，水，だし汁	千草焼き
③色どり	くちなしの汁，サフラン，かぼちゃ	三色丼
④凝固性	ゼラチン，寒天，アガー	プリン
⑤起泡性	ベーキングパウダー，重層，イースト	蒸しパン
⑥乳化性	たまねぎの絞り汁，からし	マヨネーズ

〈代替食〉

鶏卵の栄養価		代替食品1		代替食品2	
鶏卵2個（100g当たり）		蒸しあなご（80g）＋こまつな（50g）		はんぺん（100g）＋木綿豆腐（65g）	
エネルギー	142 kcal	エネルギー	145 kcal	エネルギー	140 kcal
たんぱく質	12.2 g	たんぱく質	14.8 g	たんぱく質	14.5 g
脂質	10.2 g	脂質	10.3 g	脂質	4.2 g
炭水化物	0.4 g	炭水化物	1.2 g	炭水化物	12.4 g
ビタミンC	–	ビタミンC	20 mg	ビタミンC	0 mg
カルシウム	46 mg	カルシウム	136 mg	カルシウム	75 mg
鉄	1.5 mg	鉄	2.1 mg	鉄	1.5 mg
食物繊維	–	食物繊維	1.0 g	食物繊維	0.7 g
食塩相当量	0.4 g	食塩相当量	0.2 g	食塩相当量	1.5 g
代替食品3		代替食品4		代替食品5	
牛乳（100g）＋大豆水煮（20g）じゃがいもでん粉（20g）＋青じそ（10g）		かぼちゃ（西洋かぼちゃ）（150g）＋ゼラチン（8g）＋黒豆（8g）		調製粉乳（15g）＋パルメザンチーズ（15g）＋枝豆（20g）	
エネルギー	157 kcal	エネルギー	166 kcal	エネルギー	168 kcal
たんぱく質	6.3 g	たんぱく質	11.0 g	たんぱく質	10.8 g
脂質	5.2 g	脂質	1.2 g	脂質	9.9 g
炭水化物	23.4 g	炭水化物	33.9 g	炭水化物	10.4 g
ビタミンC	4 mg	ビタミンC	65 mg	ビタミンC	13 mg
カルシウム	155 mg	カルシウム	30 mg	カルシウム	262 mg
鉄	0.7 mg	鉄	1.1 mg	鉄	1.6 mg
食物繊維	2.1 g	食物繊維	5.8 g	食物繊維	1.0 g
食塩相当量	0.2 g	食塩相当量	0.2 g	食塩相当量	0.6 g

1．プリン

プリン　（1人分）　代替プリン　（1人分）

食品名	可食量(g)	食品名	可食量(g)	調理方法
鶏卵	30	かぼちゃ	40	①かぼちゃは皮を厚くむき，蒸して裏ごししておく。
牛乳	80	板ゼラチン	2.4	②牛乳を温め黒砂糖，水にもどしたゼラチンを入れて，①と合わせ，プリン型に流し固める。
砂糖	12	牛乳	80	③容器から出すときには，微温湯を用意する。
バニラエッセンス	少々	黒砂糖	12	〈カラメルソース〉
〈カラメルソース〉		〈カラメルソース〉		鍋に砂糖と水を入れ，水分がなくなるまで煮詰め，茶色の焦げ色がついたら，小さじ1の水を入れてソースにする。
｛砂糖	8	｛砂糖	8	
｛水	6	｛水	6	
		黒豆	4	

料理名	重量(g)	エネルギー(kcal)	たんぱく質(g)	脂質(g)	炭水化物(g)	ビタミンC(mg)	カルシウム(mg)	鉄(mg)	食物繊維(g)	食塩相当量(g)
プリン	130	170	6.3	6.1	23.8	1	102	0.5	–	0.2
プリン（代替：西洋かぼちゃ）	142	172	6.3	3.5	32.3	18	126	1.0	1.7	0.2

2．蒸しパン

蒸しパン　（1人分）　代替蒸しパン　（1人分）

食品名	可食量(g)	食品名	可食量(g)	調理方法
小麦粉（薄力粉）	16	小麦粉（薄力粉）	16	①小麦粉とベーキングパウダー，くちなしの汁，パルメザンチーズを混ぜ，よく振るっておく。
ベーキングパウダー	0.16	ベーキングパウダー	0.3	②さつまいもは5mm角に切って，水にさらしておく。
鶏卵	20	くちなしの汁	適宜	③枝豆はゆでておく。
さつまいも	10	調製粉乳	3	④調乳し，はちみつ，砂糖を加え，①を切るように軽く混ぜ合わせ，②③を入れる。
砂糖	10	湯	20	⑤アルミケースに流し入れ，強火で約10〜15分蒸す。
はちみつ	3	パルメザンチーズ	3	
		枝豆	4	
		さつまいも	10	
		砂糖	10	
		はちみつ	3	

料理名	重量(g)	エネルギー(kcal)	たんぱく質(g)	脂質(g)	炭水化物(g)	ビタミンC(mg)	カルシウム(mg)	鉄(mg)	食物繊維(g)	食塩相当量(g)
蒸しパン	60	146	3.9	2.3	27.8	3	20	0.4	0.6	0.1
蒸しパン（代替）	70	152	3.6	2.2	29.9	6	67	0.5	0.8	0.2

3．いわしのつみれ汁

いわしのつみれ汁　（1人分）　代替いわしのつみれ汁　（1人分）

食品名	可食量(g)	食品名	可食量(g)	調理方法
いわし	66	いわし	66	①ほうれんそうはゆで，根深ねぎは焼き，5cm長さに切る。
鶏卵	4	牛乳	6	②だいこんは輪切りにしてゆでる。
しょうが	3	大豆（水煮）	4	③いわしは牛乳に浸して臭みをとり，包丁でたたき，大豆の水煮のすり鉢に移して調味料Aを加える。
やまといも	9	A 青しそ	2	④鍋に調味料Bを煮立て，③をスプーンで団子をすくって落とし，①②を加える。
信州みそ	2.4	じゃがいもでん粉	4	
ほうれんそう	20	しょうが	3	
根深ねぎ	16	やまといも	9	
だいこん	20	信州みそ	2.4	
かつお・こんぶだし	200	ほうれんそう	20	
酒	6	根深ねぎ	16	
薄口しょうゆ	3	だいこん	20	
みりん	3	B かつお・こんぶだし	200	
食塩	1	酒	6	
		薄口しょうゆ	3	
		みりん	3	
		食塩	1	

料理名	重量(g)	エネルギー(kcal)	たんぱく質(g)	脂質(g)	炭水化物(g)	ビタミンC(mg)	カルシウム(mg)	鉄(mg)	食物繊維(g)	食塩相当量(g)
いわしのつみれ汁	353	155	15.4	6.8	8.4	12	82	2.1	1.6	2.3
いわしのつみれ汁（代替）	365	172	15.7	6.9	12.4	13	96	2.2	2.0	2.3

4．千草焼き

千草焼き　（1人分）　代替千草焼き　（1人分）

食品名	可食量(g)	食品名	可食量(g)	調理方法
鶏卵	30	はんぺん	30	①はんぺん，水切りした豆腐に調味料Aを入れ，フードカッターにかける。
かつお・こんぶだし	10	木綿豆腐	20	②にんじん，アスパラガス，じゃがいもは棒状にし，ゆでておく。
食塩	0.3	A 酒	3	③ラップに油をぬり，①をのばし，②を芯にして巻き込んでいく。
砂糖	2	かつお・こんぶだし	10	④③を蒸し器に入れ，中火で蒸す。
にんじん	6	食塩	0.3	
アスパラガス	6	砂糖	2	
じゃがいも	10	にんじん	6	
調合油	0.5	アスパラガス	6	
		じゃがいも	10	
		調合油	0.5	

料理名	重量(g)	エネルギー(kcal)	たんぱく質(g)	脂質(g)	炭水化物(g)	ビタミンC(mg)	カルシウム(mg)	鉄(mg)	食物繊維(g)	食塩相当量(g)
千草焼き	65	64	4.1	3.6	4.6	4	17	0.5	1.1	0.4
千草焼き（代替）	88	67	4.8	1.8	8.4	4	27	0.5	1.4	0.8

5．三色丼

三色丼	（1人分）	代替三色丼	（1人分）	調理方法
食品名	**可食量(g)**	**食品名**	**可食量(g)**	
精白米	64	精白米	64	①米は洗って，強化米を入れて炊く。
強化米	1.9	強化米	1.9	②鍋に鶏ひき肉を入れ，調味料Aで味をつけ，しょうが
水	120	水	120	のみじん切りを入れ，炒り煮する。
鶏ひき肉	20	鶏ひき肉	20	③あなごをみじん切りにし，調味料Bで味をつけ，サフ
しょうが	0.8	しょうが	0.8	ランで黄色に染める。
濃口しょうゆ	3	A ┌ 濃口しょうゆ	3	④こまつな，さやえんどうは塩ゆでにし，こまつなは食
砂糖	3.6	砂糖	3.6	べやすい大きさに切る。にんじんは型で抜き塩ゆでにす
酒	3	酒	3	る。
鶏卵	20	あなご（蒸し）	16	⑤炊きあがった飯を器に盛り，②③④を色どりよく盛る。
砂糖	1.2	B ┌ 酒	5	
食塩	0.2	砂糖	2	
酒	2	薄口しょうゆ	2	
さやえんどう	4	食塩	0.3	
にんじん	6	サフラン	適宜	
		こまつな	10	
		さやえんどう	4	
		にんじん	6	

料理名	重量 (g)	エネルギー (kcal)	たんぱく質 (g)	脂質 (g)	炭水化物 (g)	ビタミンC (mg)	カルシウム (mg)	鉄 (mg)	食物繊維 (g)	食塩相当量 (g)
三色丼	130	317	10.4	5.1	57.3	3	18	1.1	0.7	0.9
三色丼（代替）	146	324	11.0	5.1	58.5	7	37	1.2	0.8	1.3

2．幼児期の栄養管理

（1）幼児期の栄養管理のポイント

栄養アセスメント	栄養ケア	献立作成上の留意点
• 身体計測 　性別・身長別に平均 　体重中央値は標準体重 　カウプ指数 　　13未満：やせ 　　20以上：肥満	• 身長と体重は健康状態・栄養状態を反映することを認識させ，定期的な測定による体重管理を行う。 　肥満：摂取エネルギーが，消費エネルギーを上回ってないか確認する。摂取エネルギーを控え，運動によって消費エネルギーを増やす。また，咀嚼を必要とする食品を取り入れて，よく噛んで食べるように指導する。 　やせ：摂取エネルギーが消費エネルギーより少ない，また，消化吸収，代謝に疾患がある可能性があることを理解させる。 　マラスムス：たんぱく質・エネルギー不足。 　クワシオルコル：エネルギーは十分・たんぱく質不足（開発途上国を含んだ地帯にみられる）	• 個々人に対応した適正エネルギーを各種の栄養素より摂取するためには，「日本人の食事摂取基準（2020年版）」を参考にした献立をたてる。 　エネルギー制限は糖質で行う。脂質は必須脂肪酸，脂溶性ビタミンを供給するため極度に制限しない。特に低エネルギー食品である野菜類，藻類，きのこ類で食事の量を調整する。
• 歯の状況（咀嚼） 　1～2歳	• 前歯と第一乳臼歯が生えてくるので，前歯でかみ切ることができる。歯の状況を確認しながら，咀嚼能力に応じたテクスチャーの食事を与える。乳歯が生え揃う2歳頃は	• 奥歯が生え揃っていないため，幼児の食べにくい食品である，ぺらっとしたレタス・わかめ，皮付きの豆・

	かむ力が弱いため，咀嚼力を高める食材をやわらかく調理する工夫が必要であることを認識させる。	トマト，固いえび・いか，弾力のあるこんにゃく・かまぼこ・きのこ，唾液を吸うパン・ゆで卵，誤嚥しやすいこんにゃくゼリー・餅などは，献立を工夫する。
3～5歳	● 第二乳臼歯が生え，乳歯が上下10本ずつ生えているが，奥歯でかむことが可能であるか確認する。食品は調理形態や加熱条件を変えるとテクスチャーやかみごたえが異なる食品になることを認識させる。	● かみごたえのある，さきいか・たくわん，牛もも肉・豚もも肉を献立に取り入れる。生で食べるにんじん・セロリー・キャベツなどの食品を献立に取り入れる。菓子は，乾パン・かりんとうが望ましい。
● 健康状態の調査	● 日常生活における目覚め，食欲，遊びへの集中度，顔色・皮膚のつやと表情，睡眠の状況，体温，尿，排便状況など正しく現状を認識させる。幼児の食材は，安全・安心が基本であることを認識させる。そして，食品添加物は避けて多くの新鮮な食材を調理する。特に刺激の強い食品，香辛料，興奮性のある食品は避ける。調理品は，盛り付け，色彩，形，香りにも配慮する。また，腸内細菌とかかわりのある食物繊維は，便秘や，適量摂取することで，肥満，脂質異常症（高脂血症）を予防するが，過剰摂取すると，下痢や無機質の吸収低下を起こすことを認識させる。	● 良質なたんぱく質食品として，肉類，魚介類，卵類は総たんぱく質の40～50％とする。また，大豆・大豆製品を積極的に献立に取り入れる。ビタミン，ミネラルを含む新鮮な野菜類・果実類，カルシウムを含む牛乳・乳製品・大豆製品，特に，牛乳は1日1～2本，小魚・しらす干し・野菜類を献立に利用する。鉄とビタミンAはレバー・魚・肉の赤身，緑黄色野菜と一緒に，ひじきはビタミンCを含む食品と一緒に摂取すると吸収がよい。塩分や糖分を控えて，薄味で食材の持ち味を生かした献立を工夫する。
● 食事回数と間食	● 幼児期は，消化吸収能力がまだ完全でなく，1日3回の食事では必要なエネルギーや栄養素を摂取することが困難である。間食は，1日の不足エネルギーや各栄養素を補い，水分を補給する精神的にも嬉しい，楽しいコミュニーケーションを高める食事である。しつけや食教育を実践できる場であることを認識させる。	● 間食は，乳製品類，いも類，ご飯類，果実類などを水分と組み合わせた献立を工夫する。 ● 市販の菓子類は，特に品質保持期間，成分表示を見る。また，低塩分，低脂肪で，甘味や香辛料を控えたものを選択する。 牛乳・乳製品，卵，果実

• 間食 　1〜2歳	間食の適量は個人差もあるが，1日の総エネルギーの10〜20％が適量であるため，90〜190 kcalを2回に分けて与える。	類，野菜類，いも類，豆類などの食品を使用した簡単な手作りの調理品を工夫する。
3〜5歳	• 1日の総エネルギーの約10〜20％の125〜260 kcalが適量である。回数は1回が適量であることを認識させる。	
食生活状況 • 遊び食い・むら食い	• 幼児期は自己主張，反抗期が現れるため，食物に対する好き嫌いが生じ，摂取状や食行動の問題が起こることを理解させる。 • 遊び食いは1〜2歳に多く，3歳代になると減少する。その時期における食物摂取（手づかみ食べや散らかし食べ）を発達過程の一現象として受け止める。 • むら食いは，乳児期に比べ，成長速度が減速したための適応現象であることを認識させる。 • 空腹を体験させて，食事に集中できる環境づくりが重要であることを認識させる。	• 嫌いな食品は調理方法や盛り方，また1回に盛り付ける量を減らすなどの献立の工夫をする。
• 偏食	• 偏食は，食物の好き嫌いにより，健康上の問題を生じる場合をいう。特定の食品を食べなくても，代替できる食品から栄養素を摂取すれば，問題ない。一過性の偏食の時は嫌いな食品を一時中止する。家族の食事内容，食べ方，食育を再確認して，改善を行う。嫌いな食材を用いた料理でも，食事環境を変えたり，栽培体験をすることで摂取可能となることを認識させる。	• 献立，調理，盛り付け量を配慮し，様子をみながら加減する。 • 幼児期は鉄の需要が増加するので，貧血予防に鉄を，成長遅延にならないように，ビタミン類や微量栄養素であるビタミンA，亜鉛，マグネシウムなどを含む食品の調理を工夫する。
• 小食・食欲不振	• 食事量が少ないため，栄養の不足で発育が不良になることを認識する。 発育過程の一時的な食欲不振であれば，食事の適正量のとらえ方を変える。生活時間の調整，戸外遊び，間食の量，運動量・睡眠時間が適切であるか確認する。	
• 虫歯（う歯）	• 永久歯に生え変わる時期であり，虫歯にかかりやすい時でもある。食後の口すすぎや，正しい歯みがきの習慣を身につけさせる。虫歯は，咀嚼力の低下，偏食や食欲不振を招き永久歯の歯並びにも影響することを認識させる。	• 歯質に寄与するたんぱく質，カルシウム，ビタミンA，ビタミンD，ビタミンEなどを含む牛乳・乳製品や野菜類や果実類を使った献立を工夫する。
• 食物アレルギー	• 食物アレルギーは，抗原（アレルゲン）となる食物を摂取した後に，免疫を介してじんましんや呼吸困難，湿疹，口唇の腫れ，ぜんそく発作，下痢，嘔吐など，体にとっ	• 栄養価の高いたんぱく質性食品の代替食品となる食品の確保が必要不可欠である。除外する食品，特に鉄

て不利益な症状が起こることをいう。アナフィラキシー症状にもなりうるので，医師の判断に基づいて実施する。消費者庁は，「食品表示法」第４条の規定に基づく表示の基準で，アレルギー物質を含む食品に関する表示は，2019年９月19日付で，表示を義務化する特定原材料７品目，通知で表示を奨励する特定材料に準じるもの21品目の２つに分類している。

表示の義務	特定原材料等の名称
表示義務 （７品目）	卵，乳，小麦，らっかせい（ピーナッツ），えび，そば，かに
表示を推奨 （21品目）	アーモンド，あわび，いか，いくら，オレンジ，カシューナッツ，キウイフルーツ，牛肉，くるみ，ごま，さけ，さば，大豆，鶏肉，バナナ，豚肉，まつたけ，もも，やまいも，りんご，ゼラチン

分・カルシウム，ビタミン類，ミネラル類を含む食品を使用した献立の工夫をする。

・生活習慣と食事マナー

・人間には生体リズム（サーカディアンリズム）がある。特に起床時刻，就寝時刻，食事時刻を規則的にすることで，１日の体の生活リズム機能がスムーズに働く。「早寝・早起き・朝ごはん，そして運動」で生活リズムを正常化することが重要であることを理解させる。１回の食事の所要時間は20～30分と決める，テレビは見ないで食事に集中させるなど，食事環境の整備が重要であり，幼児期に家族と共食経験を多くすることが重要であることを認識させる。特に健康的な食事の献立パターンを理解させる。

・衛生面より，手洗いの習慣化，また，食事の挨拶の習慣化，いただきます，ごちそうさまなどで，幼児の発育や発達過程を考慮し，摂取行動に応じたしつけや，食育を実践させる。食器具の使い方は，手づかみからスプーン，フォークになる。箸の正しい持ち方は，４歳頃に始めると成果が上がることを認識させる。

・食事は，一汁三菜を基本として，主食に穀類，主菜にたんぱく質を含む食品，副菜，副々菜は新鮮な野菜類，藻類，きのこ類，いも類，豆類を使用して，汁物は発酵食品のみそを使用して献立を立てるなど工夫する。
こんぶ・かつおぶしやいりこなど，うま味の食材を積極的に使用した減塩調理の工夫をする。調味は，塩分，糖分は大人の１/２程度にして，薄味で調理することに努める。

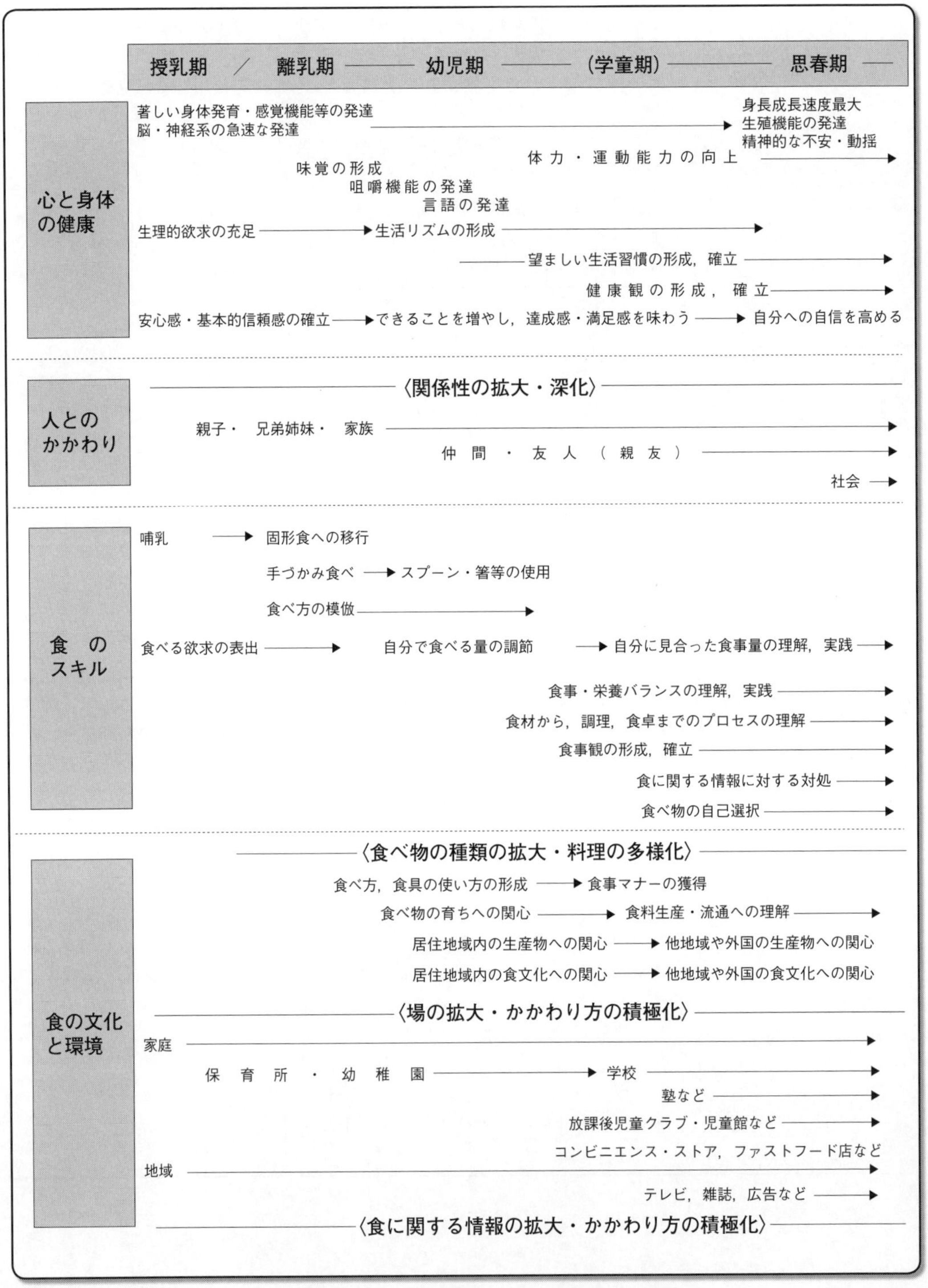

| 授乳期　／　離乳期 ───── 幼児期 ───── （学童期）───── 思春期 ─── | | | | |

心と身体の健康

著しい身体発育・感覚機能等の発達　　　　　　　　　　　　　　　　　　　身長成長速度最大
脳・神経系の急速な発達　　　　　　　　　　　　　　　　　　　　　　　　生殖機能の発達
　　　　　　　　　　　　　　　　　　　　　　　　　　　　　　　　　　　精神的な不安・動揺
　　　　　　　　　　　　味覚の形成　　　　　　　体力・運動能力の向上
　　　　　　　　　　咀嚼機能の発達
　　　　　　　　　　　言語の発達
生理的欲求の充足 ─────→ 生活リズムの形成
　　　　　　　　　　　　　　　　　望ましい生活習慣の形成，確立
　　　　　　　　　　　　　　　　　健康観の形成，確立
安心感・基本的信頼感の確立 ─→ できることを増やし，達成感・満足感を味わう ─→ 自分への自信を高める

人とのかかわり

〈関係性の拡大・深化〉
　　　　親子・　兄弟姉妹・　家族
　　　　　　　　　　仲　間　・　友　人　（　親　友　）
　　　　　　　　　　　　　　　　　　　　　　　社会 →

食のスキル

哺乳　───→ 固形食への移行
　　　　　　手づかみ食べ ─→ スプーン・箸等の使用
　　　　　　食べ方の模倣
食べる欲求の表出 ─────→ 　自分で食べる量の調節　───→ 自分に見合った食事量の理解，実践
　　　　　　　　　　　　　　食事・栄養バランスの理解，実践
　　　　　　　　　　　　　　食材から，調理，食卓までのプロセスの理解
　　　　　　　　　　　　　　食事観の形成，確立
　　　　　　　　　　　　　　　　食に関する情報に対する対処
　　　　　　　　　　　　　　食べ物の自己選択

食の文化と環境

〈食べ物の種類の拡大・料理の多様化〉
　　　　食べ方，食具の使い方の形成 ─→ 食事マナーの獲得
　　　　　食べ物の育ちへの関心 ─→ 食料生産・流通への理解
　　　　居住地域内の生産物への関心 ─→ 他地域や外国の生産物への関心
　　　　居住地域内の食文化への関心 ─→ 他地域や外国の食文化への関心
〈場の拡大・かかわり方の積極化〉
家庭
　　　保　育　所　・　幼　稚　園 ─────→ 学校
　　　　　　　　　　　　　　　　　塾など
　　　　　　　放課後児童クラブ・児童館など
　　　　　　コンビニエンス・ストア，ファストフード店など
地域
　　　　　　　　　テレビ，雑誌，広告など
〈食に関する情報の拡大・かかわり方の積極化〉

図6-1　発育・発達過程にかかわる主な特徴

（厚生労働省：「食を通じた子どもの健全育成（―いわゆる「食育」の視点から―）のあり方に関する検討会」報
告書について，2004　http://www.mhlw.go.jp/shingi/2004/02/s0219-3.html）

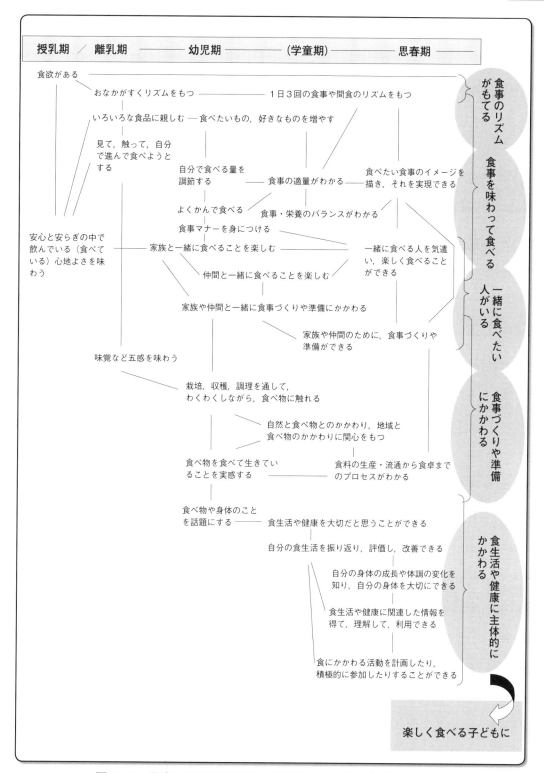

図6-2　発育・発達過程に応じて育てたい"食べる力"について

（厚生労働省：「食を通じた子どもの健全育成（―いわゆる「食育」の視点から―）のあり方に関する検討会」報
告書について，2004　http://www.mhlw.go.jp/shingi/2004/02/s0219-3.html）

（2）対象者の給与栄養目標量の設定

（1）の項では，幼児期の栄養管理のポイントについて述べた。ここでは幼児期における具体的な対象者の事例をあげる。下記に示す対象者の栄養アセスメントを行い，栄養ケアを実施するための給与栄養目標量を「幼児期の主な食事摂取基準」（表6-3）をもとに設定しなさい。また，（1）の項の「献立作成上の留意点」（p.86）および「幼児期の食品構成例」（表6-4）を参考にしながら1日分の献立を作成しなさい。

> 対象者：A君，4歳，男児，身長104 cm，体重17.0 kg，身体活動レベルⅡ，市販の甘いお菓子が大好きで，食事は毎回残す。

（3）幼児期の主な食事摂取基準および食品構成例

幼児期の主な食事摂取基準と，食品構成例を示す。幼児期は，発育や運動が活発になる時期であり，そのため，体重1 kg当たりに必要なエネルギー，各種栄養素の必要量は成人に比べてかなり多い。「日本人の食事摂取基準（2020年版）」によると，幼児期は特に個人によって生活活動や環境によって発育に個人差があるため，個人の生活状況を十分把握し，柔軟に対応することが望ましい。1～2歳男子950 kcal/日，女子900 kcal/日，3～5歳児男子1,300 kcal/日，女子1,250 kcal/日である。幼児は消化吸収能力が未熟なため，朝・昼・夕の3回の食事では摂取が困難であり，間食を1日に1～2回増やすことが大事である。1～2歳の間食は，1日のエネルギーの10～15%，3～5歳は15～20%である。

表6-3 幼児期の主な食事摂取基準（1～5歳）

エネルギーおよび栄養素		1～2歳		3～5歳	
		男児	女児	男児	女児
参照身長（cm）		85.8	84.6	103.6	103.2
参照体重（kg）		11.5	11.0	16.5	16.1
エネルギー（kcal/日）	EER	950	900	1,300	1,250
たんぱく質（g/日）	RDA	20	20	25	25
たんぱく質エネルギー比（%E）	DG	13～20	13～20	13～20	13～20
脂肪エネルギー比率（%E）	DG	20～30	20～30	20～30	20～30
炭水化物エネルギー比率（%E）	DG	50～65	50～65	50～65	50～65
ビタミンA（μgRAE/日）	RDA	400	350	450	500
ビタミンD（mg/日）	UL	20	20	30	30
ビタミンB$_1$（mg/日）	RDA	0.5	0.5	0.7	0.7
ビタミンB$_2$（mg/日）	RDA	0.6	0.5	0.8	0.8
ビタミンC（mg/日）	RDA	40	40	50	50
葉酸（μg/日）	RDA	90	90	110	110
カリウム（mg/日）	AI	900	900	1,000	1,000
カルシウム（mg/日）	RDA	450	400	600	550
鉄（mg/日）	RDA	4.5	4.5	5.5	5.5
亜鉛（mg/日）	RDA	3	3	4	3
食物繊維（g/日）	DG	–	–	8以上	8以上
食塩相当量（g/日）	DG	3.0未満	3.0未満	3.5未満	3.5未満

注）EER：推定エネルギー必要量，RDA：推奨量，DG：目標量，UL：耐容上限量，AI：目安量
（厚生労働省：日本人の食事摂取基準（2020年版））

表6-4　幼児期の食品構成例

食品群（g）	1～2歳		3～5歳	
	男児	女児	男児	女児
穀類（精白米で計算）	120	100	160	150
いも類	40	40	50	50
砂糖・甘味料類	10	10	10	10
豆類	30	25	40	40
種実類	5	4	5	5
緑黄色野菜	70	70	90	90
その他の野菜	100	100	110	110
果実類	120	120	120	120
きのこ類	5	5	5	5
藻類	5	5	5	5
魚介類	30	25	40	40
肉類	30	30	40	40
卵類	25	20	30	30
乳類	200	200	250	250
油脂類	7	6	10	9
菓子類	15	10	15	15
嗜好飲料類	50	50	50	50
調味料・香辛料類	20	20	20	20

注）令和元年国民健康・栄養調査結果による食品群別荷重平均成分表より算出

（4）幼児期の献立例

〈3～5歳男子，身体活動レベルⅡ〉

	献立名	食品名	可食量(g)	エネルギー(kcal)	たんぱく質(g)	脂質(g)	炭水化物(g)	カルシウム(mg)	鉄(mg)	食塩相当量(g)
朝食	サンドイッチ 卵サンド	食パン	30	74	2.7	1.2	13.9	7	0.2	0.4
		有塩バター	1	7	–	0.8	–	–	–	–
		鶏卵	20	28	2.4	2.0	0.1	9	0.3	0.1
		マヨネーズ	2	13	–	1.5	0.1	–	–	–
	野菜サンド	食パン	30	74	2.7	1.2	13.9	7	0.2	0.4
		有塩バター	1	7	–	0.8	–	–	–	–
		レモン汁	0.5	–	–	–	–	–	–	–
		レタス	5	1	0.1	–	0.2	3	0.1	–
		トマト	15	3	0.1	–	0.7	1	–	–
		きゅうり	10	1	0.1	–	0.3	3	–	–
		マヨネーズ	2	13	–	1.5	0.1	–	–	–
	ハムのマリネ	ロースハム	15	32	2.8	2.2	0.3	1	0.2	0.3
		しめじ	15	3	0.4	0.1	0.7	–	0.1	–
		たまねぎ	20	7	0.2	–	1.7	3	0.1	–
		セロリー	10	1	–	–	0.4	4	–	–
		にんじん	10	3	0.1	–	0.9	3	–	–
	A	調合油	1	9	–	1.0	–	–	–	–
		酢	2	1	–	–	–	–	–	–
		水	2							
		レモン汁	0.2	–	–	–	–	–	–	–
		粒入りマスタード	0.5	1	–	0.1	0.1	1	–	–
		食塩	0.2							0.2
		こしょう	0.01	–	–	–	–	–	–	–
		サラダな	2	–	–	–	0.1	1	–	–
	バナナヨーグルト	バナナ	50	47	0.6	0.1	11.3	3	0.2	–
		牛乳	80	49	2.6	3.0	3.8	88	–	0.1
		加糖ヨーグルト	40	26	1.7	0.1	4.8	48	–	0.1
		小　計	364.4	400	16.5	15.6	53.4	182	1.4	1.6

	料理名	食品名								
昼食	麦ご飯	精白米	40	137	2.4	0.4	31.0	2	0.3	−
		押麦	4	13	0.3	0.1	3.1	1	−	−
	いわしの チーズロール フライ	まいわし	40	62	7.7	3.7	0.1	30	0.8	0.1
		食塩	0.1	−	−	−	−	−	−	0.1
		こしょう	0.01	−	−	−	−	−	−	−
		プロセスチーズ	10	31	2.3	2.6	0.1	63	−	0.3
		しそ	1	−	−	−	0.1	2	−	−
	B {	小麦粉（薄力粉）	2	7	0.2	−	1.5	−	−	−
		鶏卵	3	4	0.4	0.3	−	1	−	−
		水	3							
		パン粉	4	15	0.6	0.3	2.5	1	0.1	−
		調合油	3	27	−	3.0	−	−	−	−
		ミニトマト	20	6	0.2	−	1.4	2	0.1	−
		ブロッコリー	20	7	1.1	0.1	1.3	10	0.3	−
	海藻サラダ	カットわかめ	0.5	1	0.1	−	0.2	4	−	0.1
		赤とさかのり	5	1	0.1	−	0.3	4	0.1	−
		青とさかのり	5	1	−	−	0.2	8	−	−
		レタス	10	1	0.1	−	0.3	2	−	−
		りんご	10	6	−	−	1.6	−	−	−
		スイートコーン（冷凍）	5	5	0.1	−	1.0	−	−	−
	C {	濃口しょうゆ	2	2	0.2	−	0.2	1	−	0.3
		かつお・こんぶだし	3	−	−	−	−	−	−	−
		酢	2	1	−	−	−	−	−	−
	ミルクスープ	たまねぎ	15	5	0.2	−	1.3	3	−	−
		にんじん	20	6	0.2	−	1.7	5	−	−
		グリンピース（冷）	20	16	1.2	0.1	3.4	5	0.3	−
		豚・ベーコン	3	12	0.4	1.2	−	−	−	0.1
		固形コンソメ	0.7	2	−	−	0.3	−	−	0.3
		水	50							
		普通牛乳	50	31	1.7	1.9	2.4	55	−	0.1
		食塩	0.2	−	−	−	−	−	−	0.2
		こしょう	0.01	−	−	−	−	−	−	−
	果実	バレンシアオレンジ	70	29	0.7	0.1	6.9	15	0.2	−
		小　計	421.5	428	20.2	13.8	60.9	214	2.2	1.6
間食	焼きいも 牛乳	さつまいも	30	38	0.3	0.2	9.9	12	0.2	−
		普通牛乳	100	61	3.3	3.8	4.8	110	−	0.1
		小　計	130	99	3.6	4.0	14.7	122	0.2	0.1
夕食	さくらえび入 り青菜ごはん	精白米	40	137	2.4	0.4	31.0	2	0.3	−
		押麦	5	16	0.3	0.1	3.9	1	0.1	−
		酒	1	1	−	−	−	−	−	−
		こまつな	15	2	0.2	−	0.4	26	0.4	−
		さくらえび（素干し）	2	6	1.3	0.1	−	40	0.1	0.1
		いりごま	0.5	3	0.1	0.3	0.1	6	−	−
	肉団子の酢豚 風　　D {	豚もも肉ミンチ（皮下脂肪なし）	25	52	4.4	4.3	−	2	0.3	−
		木綿豆腐	25	18	1.8	1.2	0.4	23	0.4	−
		たまねぎ	10	3	0.1	−	0.8	2	−	−
		鶏卵	4	6	0.5	0.4	−	2	0.1	−
		食塩	0.1	−	−	−	−	−	−	0.1
		にんじん	20	6	0.2	−	1.7	5	−	−
		たまねぎ	30	10	0.3	−	2.5	5	0.1	−
		干ししいたけ	1	3	0.2	−	0.6	−	−	−
		たけのこ（水煮）	15	3	0.4	−	0.6	3	−	−
		青ピーマン	10	2	0.1	−	0.5	1	−	−
		にんにく	0.5	1	−	−	0.1	−	−	−
		しょうが	0.5	−	−	−	−	−	−	−
		ごま油	1	9	−	1.0	−	−	−	−
	E {	濃口しょうゆ	2.5	2	0.2	−	0.2	1	−	0.4
		砂糖	3	12	−	−	3.0	−	−	−
		鶏がらだし	20	1	0.2	0.1	−	−	−	−
		こしょう	0.01	−	−	−	−	−	−	−
		酢	4	1	−	−	0.1	−	−	−
		じゃがいもでん粉	1	3	−	−	0.8	−	−	−

夕食		水	2							
	ひじきの煮物	干しひじき	3	5	0.3	0.1	1.8	30	0.2	0.1
		ゆで大豆	5	6	0.6	0.3	0.4	5	0.1	−
		にんじん	5	2	−	−	0.4	1	−	−
		板こんにゃく	5	−	−	−	0.1	2	−	−
		さやえんどう	3	1	0.1	−	0.2	1	−	−
		砂糖	2	8	−	−	2.0	−	−	−
		濃口しょうゆ	2	2	0.2	−	0.1	−	−	0.3
		かつお・こんぶだし	30	1	0.1	−	0.1	1	−	−
	えのきのすまし汁	えのきたけ・生	5	2	0.1	−	0.4	−	0.1	−
		かいわれだいこん・芽生え−生	1	−	−	−	−	1	−	−
		カットわかめ	0.5	1	0.1	−	0.2	4	−	0.1
		かつお・こんぶだし	100	2	0.3	−	0.3	3	−	0.1
		薄口しょうゆ	0.5	−	−	−	−	−	−	0.1
		食塩	0.2	−	−	−	−	−	−	0.2
小　計			400.3	327	14.5	8.3	52.8	168	2.2	1.5
合　計			1,316.2	1,254	54.8	41.7	181.8	686	6.0	4.8
エネルギー産生栄養素バランス（%E）					17.5	29.9	52.6			

調理方法

朝食

サンドイッチ
＜卵サンド＞
①卵はゆでて，刻んでマヨネーズと和える。
②食パンにバターを薄く塗って，①をはさむ。
＜野菜サンド＞
①トマト，きゅうりはスライスし，レタスはパンの大きさに合わせて折る。それぞれにレモン汁をふる。
②食パンにバターを薄く塗って，①，マヨネーズをはさむ。

ハムのマリネ
①ロースハムは一口大に切る。たまねぎは薄くスライスして，水にさらす。セロリーは薄切り，にんじんはいちょう切りにする。しめじは石づきをとりほぐす。
②しめじとにんじんは，それぞれゆでる。
③調味液Aを合わせて，①と②の材料を和えておく。
④器にサラダなを添え盛り付ける。

昼食

いわしのチーズロールフライ
①いわしは開いて中骨を取る。塩，こしょうをして，しそ，プロセスチーズを巻いて，楊枝でとめる。
②Bの衣を順につけ，油であげる。
③楊枝を抜いて，半分に切って盛り付ける。
④ミニトマトと，塩ゆでしたブロッコリーを添える。

海藻サラダ
①カットわかめは水に戻す。
②とさかのりは，水洗いして，しばらく水に戻し，もう一度洗い，一口大に切る。
③①と②をそれぞれ湯通しする。

④レタスは一口大に，りんごはいちょう切りにする。冷凍コーンは解凍し，湯通ししておく。
⑤①〜④を盛り付け，合わせた調味液Cをかける。

ミルクスープ
①にんじん，たまねぎ，ベーコンは1cm角の色紙切りにする。
②グリンピースは解凍しておく。
③鍋にコンソメ，水を入れて，①の材料をやわらかくなるまで煮て，牛乳を入れる。
④③にグリンピースを入れ，塩，こしょうで調味する。

夕食

さくらえび入り青菜ごはん
①ご飯は酒を入れて炊く。
②こまつなは塩ゆでして，細かく刻んでおく。
③さくらえびはサッと湯通しする。
④ごまは切りごまにしておく。
⑤炊き上がったご飯に②〜④を混ぜ合わせる。

肉団子の酢豚風
①D（たまねぎはみじん切り）を混ぜあわせて，一口大の肉団子にし，ゆでる。

②にんじん，たまねぎ，戻した干ししいたけ，たけのこ，ピーマンは一口大の乱切りにする。にんにく，しょうがはみじん切りにする。
③にんじんは下ゆでしておく。
③鍋にごま油を入れ，にんにく，しょうがを炒め，たまねぎ，たけのこ，しいたけ，ピーマン，ゆでたにんじんと肉団子を入れる。
④③に調味液Eを入れ，煮立たせ，最後に水溶きじゃがいもでん粉を入れてとろみをつける。

3．児童福祉施設における保育所

（1）児童福祉施設における保育所の栄養管理

　保育所は「児童福祉法」第39条の規定に基づき，保育を必要とする子どもの保育を行い，健全な心身の発達を図ることを目的とする児童福祉施設であり，入所する子どもの最善の利益を考慮し，その福祉を積極的に推進することに最もふさわしい生活の場でなければならないとされる。保育所の管轄は厚生労働省である。対象は0〜5歳で，教育，保育内容の基準は「保育所保育指針」であり，1日の保育時間は原則8時間，給食は義務である。一方，幼稚園は幼児教育の場であり，管轄は文部科学省である。法令は「学校教育法」に基づき，対象は3〜5歳で，「幼稚園教育要領」に基づき，保育時間は4時間，給食は任意である。

　2018（平成30）年4月1日に施行された「保育所保育指針」（平成29年厚生労働省告示第117号）において，保育所における食育は，健康な生活の基本としての「食を営む力」の育成に向け，その基礎を培うことを目標として，日々の生活と遊びの中で，食にかかわる体験を積み重ね，食べることを楽しみ，食事を楽しみ合う子どもに成長していくこと等に留意して実施しなければならないとある。

　乳幼児は，1日の生活時間の大半を保育所で過ごすため，保育所における給食は大きな意味がある。保育所は，乳幼児が生涯にわたる人間形成の基礎を培う重要な時期であることから，保育所給食は，適切な食事のとり方や望ましい食習慣の定着を図る上で重要な意義をもつ。

（2）食事の提供および栄養管理

　厚生労働省「児童福祉施設における食事の提供ガイド」（2010（平成22）年3月）によると，児童福祉施設においては，食事の提供と食育を一体的な取組みとして栄養管理を行っていくことが重要であると示されている。子どもの発育・発達状況，健康状態・栄養状態と合わせ，養育環境等も含めた実態の把握が必要であり，実施にあたっては，実態把握の結果を踏まえ，PDCAサイクル（計画（Plan）－実施（Do）－評価（Check）－改善（Action））に基づき実施することが重要である。また，施設の中では，全職員が一体となり，進めていくことが大切であり，家庭との連携，地域や関係機関との連携を深めながら，食を通じた支援が求められている（図6-3）。

（3）保育所における食事・栄養計画

　保育所では0〜5歳児を対象に給食を行っており，0歳児の調乳・離乳食，1〜2歳児食，3〜5歳児食に分けられている。0歳児は個人差が大きいことから個別対応を基本とし，保育の実態に合わせて調乳や離乳食を与える。1〜2歳児は昼食と間食を含め，荷重平均食事摂取基準の50％給与を目標とした主食を含む完全給食である。3〜5歳児には45〜50％を昼食と間食で給与することを目標とする。なお，3〜5歳児で家庭から主食を持参している場合は，この分を差し引いた栄養量をおかずと間食で給与する場合と，主食を含めた完全給食の形態をとる場合があ

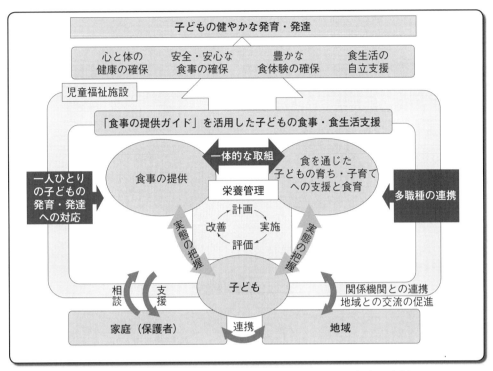

図6-3　子どもの健やかな発育・発達を目指した食生活支援

（厚生労働省：児童福祉施設における食事の提供ガイド―児童福祉施設における食事の提供及び栄養管理に関する
研究会報告書―　http://www.mhlw.go.jp/shingi/2010/03/dl/s0331-10a-015.pdf）

る。それぞれの給与栄養目標量を，（6）の項（p.101）に示した。

（4）献立作成と給食実施にあたって

　献立作成時の具体的な留意点12項目を，以下に示す。

① 給与栄養目標量を確保するため，食品構成基準に基づいて食品を選択し，1日当たりの平均使用量が食品構成基準を満たすように組み立てる。

② 年齢・身体的特性を考慮し，発達段階に応じて作成する。

③ 咀嚼や嚥下機能，食具使用の発達状況にあった食品の種類や調理方法とする。

④ 地産地消で地元でとれた食材や旬の食材を献立に取り入れて，季節感を出す。

⑤ 行事食や地域の郷土食を献立に取り入れる。

⑥ 品質がよく，幅広い種類の食品を取り入れるように努める。

⑦ 献立のパターンは一汁二菜以上とし，味付けは薄味とする。

⑧ 子どもの食に関する嗜好や体験が広がりかつ深まるよう，多様な食品や料理の組合せにも配慮する。

⑨ 給食費の予算の中で，献立を立てる。

⑩ 調理室の設備，調理の効率や作業手順，動線などを考慮する。

⑪　調理にあたっては，安全面，衛生面に十分に注意を払う。

⑫　特に，小規模グループケアやグループホーム化を実施している児童養護施設や乳児院においては留意する。

（5）保育所給食の給与栄養目標量の設定

「日本人の食事摂取基準（2020年版）」（以下，食事摂取基準）が2020（令和2）年4月1日から適用されることに伴い，児童福祉施設においても，食事の提供の基本となる食事計画にこの食事摂取基準を活用することになっている。「児童福祉施設における食事の提供に関する援助及び指導について」（令和2年3月31日子発0331第1号・障発0331第8号厚生労働省子ども家庭局長・社会・援護局障害保健福祉部長連名通知）および「児童福祉施設における「食事摂取基準」を活用した食事計画について」（令和2年3月31日子母発0331第1号）が施行され，食事摂取基準を効果的に実施するようにとなっている。

1）児童福祉施設の保育所給食における食事摂取基準を活用した食事計画の基本的な考え方

①　食事摂取基準は，エネルギーで「推定エネルギー必要量」，栄養素については「推定平均必要量」，「推奨量」，「目安量」，「耐容上限量」，「目標量」といった複数の設定指標により構成されていることから，各栄養素および指標の特徴を十分理解して活用する。

②　食事摂取基準は，児童福祉施設において，障害や疾患を有するなど身体状況や生活状況等が個人によって著しく異なる場合には，一律の適用が困難であることから，個々人の発育・発達状況，栄養状態，生活状況等に基づいた食事計画を立てる。

③　子どもの健康状態および栄養状態に応じて，必要な栄養素について考慮する。子どもの健康状態および栄養状態に特に問題がないと判断される場合であっても，基本的にエネルギー，たんぱく質，脂質，ビタミンA，ビタミンB_1，ビタミンB_2，ビタミンC，カルシウム，鉄，ナトリウム（食塩），カリウムおよび食物繊維について考慮するのが望ましい。

④　食事計画を目的として食事摂取基準を活用する場合には，集団特性を把握し，それに見合った食事計画を決定した上で，献立の作成および品質管理を行った食事の提供を行い，一定期間ごとに摂取量調査や対象者特性の再調査を行い，得られた情報等を活かして食事計画の見直しに努める。その際，管理栄養士等による適切な活用を図る。

2）児童福祉施設における食事摂取基準を活用した食事計画の策定にあたっての留意点

①　子どもの性，年齢，発育・発達状況，栄養状態，生活状況等を把握・評価して，エネルギーおよび栄養素の量（以下「給与栄養量」という）の目標を設定する。給与栄養量の目標は，子どもの発育・発達状況，栄養状態等の状況を踏まえ，定期的に見直すように努める。

②　エネルギー摂取量の計画にあたっては，健全な発育・発達を促すために必要なエネルギー量を摂取することが基本である。そのため，定期的に身長および体重を計測し，成長曲線に照らし合わせるなど，個々人の成長の程度を観察して評価することが重要である。

③　たんぱく質，脂質，炭水化物の総エネルギーに占める割合（エネルギー産生栄養素バランス）

については，三大栄養素が適正な割合によって構成されることが求められることから，たんぱく質については13〜20％，脂質については20〜30％，炭水化物については50〜65％の範囲を目安とすること。

④　1日のうち，特定の食事（例えば昼食）を提供する場合は，対象となる子どもの生活状況や栄養摂取状況を把握し，評価した上で，1日の全体の給与栄養量の割合を勘案し，その目標を設定するよう努める。

⑤　給与栄養量が確保できるように，献立作成を行う。

⑥　献立作成に当たっては，季節感や地域性等を考慮し，品質が良く，幅広い種類の食品を取り入れるように努めること。また，子どもの咀嚼や嚥下機能，食具使用の発達状況等を観察し，その発達を促すことができるよう，食品の種類や調理方法に配慮するとともに，子どもの食に関する嗜好や体験が広がりかつ深まるよう，多様な食品や料理の組合わせにも配慮すること。また，特に，小規模グループケアやグループホーム化を実施している児童養護施設や乳児院においては留意すること。

3）児童福祉施設における食事計画の実施上の留意点

①　子どもの健全な発育・発達を目指し，子どもの身体活動等を含めた生活状況や，子どもの栄養状態，摂食量，残食量等の把握により，給与栄養量の目標の達成度を評価し，食事計画の改善に努める。

②　献立作成，調理，盛り付け・配膳，喫食等に関係する職員が多岐にわたるため，定期的に施設長を含む関係職員による情報の共有を図り，食事の計画・評価を行う。

③　日々提供される食事が，子どもの心身の健全育成にとって重要であることに鑑み，施設や子どもの特性に応じて，自立支援にもつながる「食育」の実践に努める。

④　食事の提供業務が，衛生的で安全に行われるよう，職員の健康診断，定期検便，食品の衛生的取り扱い・消毒など保健衛生について万全を期し，食中毒や感染症の発生防止に努める。

表6-5　保育所における食事時間と栄養量の考え方（例）

区分	家庭	保育所	家庭	備考
離乳食以前	6時	9時・12時・15時	18時・21時	3時間おきの場合
	6時	10時・14時	18時・22時	4時間おきの場合
離 乳 期	6時	10時・14時	18時・22時	離乳期のはじめ
	朝	10時・昼・15時	夕	離乳期のおわり
1〜2歳児	朝 25％	10時・昼・15時 50％	夕 25％	保育所で1日の50％を給与する場合
3〜5歳児	朝 25％	昼・3時 45〜50％	夕 25〜30％	保育所で1日の50％を給与する場合

注）延長保育に伴いおやつおよび夕食を給与する際は，1日当たりの食事摂取基準の10％および25％程度を目安にする。

表6-6　幼児期における推定エネルギー必要量の算出に必要な参考データ

年齢	性別	基礎代謝量 （kcal/日）	身体活動レベル レベルⅡ（ふつう）	エネルギー蓄積量 （kcal/日）
1～2歳	男児	体重（kg）×61.0	1.35	20
	女児	体重（kg）×59.7	1.35	15
3～5歳	男児	体重（kg）×54.8	1.45	10
	女児	体重（kg）×52.2	1.45	10
6～7歳	男児	体重（kg）×44.3	1.55	15
	女児	体重（kg）×41.9	1.55	20

● 保育所給食にご飯を家庭から持参 ●

　保育所給食の給与栄養目標量を設定する場合，3～5歳において昼食の主食に米飯100～110gを持参するとして，その栄養量を差し引いた値を目標量とする。

4）エネルギーの給与栄養目標量

　各対象者の体重をもとに，推定エネルギー必要量を算出する。年齢階級別（1～2歳児食，3～5歳児食）に給与栄養目標量を設定する。成長曲線等に当てはめ，身体発育を継続的にモニタリングして確定する。

推定エネルギー必要量(kcal/日)＝(基礎代謝量(kcal/日)×身体活動レベル)＋エネルギー蓄積量(kcal/日)

基礎代謝量（kcal/日）＝参照体重（g）×基礎代謝基準値（kcal/kg体重/日）

5）エネルギー産生栄養素

　エネルギー給与量の決定を受け，エネルギー産生栄養素は総エネルギーに占める割合（％エネルギー）によって決定する。食事摂取基準2010年版までは，脂質と炭水化物には目標量が算定されていたが，食事摂取基準2015年版において新たにたんぱく質にも目標量が算定され，これらをまとめてエネルギー産生栄養素バランスとされた。2020年版における1～17歳の目標量は以下のとおりである。

・たんぱく質エネルギー比率（％）：13以上20未満

・脂質エネルギー比率（％）：20以上30未満

・炭水化物エネルギー比率（％）：50以上65未満

6）目標量が設定されていない栄養素（食物繊維，食塩）

　食物繊維は小児（1～2歳）は目標量は策定されていない（食事摂取基準の小児（6～17歳）は目標量が策定されている）。その理由は，小児期に生活習慣病の発症率と食物繊維摂取量の関連を検討することができないからである。良好な排便習慣に寄与する食物繊維摂取量は必ずしも明らかではないが，成人に準じた考え方で目標量を考える。例えば，成人の量から1,000kcal当たりで

計算すると，7〜8g程度となる。

　食塩は，子どもが受容できる（おいしいと感じられる味）塩味（濃度）がなるべく薄い味となるよう設定する。目標量を目指して献立作成をする。

（6）保育所給食の献立例

〈1〜2歳児：夏メニュー（和風）〉

	献立名	食品名	可食量(g)	エネルギー(kcal)	たんぱく質(g)	脂質(g)	炭水化物(g)	ビタミンC(mg)	カルシウム(mg)	鉄(mg)	食物繊維(g)	食塩相当量(g)
午前10時	さつまいものシナモン焼き	さつまいも	40	51	0.4	0.2	13.2	10	16	0.2	1.1	—
		有塩バター	2	14	—	1.6	—	—	—	—	—	—
		グラニュー糖	2	8	—	—	2.0	—	—	—	—	—
		シナモン・粉	少々	—	—	—	—	—	—	—	—	—
		ミント	0.3	1	—	—	0.1	—	—	—	—	—
	ミルクティー	普通牛乳	70	43	2.3	2.7	3.4	1	77	—	—	0.1
		紅茶・浸出液	50	1	0.1	—	0.1	—	1	—	—	—
	小　計		164.3	118	2.8	4.5	18.8	11	94	0.2	1.1	0.1
昼食	翡翠の香り飯	米	40	137	2.4	0.4	31.0	—	2	0.3	0.2	—
		えだまめ	5	6	0.6	0.3	0.4	1	3	0.1	0.3	—
		しょうが	0.8	—	—	—	0.1	—	—	—	—	—
	A{	ちりめんじゃこ	2	4	0.8	0.1	—	—	10	—	—	0.1
		かつお・こんぶだし	100	2	0.3	—	0.3	—	3	—	—	0.1
		酒	1	1	—	—	0.1	—	—	—	—	—
	季節みそ汁	木綿豆腐	20	15	1.4	1.0	0.3	—	19	0.3	—	—
		なめこ	7	1	0.1	—	0.4	—	—	—	0.2	—
		こねぎ	3	1	0.1	—	0.2	1	3	—	0.1	—
		かつお・こんぶだし	120	2	0.4	—	0.4	—	4	—	—	0.1
		白みそ	3	6	0.3	0.1	1.1	—	2	0.1	0.2	0.2
		赤みそ	3	6	0.3	0.1	0.4	—	3	0.1	0.1	0.3
	しいらの香味焼き	しいら	40	40	8.5	0.8	—	—	5	0.3	—	—
	B{	濃口しょうゆ	4	3	0.3	—	0.3	—	1	0.1	—	0.6
		みりん	4	10	—	—	1.7	—	—	—	—	—
		根深ねぎ	1.8	1	—	—	0.1	—	1	—	—	—
		しょうが	0.8	—	—	—	0.1	—	—	—	—	—
		調合油	1	9	—	1.0	—	—	—	—	—	—
		ブロッコリー	10	4	0.5	0.1	0.5	14	5	0.1	0.5	—
		とうもろこし	15	13	0.5	0.3	2.5	1	—	0.1	0.5	—
		ミニトマト	20	6	0.2	—	1.4	6	2	0.1	0.3	—
	おい紫蘇よ梅ゼリー（ぶどうジュースゼリー）	赤しそ・葉（5枚）	10	3	0.4	—	0.8	3	23	0.2	0.7	—
		水	120									
		レモン汁	5	1	—	—	0.4	3	—	—	—	—
		グラニュー糖	3	12	—	—	3.0	—	—	—	—	—
		ゼラチン	3	10	2.6	—	—	—	—	—	—	—
		小梅（1個）	5	2	—	—	0.4	—	1	—	0.1	—
	小　計		546.4	293	19.7	4.2	46.1	29	87	1.8	3.4	1.4
おやつ（午後3時）	ごぼう餅	白玉粉	10	35	0.6	0.1	8.0	0	1	0.1	0.1	—
		ごぼう	18	10	0.3	—	2.8	1	8	0.1	1.0	—
		牛乳	20	12	0.7	0.8	1.0	—	22	—	—	—
		砂糖	3	12	—	—	3.0	—	—	—	—	—
		淡色辛みそ	2	4	0.3	0.1	0.4	—	2	0.1	0.1	0.2
		きな粉	5	23	1.8	1.3	1.4	—	10	0.4	0.9	—
		白ごま	3	18	0.6	1.6	0.6	—	36	0.3	0.4	—
	ほうじ茶	ほうじ茶	100	—	—	—	0.1	—	2	—	—	—
	小　計		161	114	4.3	3.9	17.3	1	81	1.0	2.5	0.2
	合　計		871.7	525	26.8	12.6	82.2	41	262	3.0	7.0	1.7
	エネルギー産生栄養素バランス（%E）				20.4	21.6	62.6					

調理方法

午前10時	**さつまいものシナモン焼き** ①さつまいもを輪切りにする。 ②天板に①を並べ，バターを塗って180℃に予熱したオーブンで20分焼く。 ③焼き上がったら，シナモンシュガーをふりかけて，ミントをのせる。
昼食	**翡翠の香り飯** ①米は洗ってざるに打ち上げておく。 ②しょうがは3cm長さの千切りにする。 ③えだまめはゆでてさやから出しておく。 ④ちりめんじゃこはお湯につけてもどす。 ⑤米に調味液Aを加え炊く。 ⑥炊き上がったら②③④を混ぜる。 **季節みそ汁** ①だし汁でみそを溶く（ふくさ仕立て）。 ②豆腐は5mm角のあられに，なめこを湯通しし，汁の中に入れ，一煮して，椀に注ぐ。 ③小口切りにしたねぎを入れる。 **しいらの香味焼き** ①しいらの切り身を白ねぎとしょうがを入れた調味液Bに5〜6分つけておく。 ②天板にアルミホイルを敷き，油を薄く塗る。	③上身を上に向け170〜180℃で12〜15分焼く。つけ汁の残りを少し煮詰めたものをはけで2〜3回塗り，照りを出す。 ④ブロッコリーを塩ゆでし，ゆでたとうもろこしを一口大に切ったものとミニトマトとともに魚の横に盛る。 **おい紫蘇よ梅ゼリー** 〈しそジュース〉 ①赤しそはよく洗う。 ②鍋に水を入れ沸騰させ，①を入れ，3分間煮ながらあくを除く。 ③②をこして，グラニュー糖とレモン汁を入れる。 〈梅ゼリー〉 ①板ゼラチンは水に戻す。 ②鍋の中にしそジュースとグラニュー糖を入れ，沸騰したら①を入れ火を止める。 ③②の粗熱が取れたら，レモン汁を入れ，型に流し，小梅を入れて冷やし固める。
おやつ（午後3時）	**ごぼう餅** ①ごぼうは下ゆでする。 ②鍋に白玉粉，①のごぼう，牛乳，砂糖，みそを入れ，混ぜる。	③②を火にかけ練る。 ④きな粉と白ごまの入ったパットに③をとり，冷めたら適当な大きさに切り分ける。

〈1〜2歳児：春メニュー（洋風）〉

	献立名	食品名	可食量 (g)	エネルギー (kcal)	たんぱく質 (g)	脂質 (g)	炭水化物 (g)	ビタミンC (mg)	カルシウム (mg)	鉄 (mg)	食物繊維 (g)	食塩相当量 (g)
午前10時	フレンチトースト	食パン	20	50	1.8	0.8	9.3	−	4	0.1	0.8	0.2
		砂糖	2	8	−	−	2.0	−	−	−	−	−
		牛乳	10	6	0.3	0.4	0.5	−	11	−	−	−
		鶏卵	8.5	12	1.0	0.9	−	−	4	0.1	−	−
		無塩バター	1	7	−	0.8	0.0	−	0	−	−	−
	牛乳	牛乳	90	55	3.0	3.4	4.3	1	99	0.0	0.0	0.1
		小　計	131.5	138	6.1	6.3	16.1	1	118	0.2	0.8	0.3
昼食	ロールパン	ロールパン	30	93	3.0	2.7	14.6	0	13	0.2	0.6	0.4
	ロールキャベツ	キャベツ	80	17	1.0	0.2	4.2	33	34	0.2	1.4	−
		牛ひき肉	20	50	3.4	4.2	0.1	−	1	0.5	−	−
		たまねぎ	5	2	0.1	−	0.4	−	1	−	0.1	−
		鶏卵	4	6	0.5	0.4	−	−	2	0.1	−	−
		薄力粉	1	3	0.1	−	0.8	−	−	−	−	−
		こしょう(黒)	少々									
	A	洋風だし	100	6	1.3	−	0.3	−	5	0.1	−	0.5
		トマトピューレ	10	4	0.2	−	1.0	1	2	0.1	0.2	−
		食塩	0.5	−	−	−	−	−	−	−	−	0.5
		こしょう(黒)	少々									
		たまねぎ	5	2	0.1	−	0.4	−	1	−	0.1	−
		にんじん	3	1	−	−	0.3	−	1	−	0.1	−
		セロリー	−	−	−	−	−	−	−	−	−	−
		グリンピース	5	19	1.0	0.6	2.9	−	4	0.3	1.0	−
	3色野菜のマリネ	赤ピーマン	10	3	0.1	−	0.7	17	1	−	0.2	−
		黄ピーマン	10	3	0.1	−	0.7	15	1	−	0.1	−
		きゅうり	15	2	0.2	−	0.5	2	4	−	0.2	−
		ミニトマト	15	5	0.2	−	1.1	5	2	0.1	0.2	−
	B	ワインビネガー	2	1	−	−	−	−	−	−	−	−
		調合油	2	18	−	2.0	−	−	−	−	−	−
		水	5									

区分	献立名	食品名	可食量(g)	エネルギー(kcal)	たんぱく質(g)	脂質(g)	炭水化物(g)	ビタミンC(mg)	カルシウム(mg)	鉄(mg)	食物繊維(g)	食塩相当量(g)
昼食		砂糖	2	8	−	−	2.0	−	−	−	−	−
		食塩	0.3	−	−	−	−	−	−	−	−	0.3
		こしょう	少々									
		レモン汁	1	−	−	−	0.1	1	−	−	−	−
	ブラン・マンジェ	牛乳	50	31	1.7	1.9	2.4	1	55	−	−	0.1
		ヨーグルト	30	17	1.1	0.9	1.5	−	36	−	−	−
		砂糖	3	12	−	−	3.0	−	−	−	−	−
		ゼラチン	2	7	1.8	−	−	−	−	−	−	−
		アーモンドエッセンス	少々									
		ブルーベリー・ジャム	3	5	−	−	1.3	−	−	−	−	0.1
		ホイップクリーム,乳	1	4	−	0.4	0.1	−	1	−	−	−
		三温糖	1	4	−	−	1.0	−	−	−	−	−
	小　計		416.8	323	15.9	13.3	39.4	75	164	1.6	4.3	1.8
おやつ（午後3時）	シナモンのバンバリークッキー	シナモン・粉	2	7	0.1	0.1	1.6	−	24	0.1	−	−
		小麦粉(薄力粉)	15	52	1.2	0.2	11.4	−	3	0.1	0.4	−
		鶏卵	3	4	0.4	0.3	−	−	1	−	−	−
		干しぶどう	5	16	0.1	−	4.0	−	3	0.1	0.2	−
		黒砂糖	3	11	0.1	−	2.7	−	7	0.1	−	−
		無塩バター	1	7	−	0.8	−	−	0	−	−	−
	紅茶	紅茶・浸出液	120	1	0.1	−	0.1	−	1	−	−	−
	小　計		149	98	2.0	1.4	19.8	−	39	0.4	0.6	−
	合　計		697.3	559	24.0	21.0	75.3	76	321	2.8	5.7	2.1
	エネルギー産生栄養素バランス（％E）				17.2	33.8	53.9					

調理方法

午前10時

フレンチトースト
①卵と牛乳と砂糖を入れて軽くかき混ぜる。
②①に，食パンを2〜3分つける。
③フライパンにバターを入れ，パンの両面を焼く。

昼食

ロールキャベツ
①キャベツは葉を1枚ずつはがし，ゆでる。
②たまねぎは，細かくみじん切りにする。
③ボールに肉とたまねぎを入れ，卵と小麦粉，こしょうを入れてよく混ぜる。
④キャベツを4等分し，③をのせて包む。
⑤鍋に④，千切りにしたたまねぎ，にんじん，セロリーを入れ，洋風だしとAを入れ，20分間煮込む。
⑥ゆでたグリンピースを飾る。

3色野菜のマリネ
①ピーマンは細切りにし，さっとゆでる。きゅうりは輪切りする。

②ソースの材料Bを合わせて，一煮立ちさせて冷まし，①とミニトマトを浸け込む。

ブラン・マンジェ
①板ゼラチンは水に戻す。
②鍋に牛乳，砂糖，ゼラチンを入れて溶かす（80℃）。
③ボールに②，ヨーグルトとアーモンドエッセンスを入れて混ぜ合わせ，型に流し入れ，冷蔵庫で冷やす。
④生クリームを泡立て，砂糖を入れ，しっかり泡立てたら，絞り袋に入れる。
⑥ブラン・マンジェが固まったらぬるま湯に5秒つけ，型からはずし皿にのせ，ジャムをかけ，④のホイップクリームを飾る。

おやつ（午後3時）

シナモンのバンバリークッキー
①干しぶどうは，みじん切りにする。
②ボールにバターと黒砂糖を入れ，混ぜる。
③②にシナモン粉末と卵を加えてクリーム状に練り，小麦粉と①を加えて1つにまとめる。
④③を冷蔵庫で30分間ねかせる。
⑤ラップの上に④をのせ三角形に整形して，5mmに切って，180℃のオーブンで約5〜6分間焼く。

〈3〜5歳児：冬メニュー〉

区分	献立名		食品名	可食量(g)	エネルギー(kcal)	たんぱく質(g)	脂質(g)	炭水化物(g)	ビタミンC(mg)	カルシウム(mg)	鉄(mg)	食物繊維(g)	食塩相当量(g)
昼食	ビビンバ	A	米	50	171	3.1	0.5	38.8	−	3	0.4	0.3	−
			牛もも肉	25	59	4.8	4.7	0.1	−	1	0.6	−	−
			濃口しょうゆ	1	1	0.1	−	0.1	−	−	−	−	0.1
			砂糖	0.9	4	−	−	0.9	−	−	−	−	−
			酒	1.5	2	−	−	0.1	−	−	−	−	−
			根深ねぎ	0.5	−	−	−	−	−	−	−	−	−
			にんにく	0.4	1	−	−	0.1	−	−	−	−	−
			ごま油	1.5	13	−	1.5	−	−	−	−	−	−
			ごま	0.9	5	0.2	0.5	0.2	−	11	0.1	0.1	−
			大豆もやし	20	6	0.7	0.3	0.5	1	5	0.1	0.5	−
			にら	10	2	0.2	−	0.4	2	5	0.1	0.3	−
			青ピーマン	8.5	2	0.1	−	0.4	6	1	−	0.3	−
			にんじん	9.7	3	0.1	−	0.9	1	3	−	0.3	−

			重量	エネルギー									
昼食		B	生しいたけ	7.5	2	0.2	–	0.5	1	–	–	0.4	–
			ごま油	4	36	–	4.0	–	–	–	–	–	–
			食塩	0.5	–	–	–	–	–	–	–	–	0.5
			砂糖	0.9	4	–	–	0.9	–	–	–	–	–
			酒	3	3	–	–	0.2	–	–	–	–	–
			濃口しょうゆ	1	1	0.1	–	0.1	–	–	–	–	0.1
			鶏卵	45	64	5.5	4.6	0.2	–	21	0.7	–	0.2
	わかめスープ		わかめ（乾）	3	5	0.4	–	1.2	–	23	0.1	1.0	0.5
			牛もも肉	3	6	0.6	0.4	–	–	–	–	–	–
			にんにく	0.5	1	–	–	0.1	–	–	–	–	–
			鶏がらだし	180	13	1.6	0.7	–	–	2	0.2	–	0.2
			根深ねぎ	1.8	1	–	–	0.1	–	1	–	–	–
	オイソバキムチ風		きゅうり	30	4	0.3	–	0.9	4	8	0.1	0.3	–
			だいこん	20	3	0.1	–	0.8	2	5	–	0.3	–
			かつお・こんぶだし	5	–	–	–	–	–	–	–	–	–
			レモン汁	3	1	–	–	0.3	2	–	–	–	–
			濃口しょうゆ	3	2	0.2	–	0.2	–	1	0.1	–	0.4
			みりん	1	2	–	–	0.4	–	–	–	–	–
	果実		いちじく（生）（または，いちご）	60	34	0.4	0.1	8.6	1	16	0.2	1.1	–
	小　計			502.1	451	18.7	17.3	57.0	20	106	2.7	4.8	2.0
おやつ（午後3時）	モロヘイヤの緑お焼き		薄力粉	15	52	1.2	0.2	11.4	–	3	0.1	0.4	–
			米	15	51	0.9	0.1	11.6	–	1	0.1	0.1	–
			水	30									
		C	モロヘイヤ	8	3	0.4	–	0.5	5	21	0.1	0.5	–
			オクラ	8	2	0.2	–	0.5	1	7	–	0.4	–
			もやし	5	1	0.1	–	0.1	–	1	–	0.1	–
			たかな漬	5	2	0.1	–	0.3	–	3	0.1	0.2	0.2
			ちりめんじゃこ	5	9	2.0	0.2	–	–	26	–	–	0.3
			ごま	2	12	0.4	1.1	0.4	–	24	0.2	0.3	–
			豚肉	15	26	3.1	1.5	–	–	1	0.1	–	–
			しょうが	1	–	–	–	0.1	–	–	–	–	–
			さくらえび	2	6	1.3	0.1	–	–	40	0.1	–	0.1
			調合油	3	27	–	3.0	–	–	–	–	–	–
			ウスターソース	1	1	–	–	0.3	–	1	–	–	0.1
			マヨネーズ・全卵型	1	7	–	0.8	–	–	–	–	–	–
	麦茶		麦茶・浸出液	120	1	–	–	0.4	1	2	–	–	–
	小　計			236	200	9.7	7.0	25.6	7	130	0.8	2.0	0.7
合　計				738.1	651	28.4	24.3	82.6	27	236	3.5	6.8	2.7
エネルギー産生栄養素バランス（%E）					17.5	33.6	50.8						

調理方法

昼食

ビビンバ
①牛肉は千切りにして，ごま油で炒め，Aで調味して別皿にとっておく。
②①の鍋にごま油を入れ，薄切りにしたしいたけを炒め，Bの調味料の一部で味をつける。
③にらは適当な長さに切る。ピーマンとにんじんは細切りにする。
④大豆もやし，にらはさっとゆでる。
⑤大豆もやし，にら，ピーマン，にんじんは一品ずつごま油で炒め，Bで味つけする。
⑥卵は目玉焼きにする。
⑦白米飯を器に盛り，①②⑤を飾り上に⑥をのせる。

オイソバキムチ風
①きゅうりは5cmの長さに切って断面に十字の切り込みを入れて，3％の塩水に10分ほど漬ける。
②だいこんは，細かい千切りにする。
③ボールにだいこんを入れよく混ぜ，次にしょうゆ，みりん，レモン汁を入れて調味する。
④①の水気をふき，切り込みに③の具を詰める。
⑤1～2日置いて④を2つに切り供す。

おやつ（午後3時）

モロヘイヤの緑お焼き
①米と水をあわせミキサーにかける。小麦粉と合わせる。
②モロヘイヤは千切り，オクラは輪切りする。
③豚肉にしょうがのおろしたものをまぶしておく。
④①にCの野菜を入れ混ぜる。
⑤フライパンに油をひき，豚肉をのせて焼き，上に④をのせ焼く。飾りにさくらえびをのせる。
⑥ウスターソースとマヨネーズを混ぜたものをソースとしてかける。

〈間食のメニュー〉

献立名	食品名	可食量(g)	エネルギー(kcal)	たんぱく質(g)	脂質(g)	炭水化物(g)	ビタミンC(mg)	カルシウム(mg)	鉄(mg)	食物繊維(g)	食塩相当量(g)
蒸しパン	りんご	20	11	–	–	3.2	1	1	–	0.4	–
	プルーン－乾	6	13	0.1	–	3.7	–	3	0.1	0.4	–
	砂糖	5	20	–	–	5.0	–	–	–	–	–
	鶏卵	20	28	2.4	2.0	0.1	–	9	0.3	–	0.1
	小麦粉（薄力粉）	40	140	3.3	0.6	30.3	–	8	0.2	1.0	–
	ベーキングパウダー	0.2	–	–	–	0.1	–	5	–	–	–
	合　計	91.2	212	5.8	2.6	42.4	1	26	0.6	1.8	0.1
チーズ入りみたらし団子 A	白玉粉	20	69	1.3	0.2	16.0	–	1	0.2	0.1	–
	プロセスチーズ	20	63	4.5	5.2	0.3	–	126	–	–	0.6
	砂糖	8	31	–	–	7.9	–	–	–	–	–
	濃口しょうゆ	6	5	0.5	–	0.5	–	2	0.1	–	0.9
	じゃがいもでん粉	1.5	5	–	–	1.2	–	–	–	–	–
	合　計	55.5	173	6.3	5.4	25.9	–	129	0.4	0.1	1.4
ヨーグルト・アラモード	ヨーグルト・無糖	25	14	0.9	0.8	1.2	–	30	–	–	–
	ブルーベリージャム	6	10	–	–	2.6	–	–	–	0.3	–
	普通牛乳	50	31	1.7	1.9	2.4	1	55	–	–	0.1
	ゼラチン	1.2	4	1.1	–	–	–	–	–	–	–
	砂糖	65	254	–	–	64.5	–	1	–	–	–
	バナナ	75	70	0.8	0.2	16.9	12	5	0.2	0.8	–
	キウイフルーツ	50	26	0.5	0.1	6.7	36	13	0.2	1.3	–
	合　計	271.7	409	5.0	3.0	94.3	49	104	0.4	2.4	0.1
くるみ餅	じゃがいもでん粉	12	41	–	–	9.8	–	1	0.1	–	–
	普通牛乳	50	31	1.7	1.9	2.4	1	55	–	–	0.1
	黒砂糖	10	35	0.2	–	9.0	–	24	0.5	–	–
	きな粉	6	27	2.2	1.5	1.7	–	11	0.5	1.1	–
	くるみ（いり）	4	29	0.6	2.8	0.5	–	3	0.1	0.3	–
	合　計	82	163	4.7	6.2	23.4	1	94	1.2	1.4	0.1
米粉クッキー	グラニュー糖	8	31	–	–	8.0	–	–	–	–	–
	上新粉	10	34	0.6	0.1	7.9	–	1	0.1	0.1	–
	アーモンド(乾)	10	61	2.0	5.2	2.1	–	25	0.4	1.0	–
	無塩バター	10	72	0.1	8.3	–	–	1	–	–	–
	合　計	38	198	2.7	13.6	18.0	–	27	0.5	1.1	–
食事摂取基準（2020）：3～5歳		1,300									
間食（うち10～15%）		130～215									

調理方法

蒸しパン
①りんごは皮をむき，いちょう切りにし，少量の水で煮詰める。プルーンとともにシナモン，砂糖（分量外）を少量まぶしておく。
②ボールに卵と砂糖を加えてよく混ぜる。
③小麦粉とベーキングパウダーをふるっておく。
④②に③を合わせ，冷ました①を入れる。
⑤銀ケースに④を入れて蒸し器に入れ，強火で10分蒸す。

チーズ入りみたらし団子
①白玉粉と水をボールに入れ，耳たぶのかたさに練る。
②チーズを1cm角に切っておく。
③①を15等分にし，チーズを中心に入れて丸める。
④鍋にお湯を沸かし，③を入れ，浮いてくるまでゆでる。
⑤調味料Aを合わせ，みたらしあんを作り，④の団子を絡める。

ヨーグルト・アラモード
①板ゼラチンを水に戻す。
②牛乳を少量沸かし砂糖を入れ，①を溶かし火を止める。
③粗熱がとれたら，残りの牛乳，プレーンヨーグルトとブルーベリージャムを混ぜ合わせる。
④器に③を流し，冷蔵庫で冷やし固める。
⑤バナナ，キウイフルーツを食べやすいように切って飾る。

くるみ餅
①鍋にじゃがいもでん粉，黒砂糖，牛乳を入れ，よく混ぜる。
②①を火にかけ，練っていく。
③②に粗みじんにしたくるみを入れよく混ぜる。
④きな粉の入ったバットに③をとり，冷めたら適当な大きさに切り分ける。

米粉クッキー
①ボールに1.5cm角のバターと米粉を入れて混ぜる。
②①にグラニュー糖とアーモンドパウダーを振るい入れ，1つにまとめる。
③クッキングシートを敷いた天板に②を指で丸くつまんでのせて，160～170℃で15分焼きあげる。

●文　献●

1）海老澤元宏，伊藤浩明，藤澤隆夫（監修）：食物アレルギー診療ガイドライン2016，協和企画，2016
2）海老澤元宏（研究開発代表）：免疫アレルギー疾患実用化研究事業　重症食物アレルギー患者の管理および治療の安全性向上に関する研究「食物アレルギーの診療の手引き2020」，2020
3）柴田瑠美子，伊藤和枝（編著）：ホップステップ食物アナフィラキシー教室，南江堂，2009
4）柴田瑠美子：「食物アレルギーの治療　2．除去食」，馬場実（編）：やさしい食物アレルギーの自己管理　改訂版，医薬ジャーナル社，p.49-62，2010
5）柴田瑠美子：「食物除去の基本」，海老澤元宏（監修）：食物アレルギーの栄養指導，医歯薬出版，pp.22-24，2012

・幼児食懇話会（編）：幼児食の基本，日本小児医事出版社，1998
・乳幼児食生活研究会（編）：幼児の食生活　その基本と実際，日本小児医事出版社，pp.84-86，2010
・小児科と小児歯科の保健検討委員会：歯からみた幼児食の進め方，日本小児歯科学会ホームページ，2007，http://www.jspd.or.jp/contents/main/proposal/index03_06.html#pro06.
・坂本元子（編）：栄養指導・栄養教育〈第3版〉，第一出版，pp.160-162，2006
・伊藤貞嘉，佐々木敏監修：厚生労働省「日本人の食事摂取基準（2020年版）」策定検討会報告書：日本人の食事摂取基準（2020年版），第一出版，2020
・津田博子，麻見直美（編著）：Nブックス　五訂応用栄養学，建帛社，2020
・市丸雄平・岡純（編著）：マスター応用栄養学〈第2版〉，建帛社，pp.86-99，2008
・堤ちはる・土井正子（編著）：子育て・子育ちを支援する子どもの食と栄養，萌文書林，pp.126-151，2011
・日本小児科学会・日本小児保健協会・日本小児科医会編集：子育て支援ハンドブック，日本小児医事出版社，pp.410-421，2011
・厚生労働省雇用均等・児童家庭局保健課：児童福祉施設における食事の提供ガイド−児童福祉施設における食事の提供及び栄養管理に関する研究会報告書−，2010
・厚生労働科学研究費補助金免疫アレルギー疾患等政策研究事業（研究代表者：海老澤元宏）：「厚生労働科学研究班による食物アレルギーの栄養指導の手引き2017」，2017
・柴田瑠美子：国立病院機構福岡病院の食物アレルギー教室，講談社，2015

第7章

学童期の栄養

　学童期とは，6歳から12歳の，小学校に通っている時期をいう。学童期における身体発育は，前半は幼児期に引き続き緩慢であるが，後半になると身長・体重は急激に増加して発育急進期に入り，学童期は，思春期へと移行する極めて重要な時である。特に，成長期にある学童期の健全な食生活は，健康的な心身を育み，将来の自立に向けての望ましい食習慣を完成させるための基本となる。

　社会経済構造の変化の中で，女性の社会進出や夫婦共働きの家庭の増加により，食生活の多様化も進み，十分な知識に基づいた食生活の実践は困難な状態である。そのため，子どもの食生活において，偏った栄養摂取や不規則な食事により，健康状態にも変化が生じ，肥満や過度の痩身など生活習慣病の増加やさまざまな問題が引き起こされている。一方，学校給食は栄養バランスのとれた豊かな食事を提供することで，子どもの健康の保持・増進，体位の向上を図る上で重要な位置づけとなっている。特に，2008（平成20）年6月の「学校給食法」の改正により，学校給食の目的は食育推進の観点から見直しが行われ，学校給食が学校教育の一環となっている。

1. 学童期の生理的特性

　学童期の身体発育は，身長・体重は増加し，骨も成長して最大骨量（ピーク・ボーン・マス）を高める時期である。年齢別の身長・体重の全国平均値を表7-1に示した。

　小学校の中学年である8歳，9歳までは，男子が女子よりも身長，体重の数値は高く，小学校高学年の10歳，11歳で男子と女子が逆転して，女子の方が高く，年間発育量は最大となり，第二発育急進期となる。その後，男子は女子を追い越して，身長も体重も増加している。

　学童期には骨の長さと太さが成長し，骨密度も高くなり，骨幹部にカルシウムとリン酸が濃縮されて骨塩が蓄積される。骨の成長に伴って，身体各部位は変化し，身長と頭の長さの比率は新生児で4：1，6歳児で6：1，12歳で7：1，そして，28歳になると8：1になる。

　歯の発育は，乳歯の20本が，6歳頃で永久歯に生え変わり，12歳頃で28本が生えそろう。そして15歳から30歳までに32本となる。

　免疫機能と関連の深いリンパ組成の発育は，図7-1に示したように，学童期の中学年に成人期の2倍になり，感染症の抵抗力は増し，20歳には成人レベルに戻っている。脳の発育は10〜12歳で完成し，学童期も高学年には成人のレベルに達して，知的能力が発達し，客観的，抽象

的，論理的思考ができるようになるが，一般の臓器である，呼吸器，消化器，筋肉などは穏やか
に発育していく。子どもの基礎的な運動能力（走，跳，投にかかる項目：持久性，瞬発力，筋力など）
は，1985（昭和60）年頃をピークに著しい低下傾向にあり，敏捷性，平衡性，柔軟性など巧みさ
にかかわる能力も低下している。最新の文部科学省の体力・運動能力調査結果では体力の低下は
下げ止まりの状況にあるが，顕著な向上は認められていない。また，運動・スポーツを「ほとん
ど毎日する」子どもの割合は男女とも低下したままであり，日常，積極的に運動する者とそうで
ない者と二極化している。

表7-1　年齢別身長・体重の平均値および標準偏差（平成31年度）

区分（歳）		身長（cm）		体重（kg）	
		平均値	標準偏差	平均値	標準偏差
男子	幼稚園　5	110.3	4.71	18.9	2.59
	小学校　6	116.5	4.94	21.4	3.42
	7	122.6	5.20	24.2	4.21
	8	128.1	5.41	27.3	5.12
	9	133.5	5.73	30.7	6.37
	10	139.0	6.07	34.4	7.43
	11	145.2	7.13	38.7	8.62
	中学校　12	152.8	8.03	44.2	9.93
	13	160.0	7.62	49.2	10.16
	14	165.4	6.72	54.1	10.08
	高等学校　15	168.3	5.93	58.8	10.89
	16	169.9	5.85	60.7	10.31
	17	170.6	5.87	62.5	10.64
女子	幼稚園　5	109.4	4.70	18.6	2.56
	小学校　6	115.6	4.92	20.9	3.27
	7	121.4	5.14	23.5	3.85
	8	127.3	5.55	26.5	4.75
	9	133.4	6.16	30.0	5.86
	10	140.2	6.80	34.2	6.99
	11	146.6	6.59	39.0	7.75
	中学校　12	151.9	5.89	43.8	8.00
	13	154.8	5.48	47.3	7.65
	14	156.5	5.32	50.1	7.51
	高等学校　15	157.2	5.33	51.7	7.67
	16	157.7	5.37	52.7	7.59
	17	157.9	5.34	53.0	7.72

注）1．年齢は，2019（平成31）年4月1日現在の満年齢である。
　　2．全国平均の5歳から17歳の標準誤差は，身長0.04〜0.07cm，体重0.02〜0.12kgである。
　　3．幼稚園には幼保連携型認定こども園，小学校には義務教育学校の第1〜6学年，中学校には中等教育学
　　　校の前期課程及び義務教育学校の第7〜9学年，高等学校には中等教育学校の後期課程を含む。

（文部科学省：学校保健統計調査報告書，2020）

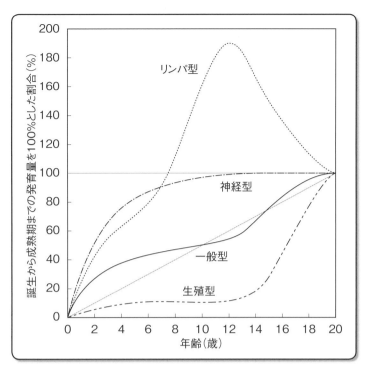

図7-1　スキャモンの発育曲線

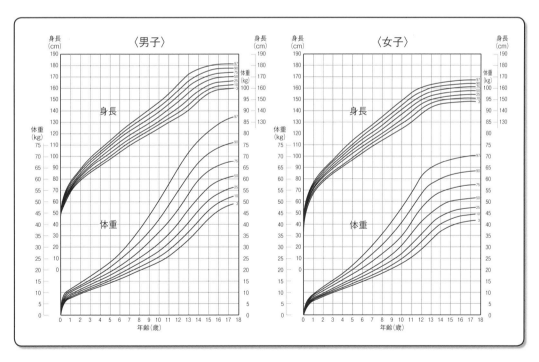

図7-2　身長・体重成長曲線チェックシート

（厚生労働省雇用均等・児童家庭局：「食を通じた子どもの健全育成（―いわゆる「食育」の視点から―）のあり方に関する検討会」報告書，2004（平成16）年2月）

2．学童期の栄養管理

（1）学童期の栄養管理のポイント

栄養アセスメント	栄養ケア	献立作成上の留意点
• 児童の健康状態は生活習慣病の観点から体重管理をする	• 児童の肥満は，高血圧症，脂質異常症，糖尿病など生活習慣病とかかわりがあり，また，やせ志向の児童はダイエットをして，減食や偏った食事をしていることがあるので，理想的な体重を認識して定期的な体重測定により体重管理を行う。 〈肥満の判定〉 ①肥満度判定：肥満度＝（実測体重（kg）－身長別標準体重（kg））／身長別標準体重×100 　・数値が20％以上は肥満傾向 　・数値が－20％以下は痩身傾向 ②ローレル指数（Rohrer index）：（体重（kg）／身長（cm）^{3}）×10^7で算出して，115〜145を正常，100未満をやせ，160以上を肥満とする。 ③成長曲線：性別にて身長・体重成長曲線（p.109，図7-2）を用いて，評価判定する。	• 学童期の食事摂取基準は，表7-2（p.113）を参考にする。児童の献立を作成するには児童に個人差があるため栄養補給に考慮する。 • 不規則な間食は，次の食事の食欲減退，栄養素摂取バランスを乱すことになる。食事を規則正しく摂取するための習慣化を支援する。
• 食事調査	• 児童は体が小さいが多くのエネルギーや各種栄養素が必要である。消化吸収能力は未熟であるため，3回の食事では必要なエネルギーや各種栄養素を満たすことができない。そのため，間食は食事の一部として補給され，食事とは異なった楽しみと，休息，気分転換の食事であることも認識させる。	• 糖分，塩分，脂肪分の多い菓子に偏らないようにする。学童期に不足する栄養素であるカルシウム，鉄分，ミネラルなどの栄養素を含む，乳・乳製品，いも類，豆類，野菜，果実類を使用した手作り間食を工夫する。
• 間食	• 間食は推定エネルギー必要量の10〜15％であるが，時間を決めて質と量を考慮して摂取しているか評価する。特に高脂肪，高塩分，高糖度のスナック菓子や清涼飲料水の過剰摂取が生活習慣病を惹起することを認識させる。 • 清涼飲料水やスポーツドリンクを大量に飲用すると，ペットボトル症候群になり，高血糖状態になることを認識させる。市販の嗜好飲料水は糖分を6〜10％含んでいることを認識させる。	• 清涼飲料水は1日約300mLまでとし，残りの水分は，水または茶で摂取することが望ましい。
• 朝食の欠食	• 朝食の欠食理由は，食欲がない，食べる時間がない，食べる料理がない，また夜型生活の定着傾向で就寝時間が遅い，睡眠時間	• 主食・主菜・副菜・汁物の食事形態で献立を立てる。調理品に食物繊維を含む，豆類，藻類，

	が短い，夜食の摂取量が多いなど生活習慣に問題があることを認識させる。朝食を欠食したり，残す児童において，不定愁訴を呈してめまいや立ちくらみ，頭痛の症状が出やすくなることを理解させる。	野菜類を取り入れる。特に鉄分の多いひじきはビタミンCやたんぱく質，銅を含む食品と一緒に摂取できる献立を工夫する。
•個食と孤食	•母親の就労により子どもを取り巻く食環境が変化し，食事が楽しくなかったり，心理的ストレスを受けることがある。正しい食生活のあり方や家庭でコミュニケーションが重要であることを認識させる。 ①個食：一緒に食卓を囲んでいても家族一人ひとりが違う料理を食べること。 ②孤食：家族が食卓を囲むことがなく，それぞれがバラバラに食事をとること。 ③固食：好き嫌いが激しく同じようなものを食べること。 ④小食：ダイエットなどで，食べる量を減らすこと。 ⑤戸食：外食ですませること（食の外部化）。 ⑥粉食：食文化の西洋化で，米をあまりたべず，粉物（パスタやパンなど）を中心とすること。 ⑦濃食：加工食品・インスタント食品などの濃い味に慣れ，濃い味を好むこと。 •簡便な食事，コンビニエンスストアの1品料理，ファストフード，インスタント食品の摂取が生活習慣病とかかわりが深く，高脂肪，高塩分，低食物繊維の食事をしていることを理解させる。	•児童が不足する栄養素は，たんぱく質，ミネラル，食物繊維，過剰になるのは塩分，脂肪であるため，それらの栄養素に寄与する食品を調整する工夫をする。味つけはうま味調味料や食品を取り入れて薄味にする。また，季節の，はしり，旬，なごりの食品を使用すると本来の食品の味や香りが強く，薄味でもおいしい。かんきつ類など酸味のある食材も取り入れると，減塩調理に寄与できる。食事形態は不足する栄養素を含んだ食品を主食，主菜，副菜に調理ができる方法を指導する。
•偏食・食欲不振	•食物の好き嫌いにより健康の問題が生じる場合がある。親が偏食しないで，お手本となり，時間をかけての改善指導が重要である。食欲不振は食事の摂取量が不足して，栄養不足で発育が不良となる。保護者に問題のある場合と，環境に問題がある場合の2点が考えられることを認識させる。	•嫌いな食品を無理に摂取させるのではなく，その代替品を食事に用いた献立を工夫する。 •偏った食事を摂取すると，各種ビタミン類や無機質や亜鉛が不足して味覚異常が発症して食事性亜鉛欠乏症になる。亜鉛を含むかき，牛肉，チーズなどを献立に取り入れる。
•虫歯（う歯）	•6歳頃には，第一大臼歯が生えはじめ，乳歯が永久歯に生えかわる。また，永久歯の虫歯の発生頻度が6〜8歳で高くなる。 •虫歯は，口内細菌のストレプトコッカスミュータンスが砂糖などにより繁殖し，不溶性の粘着性のデキストリンを形成して歯垢となり，歯垢中で酸を産生する。食塩や砂糖を含んだ食品を食べた後は，正しい歯磨	•歯質を高めるためには，たんぱく質，カルシウム，ビタミンA，D，Eの栄養を含む食品，特に大豆製品，乳製品，緑黄色野菜，きのこ類，種実類を使用した献立を指導する。

	きや口すすぎが重要であることを認識させる。	
・便秘	・排便習慣は人の腸内環境と関連することが知られており，腸内環境に影響を及ぼす腸内細菌が肥満など生活習慣病とかかわりを示す研究成果も最近報告されている。規則正しい排便習慣を身につけて1日1回排便することを認識させる。 ・排便が1週間に3回以下で，便の排出が異常に遅延した状態を便秘という。 機能的便秘（習慣性） ①けいれん性便秘：過敏性腸症候群の便秘。残便感，腹痛，不快感を伴い，便秘と下痢を繰り返すことがある。便量増大のため十分な水分と食物繊維を含む食品を多く摂取させて蠕動運動を促す。 ②弛緩性便秘：大腸の緊張低下，運動の低下により起こる。腹部の不快感・膨満感，イライラ，頭痛などがある。腸の緊張を抑制させて，便量を増やして，蠕動運動を促すことが重要であることを認識させる。	・規則正しい排便習慣を身につけさせることが大事である。 ①けいれん性便秘：刺激物（香辛料・アルコール，コーヒー）や脂質の多い食品やガスが発生しやすい食品などを避ける。水溶性の食物繊維を含む食品を献立に取り入れる工夫をする。 ②弛緩性便秘：食物繊維を含む食品を冷水，冷たい牛乳で摂取する。便通を整える脂質を含む食品として，ごま，くるみを摂取する。また，レジスタントスターチ（難消化性でん粉）を献立に取り入れる工夫をする。

（2）小児生活習慣病

　小児の生活習慣病を早く発見したり，予防するために，「学校保健安全法」で学校検尿が義務付けられている。小児生活習慣病は，第1群：生活習慣病がすでに小児期に顕在化しているもの（成人型糖尿病，虚血性心疾患，消化性潰瘍等），第2群：潜在化している生活習慣病（動脈硬化の初期病変が10代の小児の98％にみられる），第3群：生活習慣病の危険因子がすでに小児期にみられるもの（生活習慣病予備軍：小児肥満，小児高血圧，小児脂質異常症）に分類されている。

（3）学童期の主な食事摂取基準

　食事摂取基準では，小学校の6～7歳（低学年），8～9歳（中学年），10～11歳（高学年）の3つに区分されている。学童期の推定エネルギー必要量（EER）は，身体活動レベルⅡ（普通）の場合，6～7歳：男子1,550 kcal，女子1,450 kcal，8～9歳：男子1,850 kcal，女子1,700 kcal，10～11歳：男子2,250 kcal，女子2,100 kcalである。学童期は特に，体の構成成分であるたんぱく質，骨や歯に必要なカルシウム，血液とかかわりのある鉄についての考慮が必要である。

表7-2　学童期の主な食事摂取基準（身体活動レベルⅡ）

エネルギーおよび栄養素		6〜7歳		8〜9歳		10〜11歳	
		男子	女子	男子	女子	男子	女子
エネルギー（kcal/日）	EER	1,550	1,450	1,850	1,700	2,250	2,100
たんぱく質（g/日）	RDA	30	30	40	40	45	50
脂質エネルギー比率（%E）	DG	20〜30	20〜30	20〜30	20〜30	20〜30	20〜30
炭水化物エネルギー比率（%E）	DG	50〜65	50〜65	50〜65	50〜65	50〜65	50〜65
ビタミンA（μgRAE/日）	RDA	400	400	500	500	600	600
ビタミンD（mg/日）	UL	30	30	40	40	60	60
ビタミンB₁（mg/日）	RDA	0.8	0.8	1.0	0.9	1.2	1.1
ビタミンB₂（mg/日）	RDA	0.9	0.9	1.1	1.0	1.4	1.3
ビタミンC（mg/日）	RDA	60	60	70	70	85	85
葉酸（μg/日）	RDA	140	140	160	160	190	190
カリウム（mg/日）	AI	1,300	1,200	1,500	1,500	1,800	1,800
カルシウム（mg/日）	RDA	600	550	650	750	700	750
鉄（mg/日）	RDA	5.5	5.5	7.0	7.5	8.5	8.5
亜鉛（mg/日）	RDA	5	4	6	5	7	6
食物繊維（g/日）	DG	10以上	10以上	11以上	11以上	13以上	13以上
食塩相当量（g/日）	DG	4.5未満	4.5未満	5.0未満	5.0未満	6.0未満	6.0未満

注）EER：推定エネルギー必要量，RDA：推奨量，DG：目標量，UL：耐容上限量，AI：目安量

（厚生労働省：日本人の食事摂取基準（2020年版））

（4）学童期の献立例

〈10〜11歳女子〉

	献立名	食品名	可食量(g)	エネルギー(kcal)	たんぱく質(g)	脂質(g)	炭水化物(g)	カルシウム(mg)	鉄(mg)	食物繊維(g)	食塩相当量(g)
朝食	麦ご飯	精白米	70	239	4.3	0.6	54.3	4	0.6	0.4	−
		押麦	10	33	0.7	0.2	7.8	2	0.1	1.2	−
	たまねぎとじゃがいものみそ汁	たまねぎ	25	8	0.3	−	2.1	4	0.1	0.4	−
		じゃがいも	25	15	0.5	−	4.3	1	0.1	2.2	−
		葉ねぎ	2	1	−	−	0.1	2	−	0.1	−
		かつお・こんぶだし	150	3	0.5	−	0.5	5	−	−	0.2
		甘みそ	10	21	1.0	0.3	3.8	8	0.3	0.6	0.6
	にらの卵とじ	鶏卵	50	71	6.1	5.1	0.2	23	0.8	−	0.2
		にら	30	5	0.5	0.1	1.2	14	0.2	0.8	−
		しらす干し	10	19	4.1	0.4	0.1	52	0.1	−	0.7
		調合油	2	18	−	2.0	−	−	−	−	−
		トマト	50	10	0.4	0.1	2.4	4	0.1	0.5	−
		青しそ	0.5	−	−	−	−	1	−	−	−
		だいこん	25	4	−	−	1.0	6	0.1	0.3	−
	ほうれんそうのピーナッツ和え	ほうれんそう	70	13	1.5	0.3	2.2	34	1.4	2.0	−
		しめじ	20	4	0.5	0.1	1.0	−	0.1	0.7	−
		無塩バター	1	7	−	0.8	−	−	−	−	−
		ピーナッツ	10	57	2.5	4.7	1.9	5	0.2	0.9	−
	A{	砂糖	3	12	−	−	3.0	−	−	−	−
		濃口しょうゆ	4	3	0.3	−	0.3	1	0.1	−	0.6
	フルーツヨーグルト	ヨーグルト	40	22	1.4	1.2	2.0	48	−	−	−
		はちみつ	2	7	−	−	1.6	−	−	−	−
		みかん	40	20	0.3	−	4.6	6	−	0.2	−
	小　計		649.5	592	25.0	15.9	94.4	219	4.3	10.3	2.3

区分	料理名	食品名	重量	エネルギー	たんぱく質	脂質	炭水化物	Ca	鉄	食物繊維	食塩
昼食	フランスパンガーリック風味	フランスパン	70	202	6.6	0.9	40.3	11	0.6	1.9	1.1
		にんにく	0.5	1	–	–	0.1	–	–	–	–
		無塩バター	2	14	–	1.7	–	–	–	–	–
	ポトフ	ソーセージ	40	128	4.6	12.2	1.3	2	0.2	–	0.8
		にんじん	20	6	0.2	–	1.7	5	–	0.5	–
		かぶ	20	4	0.1	–	1.0	5	–	0.3	–
		たまねぎ	20	7	0.2	–	1.7	3	0.1	0.3	–
		じゃがいも	20	12	0.4	–	3.5	1	0.1	1.8	–
		セロリー	20	2	0.1	–	0.7	8	–	0.3	–
		キャベツ	20	4	0.3	–	1.0	9	0.1	0.4	–
		水	120								
	B {	ローリエ	0.5								
		チョウジ	1本								
		タイム	少々								
		こしょう	0.01	–	–	–	–	–	–	–	–
		食塩	0.8	–	–	–	–	–	–	–	0.8
	カラフルシーザーサラダ	サニーレタス	40	6	0.5	0.1	1.3	26	0.7	0.8	–
		ロケットサラダ	5	1	0.1	–	0.2	9	0.1	0.1	–
		青ピーマン	10	2	0.1	–	0.5	1	–	0.2	–
		赤ピーマン	10	3	0.1	–	0.7	1	–	0.2	–
		うずら卵	10	16	1.3	1.3	–	6	0.3	–	–
		ベーコン	5	20	0.6	2.0	–	–	–	–	0.1
		フランスパン	3	9	0.3	–	1.7	–	–	0.1	–
	C {	マヨネーズ	4	27	0.1	3.0	0.1	–	–	–	0.1
		ナチュラルチーズ	1.5	7	0.7	0.5	–	20	–	0.1	–
		酢	4	1	–	–	0.1	–	–	–	–
		牛乳	4	2	0.1	0.2	0.2	4	–	–	–
	爽やかトマトゼリー	トマト	50	10	0.4	0.1	2.4	4	0.1	0.5	–
		砂糖	2	8	–	–	2.0	–	–	–	–
		レモン汁	1.5	–	–	–	0.1	–	–	–	–
		ゼラチン	1.2	4	1.1	–	–	–	–	–	–
		ミニトマト	10	3	0.1	–	0.7	1	–	0.1	–
		ミント	1								
	牛乳	普通牛乳	200	122	6.6	7.6	9.6	220	–	–	0.2
	小　計		717.01	621	24.6	29.6	70.9	336	2.3	7.6	3.1
夕食	米飯	精白米	70	239	4.3	0.6	54.3	4	0.6	0.4	–
		押麦	10	33	0.7	0.2	7.8	2	0.1	1.2	–
	うなぎとなすの四川風煮	うなぎ	40	91	6.8	7.7	0.1	52	0.2	–	0.1
		じゃがいもでん粉	10	34	–	–	8.2	1	0.1	–	–
		なす	60	11	0.7	0.1	3.1	11	0.2	1.3	–
		調合油	7	62	–	7.0	–	–	–	–	–
	D {	ごま油	2	18	–	2.0	–	–	–	–	–
		にんにく	2	3	0.1	–	0.6	–	–	0.1	–
		しょうが	2	1	–	–	0.1	–	–	–	–
		根深ねぎ	6	2	0.1	–	0.5	2	–	0.2	–
	E {	じゃがいもでん粉	1.8	6	–	–	1.5	–	–	–	–
		トウバンジャン	0.5	–	–	–	–	–	–	–	0.1
		テンメンジャン	0.5	1	–	–	0.2	–	–	–	–
		ごま	6	36	1.2	3.2	1.0	72	0.6	0.6	–
		濃口しょうゆ	5	4	0.4	–	0.4	1	0.1	–	0.7
		酒	6	6	–	–	0.3	–	–	–	–
		砂糖	1	4	–	–	1.0	–	–	–	–
		鶏がらだし	30	2	0.3	0.1	–	–	–	–	–
		酢	1	–	–	–	–	–	–	–	–
	セロリーとだいこんの拌菜	セロリー	20	2	0.1	–	0.7	8	–	0.3	–
		だいこん	30	5	0.1	–	1.2	7	0.1	0.4	–
	F {	濃口しょうゆ	4	3	0.3	–	0.3	1	0.1	–	0.6
		酒	4	4	–	–	0.2	–	–	–	–
		砂糖	3	12	–	–	3.0	–	–	–	–
		コチジャン	0.5	–	–	–	–	–	–	–	0.1
		甘みそ	0.5	1	–	–	0.2	–	–	–	–
		にんにく	2	3	0.1	–	0.6	–	–	0.1	–

献立名	食品名	可食量	エネルギー	たんぱく質	脂質	炭水化物	カルシウム	鉄	食物繊維	食塩相当量
夕食　搾菜肉絲湯	ザーサイ	5	1	0.1	−	0.2	7	0.1	0.2	0.7
	豚肉	10	13	2.2	0.5	−	−	0.1	−	−
	中華だし	150	5	1.2	−	−	5	−	−	0.2
	酒	3	3	−	−	0.1	−	−	−	−
黄金南京ゼリー	かぼちゃ	40	31	0.8	0.1	8.2	6	0.2	1.4	−
	ゼラチン	3	10	2.6	−	−	−	−	−	−
	豆乳	25	16	0.8	0.9	1.2	8	0.3	0.1	−
	牛乳	25	15	0.8	1.0	1.2	28	−	−	−
	砂糖	8	31	−	−	7.9	−	−	−	−
小　計		593.8	708	23.7	23.4	104.1	215	2.8	6.3	2.5
合　計		1,959.3	1,921	73.3	68.9	269.4	770	9.4	24.2	7.9
エネルギー産生栄養素バランス（%E）			15.2	32.4	52.4					

調理方法

朝

にらの卵とじ
①にらは洗って水気を切り，3cm長さに切る。しらす干しは，湯通しして水気を切る。
②鍋に油を入れ，①のにらを入れて炒める。
③卵を溶きほぐして②に回し入れ，蓋をして卵が半熟状になったら火を止め，蒸らす。
④付け合わせに，トマトのくし切りとだいこんおろし，しそを添える。

ほうれんそうのピーナッツ和え
①ピーナッツは，砕いてから乾煎りする。
②ほうれんそうはゆでて4cm長さに切り，しめじはゆでておく。
③ボールにAの調味料を合わせ，①②を入れて和える。

昼

ポトフ
①野菜を適当な大きさに切る。
②鍋に水とソーセージと野菜を入れ，Bの調味料を入れて，中火で15分煮る。

カラフルシーザーサラダ
①野菜は千切りする，うずら卵はゆでておく。
②ベーコンは角切りして，フライパンで焼く。
③パンはトーストして細く切る。
④Cの調味料を合わせる。

⑤皿に①②③を盛り，④を注ぐ。

爽やかトマトゼリー
①水に板ゼラチンを入れて戻す。
②トマトは皮を湯むきして，種を取り，1cm角に切り，ミキサーにかけて濾す。
③②のトマトと砂糖を入れ，火にかけ，沸騰したら火からおろし，ゼラチンを入れる。
④③にレモン汁を入れ，グラスに流し，冷蔵庫で冷やす。
⑤④にミニトマト，ミントを飾る。

夕

うなぎとなすの四川風煮
①うなぎ，なすは短冊に切る。
②ボールにEを入れて合わせる。
③うなぎにじゃがいもでん粉をまぶす。
④なすとうなぎは別々に，160～180℃の油でかりっと揚げる。
⑤鍋に油を入れ，Dを炒め，②③④を入れ，沸騰したら，水溶きじゃがいもでん粉でとろみをつけ，ごま油を入れて香りをつける。

セロリーとだいこんの拌菜
①セロリーとだいこんは，3cm長さの千切りにする。にんにくは薄切りにする。
②ボールにFの調味料を合わせて，①を入れて和える。

搾菜肉絲湯（ザーサイと細切り肉のスープ）
①ザーサイは洗って，3cmの長さに千切りする。豚肉は千切りにする。
②鍋に中華だしを沸騰させ，①を入れ，沸騰したら煮きった酒を入れる。

黄金南京ゼリー
①水に板ゼラチンを入れて戻す。
②かぼちゃは蒸して裏ごしする。
③鍋に豆乳と牛乳を入れ，①②を入れ，砂糖を加えて加熱する。
④③の粗熱をとり，アルミケースに入れて冷やし固める。

〈8～9歳男子〉

	献立名	食品名	可食量(g)	エネルギー(kcal)	たんぱく質(g)	脂質(g)	炭水化物(g)	カルシウム(mg)	鉄(mg)	食物繊維(g)	食塩相当量(g)
朝食	パン	ロールパン	70	216	7.1	6.3	34.0	31	0.5	1.4	0.8
	鮭のエスカベージュ	しろさけ（切り身）	50	62	11.2	2.1	0.1	7	0.3	−	0.1
		食塩	0.3	−	−	−	−	−	−	−	0.3
		こしょう	0.01	−	−	−	−	−	−	−	−
		薄力粉	2	7	0.2	−	1.5	−	−	0.1	−
		調合油（揚げ油）	10	89	−	10.0	−	−	−	−	−
		たまねぎ	20	7	0.2	−	1.7	3	0.1	0.3	−
		にんじん	20	6	0.2	−	1.7	5	−	0.5	−
		セロリー	10	1	−	−	0.4	4	−	0.2	−
		青ピーマン	30	6	0.3	0.1	1.5	3	0.1	0.7	−
		トマト	8	2	0.1	−	0.4	1	−	0.1	−
		オリーブ油	7	63	−	7.0	−	−	−	−	−

区分	料理	食品	分量								
朝食	A	食塩	0.2	–	–	–	–	–	–	–	0.2
		こしょう	0.01	–	–	–	–	–	–	–	–
		白ワインビネガー	7	3	–	–	0.1	–	–	–	–
		白ワイン	5	4	–	–	0.1	–	–	–	–
		ローリエ	1								
		パセリ	2	1	0.1	–	0.2	6	0.2	0.1	–
	付け合わせ	じゃがいも	30	18	0.5	–	5.2	1	0.1	2.7	–
		さやいんげん	20	5	0.4	–	1.0	10	0.1	0.5	–
	ミネストローネ	ベーコン	5	20	0.6	2.0	–	–	–	–	0.1
		たまねぎ	20	7	0.2	–	1.7	3	0.1	0.3	–
		にんじん	20	6	0.2	–	1.7	5	–	0.5	–
		キャベツ	20	4	0.3	–	1.0	9	0.1	0.4	–
		セロリー	20	2	0.1	–	0.7	8	–	0.3	–
		じゃがいも	20	12	0.4	–	3.5	1	0.1	1.8	–
		トマト	20	4	0.1	–	0.9	1	–	0.2	–
		オリーブ油	3	27	–	3.0	–	–	–	–	–
		洋風だし	150	9	2.0	–	0.5	8	0.2	–	0.8
	B	ローリエ	1								
		食塩	0.1	–	–	–	–	–	–	–	0.1
		こしょう	0.01	–	–	–	–	–	–	–	–
		粉チーズ	3	13	1.3	0.9	0.1	39	–	–	0.1
		パセリ	0.1	–	–	–	–	–	–	–	–
	果実	キウイフルーツ	20	10	0.2	–	2.7	5	0.1	0.5	–
		グレープフルーツ	30	12	0.3	–	2.9	5	–	0.2	–
		小　計	624.7	616	26.0	31.4	63.6	155	2.0	10.8	2.5
昼食	ビーフン	ビーフン	50	180	3.5	0.8	40	7	0.4	0.5	–
		ハム	10	21	1.9	1.5	0.2	–	0.1	–	0.2
		鶏卵	10	14	1.2	1.0	–	5	0.2	–	–
		じゃがいもでん粉	0.6	2	–	–	0.5	–	–	–	–
		水	1								
	C	干ししいたけ	1	3	0.2	–	0.6	–	–	0.5	–
		たけのこ	10	3	0.4	–	0.4	2	–	0.3	–
		セロリー	10	1	–	–	0.4	4	–	0.2	–
		根深ねぎ	10	4	0.1	–	0.8	4	–	0.3	–
		にんじん	10	3	0.1	–	0.9	3	–	0.2	–
		青ピーマン	10	2	0.1	–	0.5	1	–	0.2	–
		調合油	3	27	–	3.0	–	–	–	–	–
		ごま	3	18	0.6	1.6	0.5	36	0.3	0.3	–
	D	食塩	0.5	–	–	–	–	–	–	–	0.5
		砂糖	0.3	1	–	–	0.3	–	–	–	–
		こしょう	0.01	–	–	–	–	–	–	–	–
		薄口しょうゆ	2	1	0.1	–	0.1	–	–	–	0.3
		酒	3	3	–	–	0.1	–	–	–	–
		中華だし	10	–	0.1	–	–	–	–	–	–
	とうがんのスープ	とうがん（冬瓜）	40	6	0.2	–	1.5	8	0.1	0.5	–
		鶏もも肉	20	23	3.8	1.0	–	1	0.1	–	–
		木綿豆腐	30	22	2.1	1.5	0.5	28	0.5	0.3	–
	E	酒	3	3	–	–	0.1	–	–	–	–
		しょうが	3	1	–	–	0.2	–	–	0.1	–
		鶏がらだし	150	11	1.4	0.6	–	2	0.2	–	0.2
		酒	6	6	–	–	0.3	–	–	–	–
		食塩	0.6	–	–	–	–	–	–	–	0.6
		じゃがいもでん粉	1.8	6	–	–	1.5	–	–	–	–
	杏仁豆腐	砂糖	10	39	–	–	9.9	–	–	–	–
		水	10								
		レモン汁	3	1	–	–	0.3	–	–	–	–
		すいか（小玉種）	10	4	0.1	–	1.0	–	–	–	–
		寒天	4	–	–	–	0.1	–	–	0.1	–
		水	75								
		砂糖	12	47	–	–	11.9	–	–	–	–
		杏仁霜	5								
		水	3								
		牛乳	30	18	1.0	1.1	1.4	33	–	–	–

		キウイフルーツ	10	5	0.1	–	1.3	3	–	0.3	–
		すもも・プルーン	8	17	0.2	–	5.0	5	0.1	0.6	–
	牛乳	普通牛乳	200	122	6.6	7.6	9.6	220	–	–	0.2
	小　計		775.8	614	23.8	19.7	89.9	362	2.0	4.4	2.0
夕食	麦ご飯	精白米	70	239	4.3	0.6	54.3	4	0.6	0.4	–
		押麦	10	33	0.7	0.2	7.8	2	0.1	1.2	–
	肉じゃが	牛肉	20	35	4.3	2.1	0.1	1	0.6	–	–
		じゃがいも	50	30	0.9	0.1	8.7	2	0.2	4.5	–
		たまねぎ	40	13	0.4	–	3.4	7	0.1	0.6	–
		にんじん	30	9	0.2	–	2.6	8	0.1	0.7	–
		こんにゃく・しらたき	30	2	0.1	–	0.9	23	0.1	0.9	–
		さやいんげん	10	2	0.2	–	0.5	5	0.1	0.2	–
		調合油	3	27	–	3.0	–	–	–	–	–
		かつお・こんぶだし	80	2	0.2	–	0.2	2	–	–	0.1
	F {	酒	4	4	–	–	0.2	–	–	–	–
		砂糖	2	8	–	–	2.0	–	–	–	–
		みりん	4	10	–	–	1.7	–	–	–	–
		濃口しょうゆ	4	3	0.3	–	0.3	1	0.1	–	0.6
	いかときゅうりの酢の物	こういか	20	13	3.0	0.3	–	3	–	–	0.1
		きゅうり	40	5	0.4	–	1.2	10	0.1	0.4	–
		しらす干し	5	9	2.0	0.2	–	26	–	–	0.3
		はつかだいこん	10	1	0.1	–	0.3	2	–	0.1	–
	三杯酢 {	酢	8	3	–	–	0.2	–	–	–	–
		みりん	2.5	6	–	–	1.1	–	–	–	–
		砂糖	2	8	–	–	2.0	–	–	–	–
		薄口しょうゆ	0.8	–	–	–	–	–	–	–	0.1
	ネバネバ五味冷汁	なめこ	10	1	0.1	–	0.4	–	0.1	0.2	–
		納豆	10	19	1.7	1.0	1.2	9	0.3	0.7	–
		オクラ	10	3	0.2	–	0.7	9	0.1	0.5	–
		めかぶわかめ	20	3	0.2	0.1	0.7	15	0.1	0.7	0.1
		やまのいも	0.5	–	–	–	0.1	–	–	–	–
		甘みそ	10	21	1.0	0.3	3.8	8	0.3	0.6	0.6
		かつお・こんぶだし	150	3	0.5	–	0.5	5	–	–	0.2
		焼きのり	1	3	0.4	–	0.4	–	0.1	0.2	–
	果実	かき	70	44	0.3	0.1	11.1	6	0.1	1.1	–
	小　計		726.8	559	21.5	8.0	106.4	151	3.3	13.2	2.1
	合　計		2,130.3	1,789	71.3	59.1	259.9	668	7.3	28.4	6.6
	エネルギー産生栄養素バランス（%E）				15.8	30.1	54.1				

調理方法

朝食

鮭のエスカベージュ
①たまねぎ，にんじん，セロリー，ピーマンは3cm長さの千切りにする。
②魚に塩・こしょうをして小麦粉をつけ，170℃に熱した油で揚げる。
③鍋にオリーブ油を入れ，中火で①を炒め，塩・こしょうをして，Aを入れ，一煮して火を止め，トマトを加える。
④深めの器に②③を入れて盛る。

ミネストローネ
①ベーコン，たまねぎ，にんじん，キャベツ，セロリーは1cmの色紙に切り，じゃがいも，トマトは1cmのさいの目に切る。
②鍋にオリーブ油を入れ，ベーコンを炒め，①のその他の材料を入れ，洋風だしを入れBで調味し，中火で15分位煮込む。
③皿に盛り，粉チーズ，パセリをかける。

昼食

ビーフン
①ビーフンを沸騰した湯の中に入れ，2〜3分ゆでる。
②卵は薄焼きにして千切りする。
③ハムとCの野菜を3cmの千切りにする。
④鍋に油を熱し，③を入れて軽く炒め，①を入れ，Dを加える。
⑤皿に盛り，卵を飾り，いりごまをのせる。

とうがんのスープ
①とうがん，鶏もも肉は2cm角に切る。
②鍋に①とEを入れて15分間加熱し，さいの目に切った木綿豆腐を入れる。

③②に水溶きじゃがいもでん粉でとろみをつけて，仕上げる。

杏仁豆腐
①砂糖と水でシロップを作り，レモン汁を入れる。
②①に裏ごししたすいかの汁を入れる。
③寒天は水で戻し，水を加えて火にかけ，溶けたら砂糖を加え1/3量煮詰め，杏仁霜と水，牛乳を入れて器に流し，冷やし固める。
④③が固まったら包丁で菱形に切り，②のすいかシロップを注ぐ。
⑤果物を切り，④の上に飾る。

	肉じゃが	いかときゅうりの酢の物
夕食	①じゃがいもは，皮をむき4等分に切って水につける。にんじんは乱切り，たまねぎはくし形に切る。 ②さやいんげんはすじとヘタを取り，ゆでておく。 ③鍋にサラダ油を入れ，牛肉を炒め，①を入れて2分炒め，だしを入れて煮る。 ④③にFを入れ，落し蓋をして弱火で15分煮る。 ⑤器に④を盛り，いんげんを飾る。	①いかは，洗って皮をむき，松笠に切り湯通し，一口大に切る。 ②きゅうりは薄切りにして3％のたて塩に入れ，水気を切る。しらす干しは湯通しして，水気を切る。はつかだいこんは薄切りにする。 ③ボールに①と②を入れて三杯酢で和えて，器に盛る。

3.　学校給食の栄養管理

（1）学校給食

　1889（明治22）年，山形県鶴岡市私立忠愛小学校で貧困児童を対象に昼食を与えたのが学校給食の始まりといわれ，1944（昭和19）年に学童の体力保持目的の給食が実施される。1954（昭和29）年には，「学校給食法」が制定され，学校給食栄養所要量の基準が示された。そして，2003（平成15）年，学校給食平均所要栄養量の基準，標準食品構成表の改訂が行われ，2005（平成17）年，栄養教諭制度創設，「食育基本法」が施行された。2008（平成20）年に「学校給食法」が大きく改正され，2009（平成21）年4月に施行されている（最終改正：2015（平成27）年6月）。

（2）学校給食法

　学校給食の目的は，2008（平成20）年に改正された「学校給食法」第1条には，「児童及び生徒の心身の健全な発達に資するものであり，かつ，児童及び生徒の食に関する正しい理解と適切な判断力を養う上で重要な役割を果たすものであることにかんがみ，学校給食及び学校給食を活用した食に関する指導の実施に関し必要な事項を定め，もって学校給食の普及充実及び学校における食育の推進を図ること」と記載されている。

〈学校給食の7つの目標（第2条）〉

①適切な栄養の摂取による健康の保持増進を図ること。
②日常生活における食事について正しい理解を深め，健全な食生活を営むことができる判断力を培い，及び望ましい食習慣を養うこと。
③学校生活を豊かにし，明るい社交性及び協同の精神を養うこと。
④食生活が自然の恩恵の上に成り立つものであることについての理解を深め，生命及び自然を尊重する精神並びに環境の保全に寄与する態度を養うこと。
⑤食生活が食にかかわる人々の様々な活動に支えられていることについての理解を深め，勤労を重んずる態度を養うこと。
⑥我が国や各地域の優れた伝統的な食文化についての理解を深めること。
⑦食料の生産，流通及び消費について，正しい理解に導くこと。

（3）学校給食の意義

　学校給食の意義は，栄養のバランスのとれた食事内容で，食についての衛生管理などを体験しつつ学ぶなど，食に関する指導の「生きた教材」として活用することである。

　学校給食の活用により，栄養管理や望ましい食生活の形成に関する家庭の教育力の活性化を図り，社会全体として欠乏しているカルシウムなどの栄養摂取を確保する機会を，学童期に児童生徒に対して用意している。

　小学校の学校給食には，完全給食（主食・おかず・ミルク），補食給食（おかず・ミルク），ミルク給食（ミルクのみ）の区分があり，2018（平成30）年度の学校給食実施率は小学校19,635校中，完全給食は98.5%，補食給食は0.3%，ミルク給食は0.3%である。

（4）学習指導要領

1）学校給食の位置づけ

　学校給食は，2017（平成29）年に改訂された学習指導要領において，特別活動の学級活動に位置づけられている。

```
小学校学習指導要領　第6章　特別活動
〔学級活動〕
2．内容
　(2)　日常の生活や学習への適応と自己の成長及び健康安全
　エ　食育の観点を踏まえた学校給食と望ましい食習慣の形成
```

注）中学校の学習指導要領についても，第5章特別活動の学級活動　2．（2）オに同様の記述がある。

4. 食育と学校給食

（1）食育基本法 (表7-3)

1）前文（概要）

　子どもたちが豊かな人間性をはぐくみ，生きる力を身に付けていくためには，何よりも「食」が重要である。食育を，生きる上での基本であって，知育，徳育及び体育の基礎となるべきものと位置付ける。様々な経験を通じて「食」に関する知識と「食」を選択する力を習得し，健全な食生活を実践することができる人間を育てる。子どもたちに対する食育は，心身の成長および人格の形成に大きな影響を及ぼし，生涯にわたって健全な心と身体を培い豊かな人間性をはぐくんでいく基礎となるものである。

2）目　　的

　目的は，わが国の食をめぐる状況の変化に伴うさまざまな問題に対処するため，食育に関する施策を総合的かつ計画的に推進し，現在および将来にわたる健康で文化的な国民の生活と豊かで活力ある社会の実現に寄与することである。

3）学校・保育所における食育の推進

　①　**指導体制の充実**　　栄養教諭の全国配置の促進, 学校での食育の組織的・計画的な推進など。

　②　**子どもへの指導内容の充実**　　学校長のリーダーシップの下に関係教職員が連携・協力しながら，栄養教諭が中心となって組織的な取組みを進めること。学校としての全体的な計画の策

表7-3 食育基本法（概要）

1. 目的（第1条）

　食育に関する施策を総合的かつ計画的に推進し，もって現在及び将来にわたる健康で文化的な国民の生活と豊かで活力ある社会の実現に寄与する

2. 基本理念（第2条～第8条）

　①国民の心身の健康の増進と豊かな人間形成

　②食に関する感謝の念と理解

　③食育推進運動の展開

　④子どもの食育における保護者，教育関係者等の役割

　⑤食に関する体験活動と食育推進活動の実践

　⑥伝統的な食文化，環境と調和した生産等への配意及び農山漁村の活性化と食料自給率の向上への貢献

　⑦食品の安全性の確保等における食育の役割

3. 関係者の責務（第9条～第13条）

　国，地方公共団体，教育関係者等，農林漁業者等，食品関連事業者等，国民の責務

4. 法制上の措置等及び年次報告（第14条・第15条）

　政府は，毎年，国会に，政府が食育の推進に関して講じた施策に関する報告書を提出しなければならない

5. 食育推進基本計画等（第16条～第18条）

　(1)食育推進会議は，以下の事項について食育推進基本計画を作成する

　　①食育の推進に関する施策についての基本的な方針

　　②食育の推進の目標に関する事項

　　③国民等の行う自発的な食育推進活動等の総合的な促進に関する事項　等

　(2)都道府県食育推進計画及び市町村食育推進計画の作成努力義務

6. 基本的施策（第19条～第25条）

　①家庭における食育の推進

　②学校，保育所等における食育の推進

　③地域における食生活の改善のための取組の推進

　④食育推進運動の展開

　⑤生産者と消費者との交流の促進，環境と調和のとれた農林漁業の活性化等

　⑥食文化の継承のための活動への支援等

　⑦食品の安全性，栄養その他の食生活に関する調査，研究，情報の提供及び国際交流の推進

7. 食育推進会議等（第26条～第33条）

　(1)農林水産省に，食育推進会議（会長：内閣総理大臣）を設置する

　(2)都道府県食育推進会議及び市町村食育推進会議を置くことができる

（最終改正：平成27年9月11日，法律第66号，一部抜粋）

定，指導時間の確保，体験活動の推進など。

③　**学校給食の充実**　　学校給食の普及・充実と「生きた教材」として活用，学校給食での地産地消の推進，単独調理方式による教育上の効果等についての周知・普及など。

④　**食育を通じた健康状態の改善などの推進**　　食生活の健康などへの影響の調査とこれに基づく指導プログラムの開発などである。

（2）学校給食実施基準

1）概　　要

① 学校給食は，在学するすべての児童生徒に対して実施されるものである。

② 学校給食は，年間を通じ，原則として毎週5回，授業日の昼食時に実施される。

③ 学校給食の実施にあたって，児童生徒の個々の健康および生活活動等ならびに地域の実情に配慮する。

④ 学校給食に供する食物の栄養内容の基準（学校給食摂取基準）について定められている。

2）学校給食摂取の基準

「日本人の食事摂取基準（2020年版）」を参考とし，その考え方を踏まえるとともに，厚生労働科学研究費補助金により2014（平成26）年度に行われた食事状況調査結果を勘案し，児童生徒の健康の増進および食育の推進を図るために望ましい栄養量が算出されている。児童または生徒1人1回当たりの学校給食摂取基準を表7-4に，栄養素別給食摂取基準の考え方を表7-5に示した。学校給食は授業日の給食として提供されるため，「学校給食摂取基準」で示された栄養素の基準値の設定は「日本人の食事摂取基準（2020年版）」での各栄養素の推奨量等（1日）の33％を基本として設定されている。また，家庭で不足する栄養素であるカルシウムやビタミンB_1などは学校給食で補うように配慮されている。

3）食品構成

① 学校給食摂取基準を踏まえて，多様な食品を適切に組み合わせて，児童生徒が各栄養素をバランス良く摂取しつつ，さまざまな食にふれることができるようにする。また，これらを活用した食に関する指導や食事内容の充実を図る。

② 各地域の実情や家庭における食生活の実態把握の上，日本型食生活の実践，わが国の伝統的な食文化の継承について十分配慮する。

③ カルシウム摂取に効果的である牛乳等についての使用に配慮する。カルシウム摂取が不足しないように，積極的に牛乳，調理用牛乳，乳製品，小魚等の使用に配慮する。

表7-4　児童または生徒1人1回当たりの学校給食摂取基準

エネルギーおよび栄養素	基準値			
	児童 （6〜7歳）	児童 （8〜9歳）	児童 （10〜11歳）	生徒 （12〜14歳）
エネルギー（kcal）	530	650	780	830
たんぱく質（g）	学校給食による摂取エネルギー全体の13〜20%			
脂質（%）	学校給食による摂取エネルギー全体の20〜30%			
ナトリウム（食塩相当量）（g）	1.5未満	2未満	2未満	2.5未満
カルシウム（mg）	290	350	360	450
マグネシウム（mg）	40	50	70	120
鉄（mg）	2	3	3.5	4.5
ビタミンA（μgRAE）	160	200	240	300
ビタミンB₁（mg）	0.3	0.4	0.5	0.5
ビタミンB₂（mg）	0.4	0.4	0.5	0.6
ビタミンC（mg）	20	25	30	35
食物繊維（g）	4以上	4.5以上	5以上	7以上

注）1．表に掲げるもののほか，次に掲げるものについても示した摂取について配慮すること。
　　　亜鉛：児童（6〜7歳）2mg，児童（8〜9歳）2mg，児童（10〜11歳）2mg，生徒（12〜14歳）3mg。
　　2．この摂取基準は，全国的な平均値を示したものであるから，適用にあたっては，個々の健康および生活活動などの実態ならびに地域の実情などに十分配慮し，弾力的に運用すること。
　　3．献立の作成にあたっては，多様な食品を適切に組み合わせるよう配慮すること。
　　　　　（資料：文部科学省：「学校給食実施基準の一部改正について」（令和3年2月12日））

● 給食パン廃棄半減〜福岡市の取り組み〜 ●

　学校給食の食べ残しの扱いは各地で課題となっており，福岡市教育委員会（以下，市教委）によると，市立146小学校と69中学校の給食では，文部科学省の基準に沿い，パンの小麦粉を小学1・2年50グラム，3・4年60グラム，5・6年70グラム，中学生80グラムと設定。しかし，1学期は気温が高くて食欲が減退しがちで，入学間もない小学1年や，パンが大きくなる小学3・5年，中学1年を中心に食べきれない子どもが続出。廃棄されるパンは3学期の約2倍に上っていた。

　市教委は市内の児童生徒に必要なカロリー摂取量を試算。小学1・3・5年と中学生用の小麦粉を毎日10g減らした。このことにより，パンは2口分ぐらい小さくなったという。また米飯は低学年60g，中学年70g，高学年80gと10gずつほど減らしており，「小型化」を行うことで廃棄半減につながるなど，食べ物の無駄をなくすための珍しい試みを行っている。学校への聞き取りでは物足りなさを訴える児童生徒はおらず，福岡市での取り組みは先進的であるとされる。

表7-5　栄養素別学校給食摂取基準の考え方

エネルギー	学校保健統計調査により算出したエネルギーを基準値とした。
たんぱく質	食事摂取基準の目標量を用いることとし，学校給食による摂取エネルギー全体の13％〜20％エネルギーを学校給食の基準値とした。
脂質	食事摂取基準の目標量を用いることとし，学校給食による摂取エネルギー全体の20％〜30％エネルギーを学校給食の基準値とした。
ナトリウム（食塩相当量）	食事摂取基準の目標量の3分の1未満を学校給食の基準値とした。
カルシウム	食事摂取基準の推奨量の50％を学校給食の基準値とした。
マグネシウム	小学生以下については，食事摂取基準の推奨量の33％を，中学生以上については40％を，学校給食の基準値とした。
鉄	献立作成の実情に鑑み，食事摂取基準の推奨量の40％を学校給食の基準値とした。
ビタミン類	ビタミンA，ビタミンB₁，ビタミンB₂は食事摂取基準の推奨量の40％，ビタミンCは食事摂取基準の推奨量の33％を学校給食の基準値とした。
食物繊維	献立作成の実情に鑑み，食事摂取基準の目標量の40％以上を学校給食の基準値とした。
亜鉛	望ましい献立としての栄養バランスの観点から，食事摂取基準の推奨量の33％を学校給食において配慮すべき値とした。

注）食事摂取基準は，「日本人の食事摂取基準（2020年版）」である。

参考：マグネシウムが多い食品

食品名	成分量(mg/100g)	食品名	成分量(mg/100g)	食品名	成分量(mg/100g)
あおさ・素干し	3,200	バジル・粉	760	がごめこんぶ・素干し	660
あおのり・素干し	1,400	ふのり・素干し	730	ほしひじき・鉄釜（乾）	640
乾燥わかめ・素干し	1,100	刻み昆布	720	ほしひじき・ステンレス釜（乾）	640
てんぐさ・素干し	1,100	ながこんぶ・素干し	700	板わかめ	620
ひとえぐさ・素干し	880	まつも・素干し	700	ほそめこんぶ・素干し	590
米ぬか	850	みついしこんぶ・素干し	670	えごのり・素干し	570

（資料：文部科学省：日本食品標準成分表2020年版（八訂））

参考：亜鉛が多い食品

食品名	成分量(mg/100g)	食品名	成分量(mg/100g)	食品名	成分量(mg/100g)
かき・くん製油漬缶詰	25.0	ぼら・からすみ	9.3	かぼちゃ（種実類）・いり（味付け）	7.7
かき・養殖（水煮）	18.0	うし（加工品）・ビーフジャーキー	8.8	牛（ひき肉）・焼き	7.6
小麦はいが	16.0	ぶた（その他）・スモークレバー	8.7	牛（輸入牛肉）・もも（皮下脂肪なし，ゆで）	7.5
かき・養殖（生）	14.0	ごまさば・さば節	8.4	ナチュラルチーズ・パルメザン	7.3
かき・養殖（フライ）	12.0	かたくちいわし・田作り	7.9	かたくちいわし・煮干し	7.2
かつお類・加工品・塩辛	12.0	パン酵母，圧搾	7.8	ココア・ピュアココア	7.0
パプリカ・粉	10.0				

（資料：文部科学省：日本食品標準成分表2020年版（八訂））

表7-6　学校給食の標準食品構成表（幼児，児童，生徒1人1回当たり）　（単位：g）

区分			幼児	児童 （6〜7歳）	児童 （8〜9歳）	児童 （10〜11歳）	生徒 （12〜14歳）	夜間課程を置く高等学校および特別支援学校の生徒
主食	米飯の場合	米	50	50	70	90	100	100
		強化米	0.15	0.15	0.21	0.27	0.3	0.3
	パンの場合	小麦	40	40	50	70	80	80
		イースト	1	1	1.25	1.75	2	2
		食塩	1	1	1.25	1.75	2	2
		ショートニング	1.4	1.4	1.75	2.45	2.8	2.8
		砂糖類	1.4	1.4	1.75	2.45	2.8	2.8
		脱脂粉乳	1.4	1.4	1.75	2.45	2.8	2.8
ミルク		牛乳	155	206	206	206	206	206
おかず		小麦粉およびその製品	4	4	5	7	9	9
		芋およびでん粉	20	26	30	34	35	35
		砂糖類	3	3	3	3	4	4
		豆類	4	4.5	5	5.5	6	6
		豆製品類	12	14	16	18	18	18
		種実類	1.5	2	3	3.5	3.5	3.5
		緑黄色野菜類	18	19	23	27	35	35
		その他の野菜類	50	60	70	75	82	82
		果実類	30	30	32	35	40	40
		きのこ類	3	3	4	4	4	4
		藻類	2	2	2	3	4	4
		魚介類	13	13	16	19	21	21
		小魚類	2.5	3	3	3.5	3.5	4
		肉類	12	13	15	17	19	19
		卵類	5	5	6	8	12	12
		乳類	3	3	4	5	6	6
		油脂類	2	2	3	3	4	4

注）1．1か月間の摂取目標量を1回当たり数値に換算したものである。
　　2．適用にあたっては，個々の児童生徒等の健康および生活活動等の実態ならびに地域の実情等に十分配慮し，弾力的に運用すること。
（資料：文部科学省：学校給食摂取基準の策定について（報告），学校給食における児童生徒の食事摂取基準策定に関する調査研究協力者会議（平成23年3月））

（3）学童期の学校給食の献立例

〈中学年9〜10歳（和食）〉

献立名	食品名	可食量(g)	エネルギー(kcal)	たんぱく質(g)	脂質(g)	炭水化物(g)	食塩相当量(g)	調理方法
菜飯	精白米	80	274	4.9	0.7	62.1	–	**けんちん汁**
	だいこん葉	20	5	0.4		1.1	–	①豚ばら肉は一口大に，だ
さばの幽庵焼き	さば	40	84	8.2	6.7	0.1	0.1	いこん，にんじんは5
	濃口しょうゆ	2	2	0.2		0.2	0.3	mm厚さのいちょう切
	みりん	2	5	–		0.9	–	り，ごぼうは皮を剥きさ
	酒	2	2	–		0.1	–	さがきにして水にさら
	ゆず皮	5	3	0.1		0.7	–	す。
	調合油	1	9		1.0		–	②干ししいたけは戻し，そ
きゅうりの甘酢漬け	きゅうり	35	5	0.4		1.1	–	ぎ切りする。
	酢	4	1			0.1	–	③根深ねぎは小口切りに，
	砂糖	1	4			1.0	–	厚揚げは1cm角に切る。
	とうがらし	0.01	–				–	④鍋にごま油をいれて，①
	食塩	0.3	–				0.3	②を炒める。
けんちん汁	豚ばら肉	10	40	1.3	4.0	–	–	⑤④にだし汁と酒を加えて
	厚揚げ	30	43	3.2	3.4	0.3	–	弱火で煮る。
	だいこん	20	3	0.1		0.8	–	⑥⑤の野菜が煮えたら，し
	にんじん	20	6	0.2		1.7	–	ょうゆとすりおろしたし
	ごぼう	20	12	0.4		3.1	–	ょうがを加える。
	根深ねぎ	15	5	0.2		1.2	–	⑦⑥に③を加えて5分程煮
	干ししいたけ	3	8	0.6	0.1	1.9	–	る。
	しょうが	5	1	–		0.3	–	
	濃口しょうゆ	6	5	0.5		0.5	0.9	
	酒	0.5	1	–		–	–	
	ごま油	1	9	–	1.0	–	–	
	かつお・こんぶだし	150	3	0.5		0.5	0.2	
腸いいデザート	寒天	0.3	–				–	
	甘酒	60	46	1.0	0.1	11.0	0.1	
	ヨーグルト	20	11	0.7	0.6	1.0	–	
	はちみつ	2	7	–		1.6	–	
	砂糖	2	8			2.0	–	
	オレンジ	50	21	0.5	0.1	4.9	–	
小　計		607.1	623	23.4	17.7	98.2	1.9	
エネルギー産生栄養素バランス（%E）				15.1	25.9	59.0		

〈中学年9〜10歳（洋食）〉

献立名	食品名	可食量(g)	エネルギー(kcal)	たんぱく質(g)	脂質(g)	炭水化物(g)	食塩相当量(g)	調理方法
食パン	食パン	60	149	5.3	2.5	27.8	0.7	**ポークビーンズ**
ポークビーンズ	大豆（水煮）	40	50	5.2	2.7	3.1	0.2	①豚もも肉は1cm角に，
	グリンピース	10	8	0.7	–	1.5	–	セロリー，にんじん，た
	豚もも肉	40	53	8.8	2.1	0.1	–	まねぎは色紙に切る。
	セロリー	10	1	–		0.4	–	②鍋に油を熱し，豚肉を炒
	にんじん	10	3	0.1		0.9	–	める。炒まったらセロリ
	たまねぎ	50	17	0.5	0.1	4.2	–	ー，にんじん，たまねぎ
	調合油	3	27	–	3.0	–	–	を加える。
	洋風だし	150	9	2.0	–	0.5	0.8	③②に洋風だし，トマトホ
	トマト（ホール缶）	25	5	0.2	0.1	1.1	–	ール缶，大豆，ウスター
	ウスターソース	4	5	–		1.1	0.3	ソース，トマトケチャッ
	トマトケチャップ	2	2	–		0.6	0.1	プを加え，アクをとりな
さつまいもとりんごの甘煮	さつまいも	60	76	0.5	0.3	19.9	0.1	がら10〜12分煮る。
	りんご	60	34	0.1	0.2	9.7	–	④最後にゆでたグリンピー
	レーズン	10	32	0.3	–	8.0	–	スを散らし，皿に盛る。
	シナモン	0.01	–	–		–	–	
	はちみつ	5	16	–		4.1	–	
	レモン汁	5	1	–		0.4	–	

牛乳	普通牛乳	200	122	6.6	7.6	9.6	0.2	
\multicolumn{2}{}{小　計}	744.0	610	30.3	18.6	93.0	2.4	
\multicolumn{2}{}{エネルギー産生栄養素バランス（%E）}			19.8	27.3	52.8		

〈中学年 9 〜 10 歳（中華）〉

献立名	食品名	可食量 (g)	エネルギー (kcal)	たんぱく質 (g)	脂　質 (g)	炭水化物 (g)	食塩相当量 (g)	調理方法
麦飯	精白米	70	239	4.3	0.6	54.3	−	鶏のウスターソース炒め
	押麦	10	33	0.7	0.2	7.8	−	①鶏レバーは流水で臭味を
鶏のウスター	鶏レバー	20	20	3.8	0.6	0.1	−	抜き，一口大に切る。
ソース炒め	鶏もも肉	20	23	3.8	1.0	−	−	②鶏もも肉，厚揚げは一口
	厚揚げ	20	29	2.1	2.3	0.2	−	大に切る。
	チンゲンサイ	20	2	0.1	−	0.4	−	③チンゲンサイ，ピーマン，
	ピーマン	20	4	0.2	−	1.0	−	たまねぎは短冊に切る。
	たまねぎ	20	7	0.2	−	1.7	−	④鍋に油を入れ，みじん切
	にんにく	5	6	0.3	−	1.4	−	りしたにんにくを入れて
	調合油	5	44	−	5.0	−	−	炒める。
	ウスターソース	10	12	0.1	−	2.7	0.9	⑤④に①と②を入れ，火が
はるさめスー	はるさめ	4	14	−	−	3.5	−	通ったら③を加えてさら
プ	たけのこ（水煮）	10	2	0.3	−	0.4	−	に炒める。
	きくらげ（乾）	1	2	0.1	−	0.7	−	⑥最後にウスターソースを
	干ししいたけ	3	8	0.6	0.1	1.9	−	入れ，味をつける。
	根深ねぎ	15	5	0.2	−	1.2	−	
	にんじん	10	3	0.1	−	0.9	−	
	貝柱（乾）	3	2	0.5	−	0.1	−	
	鶏がらだし	150	11	1.4	0.6	−	0.2	
	食塩	0.6	−	−	−	−	0.6	
	酒	1.2	1	−	−	0.1	−	
牛乳	普通牛乳	200	122	6.6	7.6	9.6	0.2	
果実	キウイフルーツ	50	26	0.5	0.1	6.7	−	
\multicolumn{2}{}{小　計}	667.8	612	25.9	18.1	94.7	1.9	
\multicolumn{2}{}{エネルギー産生栄養素バランス（%E）}			16.8	26.8	56.4		

5．子どもの運動と栄養

（1）学童期・思春期の栄養教育の留意点

　学童期には骨格，思春期には骨格筋の成長が著しく増長されるなど，健全な心身の発育に重要な時期である。加えて，定期的に運動・スポーツを実施している児童生徒は，そうでない者と比べて身体活動量が増す分，1日に必要となるエネルギー摂取量を増やさなければならないことが多い。子どもの運動習慣に関して，積極的に運動をするものとそうでない者とに二極化している現状がある。したがって，子どもの栄養教育（食育）を考える上で，個々人の身体活動量の違いを踏まえた栄養教育は，極めて重要と考えられる。また，1985（昭和60）年頃から続いていた子どもの体力の低下は，1998（平成10）年頃以降に一旦下げ止まり，または上昇傾向にある項目もあるが，多くの項目で未だ低い水準のままである。体力向上をはじめ健全な心身の発育を促すとともに将来の生活習慣病を予防するためには健康的な運動習慣の形式が必要であるが，望ましいライフスタイルの形成には，運動のみならず食事，睡眠などを総合的にとらえる必要があろう。

　学童期や思春期に積極的に運動・スポーツを行う者における栄養必要量に関する科学的データは少なく，彼らに特化した基準はないのが現状である。したがって，「日本人の食事摂取基準」に基づき，性・年齢および活動量をアセスメントした上で栄養必要量を調整することが基本となる。

　エネルギー摂取量の不足（または過多）が生じないよう適正なエネルギー摂取量の確保を行う必要があるが，その際に各栄養素およびエネルギー代謝に必要なビタミンやミネラルを充足できるよう栄養補給に目を配ることが重要となる。特に鉄，亜鉛，カルシウムは，定期的な運動を行っている子どもは，そうでない者と比べて必要量が増すことが知られている。炭水化物に関して，定期的な運動を行っている子どもはではそうでないものに比べて若干多く摂取する必要との報告もあるが，食事摂取基準の上限の範囲内に収めるべきである。たんぱく質に関して，適正な総エネルギー摂取量が確保されていれば，食事摂取基準で推奨された栄養バランスを考慮した食事により必要量も確保できると考えられる（たんぱく質摂取を意識し過ぎた摂取過多に注意する）。

　この時期は，3食きちんと摂取する習慣の形成が必要であり（サプリメントは基本的に利用しない），その中でトレーニングやリカバリーに必要な量が不足する場合は間食で補う必要もあろう。ただし，間食の内容がジュースや菓子類ばかりに偏らないよう，内容には十分に注意する必要がある。

　他に，熱中症予防を意図した運動開始前・中・後の水分摂取に関する教育，また，スポーツ競技者で特に起こりやすい鉄欠乏性貧血の予防を念頭においた食事などの対応も必要である。

　重要なこととして，学童期から思春期は，運動をしていることによって発育発達に支障をきたすことのないよう，しっかり食べて健全な発育発達を導くための食知識やスキルを養う教育を積極的に行うのに大切な時期であることに留意すべきである。健全な発育発達を考えた教育と指導は難しいものであり，現在の競技力を優先するのか，将来の身体を考えるかを厳重に考えなければならない。食は一生伴うものであるので，子どもたちの将来を見据えた教育を本人のみならず保護者や指導スタッフと共有していく必要があろう。例えば，成人スポーツ競技者には体重減量を必要とする者がいるが，大きな減量や長期にわたるエネルギー摂取制限を子どもたちにすすめるべきではない。近年，スポーツにおけるエネルギー不足（relative energy deficiency in sport）により，さまざまな健康問題を引き起こすことが指摘されている。なかでも，女性アスリートの三主徴（female athlete triad）として，運動により高まったエネルギー消費量に対して食事によるエネルギー摂取量が不足した状態が続くとホルモン分泌異常により視床下部性無月経が誘発され，骨の代謝に異常をきたすことが報告されている。つまり，慢性的なエネルギー摂取不足は，正常な身体の発育発達の阻害，月経不順やスポーツ傷害，さらには摂食障害を引き起こす原因となる。

6．学童期の食物アレルギー

（1）食物アレルギーの特殊型

1）食物依存性運動誘発アナフィラキシー（FDEIA）

　食物摂取後30分〜2時間の運動中にじんましん，眼瞼浮腫，呼吸困難とともにアナフラキシーを呈する疾患であり，主に中学生約6,000人に1人の程度でみられ，初回発症年齢のピークは10〜20歳代である。日本では小麦や甲殻類（特にえび）が主なアレルゲンであるが，果実類や野菜類によるものもある。アナフィラキシーは運動が加わることによって引き起こされる。学童では給食後の運動で誘発されている。給食のアレルゲン食品の除去または食後の運動を避ける指導が必要である。エピペン®処方の適応があり，運動する場に携帯する。

2）口腔アレルギー症候群（OAS；oral allergy syndrome）

　成人に多い疾患であるが，近年は幼児期でも増加しており，バナナ，キウイフルーツ，メロン，バラ科のりんご，もも，生野菜（セロリー，トマト）などが主なアレルゲン食品となっている。口腔粘膜症状に限局する傾向があるが，症状が拡大することがある。花粉症や天然ゴム（ラテックス）のアレルギーを伴うことがあり，これらの植物間の抗原にIgE抗体の交差反応性が認められている。花粉抗原と交差し発症する食物アレルギーを花粉・食物アレルギー症候群といい，ラテックス抗原と交差し発症する果実アレルギーをラテックス・フルーツ症候群という。原因となった新鮮な果実類は症状を誘発するため除去するが，加熱すれば利用できることが多い。

●文　献●

・Burke L and Deakin V：Clinical Sports Nutrition 4th ed., McGraw-Hill Australia Pty Ltd, pp.508-546, 2010
・鈴木志保子：健康づくりと競技力向上のためのスポーツ栄養マネジメント，日本医療企画，p.100, 164, 2011
・文部科学省：「学校給食実施基準の一部改正について」，令和3年2月12日
・衛藤隆，岡田加奈子：学校保健マニュアル，南江堂，2010
・伊藤貞嘉，佐々木敏（監修）：厚生労働省「日本人の食事摂取基準（2020年版）」策定検討会報告書：日本人の食事摂取基準（2020年版），第一出版，2020
・日本小児科学会，日本小児保健協会，日本小児科医会ほか：子育て支援ハンドブック，日本小児医事出版社，2011
・堤ちはる，土井正子：子どもの食と栄養，萌文書林，2011
・津田博子，麻見直美（編著）：Nブックス　五訂応用栄養学，建帛社，2020
・文部科学省：平成22年度体力・運動能力調査結果の概要及び報告書，2011
・日本学術会議：子どもを元気にする運動・スポーツの適正実施のための基本指針，2011
・海老澤元宏，伊藤浩明，藤澤隆夫（監修）：食物アレルギー診療ガイドライン2016，協和企画，2016

第8章

思春期の栄養

思春期は，WHOの定義で10〜19歳，日本産科婦人科学会の定義では平均的に8，9歳から17，18歳の間とされており，さまざまな考え方があるが，基本的には第二次性徴の始まりから性的身体成熟の終わりまでとされている（表8-1）。思春期の前期は学童期と，思春期の後期は青年期と重複している。

思春期は，急速な成長に伴いエネルギーおよび栄養素必要量が高い時期であるとともに，部活動や受験，就職など，身体的，精神的および環境的な変化が著しい時期であるため，適切な栄養管理を行うためには，本人と家族，周囲の関係者の共通認識が必要である。

表8-1　思春期のさまざまな定義

①第二次性徴の始まりから，性的身体成熟の終わりまで（医学的定義）
②思春期の定義は10〜19歳（WHOの定義，南アジア思春期会議（1998））
③（女子では）性機能の発育（乳房発育・恥毛発育など）に始まり，初潮を経て第二次性徴の完成と月経周期がほぼ順調になるまでの期間で，現在の日本人の場合，平均的には8，9歳から17，18歳の間（日本産婦人科学会）

1. 思春期の生理的特性

思春期は，身長や体重をはじめとした身体の急激な発育変化と，性的成熟の著しい第二次性徴の発現が特徴的である。男子では，精通現象，骨格・筋肉の発育，ひげ，わき毛，男性型性毛，声変わりなどの変化が12〜18歳で起こり，女子では，初潮，乳腺の発達，骨格の女性化（肩幅が狭く骨盤が広くなる），皮下脂肪の沈着，女性型性毛などの変化が10〜16歳で起こる。近年の学校保健統計調査によると，男子で11歳時，女子で9〜10歳時に身長および体重の年間増加量が最も大きくなっている。この時期の男子は筋肉の発達が盛んで肩幅も広くなる一方で，女子は皮下脂肪の沈着により身体が丸みを帯びるという質的な差異もある。これらのような思春期における急激な成長加速現象をスパート（spurt）という。

思春期の精神発達においては，非常にめざましい一方で不安定である。生活環境の変化や情報過多による判断の誤り，自我意識の高まりによる第二次反抗期や自分自身への嫌悪感をもちやすい時期であり，身体的な発育と精神発達の調和がとれずに歪みが生じやすいとされている。

2．思春期の栄養管理

　思春期は，将来健康な人生をすごすための大切な準備期間である。思春期前期は，身長，体重の発達途上であり，思春期中期・後期は，男女ともに第二次性徴が著しく，内臓器官や筋肉の発達および骨量も最大となる。そのため，生涯を通じて各栄養素を最も多く必要とする時期である。学童期後半から肥満傾向児の男女は，それぞれ10％，8％程度存在し（令和元年度学校保健統計），その後年齢とともに肥満者が増え，壮年期からメタボリックシンドロームになる人が増加するという問題がある。また，女子の思春期は，健全な母体や子育てのための心身両面における準備期間であるにもかかわらず，やせ傾向の者が増加しており，大きな問題になっている。これらのことから，思春期においては，必要とされるエネルギーおよび栄養素を適切に摂取できるよう，知識の習得と食に関する実践力が望まれる。自己の食生活を適正に管理する能力と実践は，その人の生涯の健康維持に大きく影響を及ぼすと考えられる。

　学校における食育の推進は，2017（平成29）年3月に告示された文部科学省の学習指導要領でもあげられており（p.119参照），学校長をはじめ，栄養教諭，教職員が家庭と連携して，児童生徒の食に関する知識と望ましい食事の実践能力を培っていくことが求められているため，正しい栄養知識の習得と，食行動の定着化を目指した「食育」を若い時から推進していくことが重要である。

（1）思春期の栄養管理のポイント

栄養アセスメント	栄養ケア	献立作成上の留意点
• 身体計測 〈中学生・高校生〉 　• 身長・体重成長曲線（p.109，図7-2）を用いて，評価判定する。 　• ローレル指数（Rohrer index）による肥満度判定 　（体重（kg）/身長（cm）^{3}）×10^7 　100未満…やせ 　100～115未満…やせぎみ 　115～145未満…正常 　145～160未満…肥満ぎみ 　160以上…肥満 　• 学校保健統計調査方式による肥満度判定（p.136，表8-4参照） 　肥満度＝（実測体重（kg）－身長別標準体重（kg））/身長別標準体重（kg）×100（％） 　－30％以下…高度やせ 　－30％未満～－20％以上…軽度やせ	• 適正な発育発達があるかを評価し，現状を認識する。特に中学生，高校生の時期には，外見を気にして偏った食事によるダイエット等によるやせ傾向の人が2～3％見受けられ，肥満傾向の人は減少してはいるが中高校生では男子で10％，女子で8％程度が見受けられる（令和元年度学校保健統計）。このため肥満傾向，低体重傾向の有無を早期に把握し，適正レベルを目指すように支援する。	• 身体が急激に成長する時期であるので，個人の身体状況，身体活動，運動量に合ったエネルギー量とする。 • 穀類エネルギーが50～60％となるよう主食を組み込む。 • たんぱく質は推定エネルギー必要量の13～20％の範囲とする。 • 主菜としての肉類・魚類・卵類・大豆製品などバランスよく使用する。 • 脂質は肥満予防の観点から過剰摂取に注意し総エネルギーの

　　　−20％〜+20％…ふつう
　　　20％以上〜30％未満…軽度肥満
　　　30％以上〜50％未満…中度肥満
　　　50％以上…高度肥満
〈高校生18歳以上〉
●BMIによる肥満，低体重の判定
　BMI＝体重（kg）／身長（m）^{2}
　BMI＜18.5…やせ（低体重）
　BMI≧25.0…肥満
標準体重（kg）
　＝身長（m）×身長（m）×22

●食事調査	●栄養量摂取状況の調査を行い，対象者に適合した食事がとれているかを評価する。 ●エネルギーだけでなく他の栄養素についても不足または過剰がないようにバランスのとれた食事をとることで健康が保てることを認識させる。	20％以上30％未満の範囲とする。 ●日常不足しがちなカルシウム，鉄，食物繊維を含む食品を意識して使用する。 ●塩分，糖分が過剰にならないようにする。 ●間食については，1日200kcal程度までとする。 ●ビタミン類，ミネラル類，食物繊維をとるため野菜類は1日350g以上（うち緑黄色野菜は120g以上）摂取する。 ●不適切な食生活になりやすい時期のため正しい食習慣を身につけさせることを目的として1日3食の食事をし，主食・主菜・副菜をそろえるようにし，献立そのものが栄養支援の媒体となるよう作成する。
●臨床診査 　生活習慣調査（食生活，運動，身体活動，休養など） 　病歴，既往歴，家族歴など	●食事内容のみでなく総合的な生活習慣の見直しによる健康づくりを支援する。 ●食生活のみでなく，身体活動，睡眠，ストレスなど生活習慣が，健康づくりにかかわっていることを認識させる。	
●臨床検査 　生化学検査（血液検査，尿検査など） 　生理学検査（血圧測定，骨密度測定など）	●思春期に多くみられるダイエットや不適正な食事のとり方からの鉄欠乏性貧血や運動不足からくる骨密度の増加不良などに注意する。 ●肥満または肥満傾向のある者については，メタボリックシンドロームの予防の観点からの検討を行う。	
●食に関する知識・実践力の習得	●親元を離れて自立する時期で，朝食の欠食やファストフードに依存した食事など不適切な食生活になりやすい。健康な生活習慣が送られるよう自己管理ができるような支援を行うことが望ましい。	

（2）対象者の給与栄養目標量の設定

　（1）の項では，思春期の栄養管理のポイントについて述べた。ここでは思春期における具体的な対象者の事例をあげる。下記に示す対象者の栄養アセスメントを行い，栄養ケアを実施するための給与栄養目標量を「思春期の主な食事摂取基準」（表8-2）をもとに設定しなさい。また，（1）の項の「献立作成上の留意点」および「思春期の食品構成例」（表8-3）を参考にしながら1日分の献立を作成しなさい。

> 対象者：Cさん，16歳（高校2年生），女性　身長160cm，体重52kg，部活で週3回卓球を行っていて，体重はここ1～2年52kgを維持している。身体活動レベルⅡ，体調も良好，医学的検査結果は特に異常なし。

（3）思春期の主な食事摂取基準および食品構成例

　「日本人の食事摂取基準（2020年版）」における推定エネルギー必要量は身体活動レベルⅡの男子で15～17歳が2,800kcal，女子で12～14歳が2,400kcalと生涯において最大のエネルギー量を必要とする。

　その他の栄養素については表8-2の通りである。

　食品構成については，食事摂取基準を充足するために1日に使用する食品群の種類を定めたものであり，対象者や地域によっても異なるため，独自で目標の数字になるよう食材料を組み立ててよい（表8-3）。

表8-2　思春期の主な食事摂取基準（身体活動レベルⅡ）

エネルギーおよび栄養素		12～14歳		15～17歳		18歳	
		男子	女子	男子	女子	男子	女子
エネルギー（kcal/日）	EER	2,600	2,400	2,800	2,300	2,650	2,000
たんぱく質（g/日）	RDA	60	55	65	55	65	50
たんぱく質エネルギー比率（%E）	DG	13～20	13～20	13～20	13～20	13～20	13～20
脂質エネルギー比率（%E）	DG	20～30	20～30	20～30	20～30	20～30	20～30
ビタミンA（μgRAE/日）	RDA	800	700	900	650	850	650
ビタミンB₁（mg/日）	RDA	1.4	1.3	1.5	1.2	1.4	1.1
ビタミンB₂（mg/日）	RDA	1.6	1.4	1.7	1.4	1.6	1.2
ビタミンC（mg/日）	RDA	100	100	100	100	100	100
カルシウム（mg/日）	RDA	1,000	800	800	650	800	650
鉄（mg/日）	RDA	10.0	12.0	10.0	10.5	7.5	10.5
食物繊維（g/日）	DG	17以上	17以上	19以上	18以上	21以上	18以上
食塩相当量（g/日）	DG	7.0未満	6.5未満	7.5未満	6.5未満	7.5未満	6.5未満

注）EER：推定エネルギー必要量，RDA：推奨量，DG：目標量

（厚生労働省：日本人の食事摂取基準（2020年版））

表8-3　思春期の食品構成例　　（単位単位：g）

食品群	中学生 12〜14歳		高校生 15〜17歳	
	男子	女子	男子	女子
穀類（精白米で計算）	350	300	380	280
いも類	80	80	100	80
豆類	60	60	60	60
砂糖・甘味料類	15	15	15	15
種実類	5	5	5	5
緑黄色野菜	150	150	150	150
その他の野菜	250	250	250	250
果実類	200	200	200	200
きのこ類	20	20	20	20
藻類	10	10	10	10
魚介類	60	60	60	60
肉類	60	55	60	55
卵類	50	50	50	50
乳類	300	300	300	300
油脂類	25	25	30	25
菓子類	30	30	30	30
嗜好飲料類	350	350	350	350
調味料・香辛料類	50	50	50	50

注）令和元年国民健康・栄養調査結果による食品群別荷重平均成分表より算出

（4）思春期の献立例

	献立名	食品名	〈高校生女子〉 可食量(g)	エネルギー(kcal)	たんぱく質(g)	脂質(g)	炭水化物(g)	カルシウム(mg)	鉄(mg)	食物繊維総量(g)	食塩相当量(g)	〈男子〉 可食量(g)
朝食	バナナトースト	食パン	120	307	9.4	7.2	51.2	30	0.7	2	1.3	140
		バナナ	100	93	1.1	0.2	18.5	6	0.3	1	–	100
		はちみつ	15	49	–	–	11.3	1	–	–	–	15
		バター	10	70	0.1	8.1	0.1	2	–	–	0.2	10
		シナモン	0.05	–	–	–	–	1	–	–	–	0.05
	カフェ・オレ	普通牛乳	150	92	5.0	5.7	6.6	165	–	–	0.2	150
		インスタントコーヒー	4	11	0.6	–	–	6	0.1	–	–	4
	スペイン風オムレツ	鶏卵	50	71	6.1	5.1	0.2	23	0.8	–	0.2	50
		じゃがいも	20	10	0.4	–	2.8	1	0.2	2	–	20
		にんじん	10	4	0.1	–	0.6	3	–	–	–	10
		ベーコン	10	40	1.3	3.9	0.3	1	0.1	–	0.2	10
		食塩	0.2	–	–	–	–	–	–	–	0.2	0.2
		洋こしょう	0.05	–	–	–	–	–	–	–	–	0.05
		調合油	3	27	–	3.0	–	–	–	–	–	3
		バター	2	14	–	1.6	–	–	–	–	–	2
		レタス	15	2	0.1	–	0.3	3	–	–	–	15
		トマト	50	10	0.4	0.1	1.6	4	0.1	1	–	50
		トマトケチャップ	8	8	0.1	–	1.9	1	–	–	0.2	8
	小　計		567.3	808	24.5	35.0	95.3	245	2.4	6	2.6	582.3
昼食	麦ご飯	精白米	90	308	5.5	0.8	68.0	5	0.7	–	–	130
		押麦	10	33	0.7	0.2	6.6	2	0.1	1	–	14
	豚肉のしょうゆだれがらめ	豚もも肉	60	103	12.3	6.1	0.1	2	0.4	–	0.1	70
		じゃがいもでん粉	8	27	–	–	6.5	1	–	–	–	10
		調合油	6	53	–	6.0	–	–	–	–	–	7

区分	料理	食品										
昼食		かつお・こんぶだし	10	—	—	—	—	—	—	—	—	10
		みりん風調味料	2.5	6	—	—	1.0	—	—	—	—	3
		濃口しょうゆ	3.5	3	0.3	—	0.1	1	0.1	—	0.5	4
		ブロッコリー	25	9	1.4	0.2	0.6	13	0.3	1	—	30
	ひじきと大豆の含め煮	ほしひじき	3	5	0.3	0.1	—	30	0.2	2	0.1	3.5
		油揚げ	5	19	1.2	1.7	—	16	0.2	—	—	6
		ゆで大豆	10	15	1.5	0.8	0.2	7	0.2	1	—	12
		さといも	25	13	0.4	—	2.6	3	0.1	1	—	30
		かつお・こんぶだし	50	1	0.2	—	—	2	—	—	0.1	60
		砂糖	2.5	10	—	—	2.5	—	—	—	—	3
		濃口しょうゆ	4	3	0.3	—	0.1	1	0.1	—	0.6	4.8
		みりん風調味料	2	5	—	—	0.8	—	—	—	—	2.4
	ほうれんそうのごまマヨネーズ和え	ほうれんそう	60	11	1.3	0.2	0.2	29	1.2	2	—	60
		にんじん	10	4	0.1	—	0.6	3	—	—	—	10
		いりごま	1	6	0.2	0.5	—	12	0.1	—	—	1
		マヨネーズ	10	67	0.1	7.6	0.2	1	—	—	0.2	10
	小　計		397.5	699	25.6	24.3	89.9	126	3.8	8	1.8	480.7
おやつ	せんべい	しょうゆせんべい	30	113	1.3	0.2	26.4	3	0.1	0	0.4	40
	くり	やきぐり	30	62	1.5	0.3	12.1	9	0.6	3	—	30
	茶	緑茶	120	2	0.2	—	—	4	0.2	—	—	120
	小　計		180	178	3.0	0.5	38.4	16	0.9	3	0.4	190
夕食	麦ご飯	精白米	90	308	5.5	0.8	68.0	5	0.7	—	—	130
		押麦	10	33	0.7	0.2	6.6	2	0.1	1	—	14
	白身魚のホイル焼き	まだら	60	43	10.6	0.1	0.1	19	0.1	—	0.2	60
		食塩	0.3	—	—	—	—	—	—	—	0.3	0.3
		こしょう	0.05	—	—	—	—	—	—	—	—	0.05
		たまねぎ	30	10	0.3	—	2.1	5	0.1	—	—	30
		ピーマン	20	4	0.2	—	0.5	2	0.1	—	—	20
		ナチュラルチーズ	15	59	3.9	5.1	0.1	111	—	—	0.3	15
		トマトソース	20	8	0.4	—	1.1	4	0.2	—	0.1	20
	チンゲンサイと干しえびの炒め物	チンゲンサイ	100	9	0.6	0.1	0.4	100	1.1	1	0.1	100
		干しえび	5	10	2.4	0.1	—	355	0.8	—	0.2	5
		ごま油	5	45	—	5.0	—	—	—	—	—	5
		かき油	5	5	0.4	—	—	1	0.1	—	0.6	5
		にんにく	0.05	—	—	—	—	—	—	—	—	0.05
		しょうが	1.5	—	—	—	0.1	—	—	—	—	1.5
	ザーサイのスープ	ザーサイ	10	2	0.3	—	—	14	0.3	—	0.1	10
		干しきくらげ	1	2	0.1	—	—	3	0.4	1	—	1
		もやし	20	3	0.3	—	0.3	2	0	—	—	20
		中華だし	150	5	1.2	—	—	5	—	—	0.2	150
		食塩	0.5	—	—	—	—	—	—	—	0.5	0.5
		ラー油	0.5	4	—	0.5	—	—	—	—	—	0.5
	煮りんごヨーグルトかけ	りんご	100	56	0.2	0.3	12.7	4	0.1	2	—	100
		砂糖	6	23	—	—	6.0	—	—	—	—	6
		ヨーグルト（加糖）	30	20	1.3	0.1	3.4	36	—	—	0.1	30
	小　計		679.9	649	28.3	12.4	101.1	668	4.1	7	3.8	734.1
	合　計		1,824.7	2,334	81.4	72.2	324.8	1,055	11.2	24	7.0	1,987.1
	エネルギー産生栄養素バランス（％E）				14.0	27.8	55.7					

調理方法

朝食	**バナナトースト** ①食パンにバターを塗り，うす切りにしたバナナをのせ，はちみつをかける。	②オーブントースターでトーストし，シナモンをかける。
朝食	**スペイン風オムレツ** ①じゃがいも，にんじんは薄いいちょう切りにし，ベーコンは細く切っておく。 ②半量の油でじゃがいも，にんじん，ベーコンを軽く炒め，塩・こしょうする。	③溶いた卵に炒めた具材を加え，油とバターを熱し形よく焼く。 ④つけあわせに，適宜切ったトマトとレタスを置き，トマトケチャップをかける。 ※ピーマンやトマトなどいろいろな野菜を活用できる。

昼食	**豚肉のしょうゆだれがらめ** ①3mm程度の厚さに切った豚スライス肉に薄くじゃがいもでん粉をまぶしておく。 ②ブロッコリーは固めにゆでておく。 ③調味料（しょうゆ・だし汁・みりん風調味料）は1つの器にまとめておく。 ④先に豚肉を焼き，ブロッコリーを加え，調味料をからめる（火が強すぎるとからまる前に蒸発するので，弱火にする）。 ※つけあわせはかぼちゃ，ピーマン，きのこなど活用できる。	**ほうれんそうのごまマヨネーズ和え** ①ほうれんそうはゆでて，3～4cmに切り，軽くしぼる。 ②にんじんは千切りにしてさっとゆでる。 ③①と②をマヨネーズで和え，粗くつぶしたいりごまを加える。 ※こまつな，みずな等活用できる。
夕食	**白身魚のホイル焼き** ①魚に塩・こしょうをする。 ②たまねぎ，ピーマンは薄くスライスをしておく。 ③アルミホイルに身を下にして魚をのせ，上にたまねぎ，ピーマンをのせ，トマトソース（ピザソース），チーズをかけて包む。 ④180～200℃のオーブンで約20分焼く。 **チンゲンサイと干しえびの炒め物** ①干しえびは，少量の水で戻しておく。 ②チンゲンサイは，茎の部分は細く切り葉の部分はざく切りしておく。しょうが，にんにくはみじん切りにする。 ③フライパンにごま油を入れ，しょうがを加え油に香りがついたら茎の部分を炒め，にんにくを加える。 ④少ししんなりしてきたら葉の部分を加え，干しえびを加え，少しして戻し汁を加え水分をとばす。	⑤かき油を加え，強火でからませる。 **ザーサイのスープ** ①ザーサイは，塩分が強いので，千切りにして水に戻し，塩分をしっかり抜いておく。 ②きくらげも水に戻して細く切っておく。 ③もやしは根（ひげ）をとっておく。 ④中華だしを加熱し，塩を加え，塩抜きしたザーサイときくらげ，もやしを入れる。 ⑤器に盛りつけてからラー油を少々加える。 ※ザーサイは塩抜きし1%の残塩量として計算。 **煮りんごヨーグルトかけ** ①りんごはひたひたの水に砂糖を加え，中火で水分がなくなるように煮る。 ②冷やしてヨーグルトをかける。

（5）思春期の栄養ケア

　生徒期（中学生，高校生）は，身長・体重成長曲線（p.109, 図7-2）を用いて栄養状態の評価を行い，適正な発育発達があるかの現状を認識する。また，2015（平成27）年度改訂の「児童生徒の健康診断マニュアル」（文部科学省スポーツ・青少年局学校健康教育課監修）の身長別標準体重を求める係数と計算式より標準体重を求め（表8-4），実測体重が20%以上であれば肥満傾向，－20%以下であればやせ傾向と判定している。令和元年度学校保健統計では，肥満傾向の男子は10%程度，女子8%程度，やせ傾向は男女とも3%程度となっている。また，令和元年国民健康・栄養調査によると，20歳代男性の肥満は23.1%，女性の低体重（やせ）は20.5%である。肥満については生活習慣病のリスクが増大し，若年女性の低体重は骨量低下をきたしやすく，将来の骨粗鬆症のリスクとなっている。このため，思春期から成人期に移行する期間において肥満ややせに留意しておくことが大切である。

1）肥満傾向

① **原　因**　　種々の原因によって起こるが，多くは食生活の偏りと運動不足が原因である。

② **対　応**

a．食生活の正常化

・1日3食を規則正しく摂取する。

・適正なエネルギーで，栄養のバランスのとれた食事とし，不足しがちな主食，副菜，乳製品などをきちんととる。

・間食は1日の必要エネルギーの10%程度までにとどめる。

表8-4 身長別標準体重を求める係数と計算式

年齢	男子		女子	
	a	b	a	b
5歳	0.386	23.699	0.377	22.750
6歳	0.461	32.382	0.458	32.079
7歳	0.513	38.878	0.508	38.367
8歳	0.592	48.804	0.561	45.006
9歳	0.687	61.390	0.652	56.992
10歳	0.752	70.461	0.730	68.091
11歳	0.782	75.106	0.803	78.846
12歳	0.783	75.642	0.796	76.934
13歳	0.815	81.348	0.655	54.234
14歳	0.832	83.695	0.594	43.264
15歳	0.766	70.989	0.560	37.002
16歳	0.656	51.822	0.578	39.057
17歳	0.672	53.642	0.598	42.339

注) 身長別標準体重＝ a ×実測身長(cm) － b

$$肥満度 = \frac{実測体重(kg) － 身長別標準体重(kg)}{身長別標準体重(kg)} \times 100(\%)$$

（日本学校保健会：児童生徒等の健康診断マニュアル，p.22，平成27年度改訂版）

b．規則的な生活習慣の確立

・朝食が喫食できる時間に起床する。

・孤食を避ける。

・夕食の時間は就寝前2時間以上間隔をあける。

c．生活活動量の増加

・日常生活の中で活動量を増やす。

2）やせ傾向

① 原 因　心的要因やダイエット・美容上からやせ傾向になる女性が多い。また，虐待や神経性食欲不振症も考えられるため，慎重な対応が求められる。

② 対 応

a．情報の共有化

・専門職種（校長・教頭・養護教諭・学校医・臨床心理士，看護師，栄養士・管理栄養士等）が連携して情報を共有して対応する。

・虐待の可能性がある場合は，早急に行政との連携を図る。

b．食生活の正常化

・1日3食を規則正しく摂取する。

・適正なエネルギーで，栄養のバランスのとれた食事とし，不足しがちな主食，副菜，乳製品などをきちんととる。

・正しいダイエットのあり方を理解させる。

● 成長曲線，肥満度とBMI ●

　教育現場における小学生・中学生の肥満度の判定は，基本的に学校保健統計調査方式による肥満度判定で行う。（p.130参照）しかし，肥満度が28％であるといっても，35％から28％になった人と15％から28％になった人，28％の状態が続いている人とではその意味は大きく違ってくる。

　成長は個人によって差があり，成長曲線はその個々の子どもが適正に成長しているかどうかを判断するために描くものである。このため，過去からの体重推移を身長・体重の成長曲線の基準線に沿っているのかを把握することが大切である。

　肥満を評価する国際指標としてBMIを用いるが，日本では18歳以上の場合に目標とする範囲が示されている（「日本人の食事摂取基準（2020年版）」）。厚生労働省が2013（平成25）年9月3日に通知した「肥満並びにやせに該当する者の割合の評価方法について」において，小児の肥満ならびにやせに該当する者の割合の評価方法の中で児童生徒については学校保健統計調査方式による肥満度の判定方法を用い，肥満度〔（実測体重－適正体重／適正体重×100％）〕によって体格（肥満ややせ）を判定すると示されている。

3．症例：鉄欠乏性貧血予防の食事

（1）鉄欠乏性貧血予防の献立作成上の留意点

　近年，女子中学生や女子高校生など，若い女性の鉄欠乏性貧血者は増加傾向である。また，血液検査の数値として明確に現れない潜在性鉄欠乏性貧血も，現代の女子には多く発生している。鉄欠乏性貧血とは，血液に含まれる赤血球またはヘモグロビン量が減少した状態である。具体的な原因としては，成長発育に伴う血液量や筋肉の増加などにより鉄の需要が増大すること，クラブ活動など過度の運動負荷による発汗や溶血性貧血が生じること，女子では月経血への鉄損失があること，ダイエットや欠食，偏食などの不適切な食生活によるものなどがあげられる。鉄欠乏性貧血の症状は，疲労感，頭痛，知覚異常，抵抗力の低下などである。鉄はヒトの体内に3g程度存在しており，女性の貯蔵鉄量は男性に比較して少ない。鉄は体内での保持率が高く，約90％が毎日回収されて再利用され，残りは胆汁中に排泄される。つまり，食事から10％の差を埋め合わせることができない場合に鉄の不足が生じる。なお，鉄の摂取が持続的に不足している状態では，鉄の吸収率が増加する。

　献立立案の際には，鉄の吸収効率に影響する鉄の物理学的形態，鉄と他の栄養素・食品の食べ合わせ，食物中に含まれる鉄吸収を抑制する因子などに留意する。具体的な鉄の摂り方は表8－5などを参考にするとよい。なお，鉄およびビタミンC含有量の多い食品は付表（p.229, 231）にまとめているので参照されたい。

表8-5　鉄を効率的に摂取するための献立上のポイント

1. ヘム鉄を多く含むレバー，魚介類，肉類などを献立に取り入れる工夫をする

　鉄は大きくヘム鉄と非ヘム鉄の2種類があり，食事中のヘム鉄の割合は5～10％に過ぎないが，吸収率はヘム鉄で約25％，非ヘム鉄で約5％と大きく異なる。さらに，レバー，肉類，魚介類などの動物性たんぱく質の摂取は鉄の吸収率を増加させることが知られている。

2. 献立にビタミンCを多く含む食品などを取り入れる

　主要な鉄の摂取源である非ヘム鉄は胃酸でイオン化（3価鉄または2価鉄）された後，ビタミンCにより（3価鉄が2価鉄に還元される），強力に鉄の吸収率が増強される。そのため献立の作成時は，いも類，野菜類，果実類などビタミンCを多く含む食品を適量取り入れることが必要である。また，胃酸の分泌を亢進させる酢物や柑橘系の果物などを適宜献立に取り入れてもよい。

3. 食物中に含まれる鉄吸収を抑制する因子の摂取を控える

　フィチン酸塩およびシュウ酸塩，茶ポリフェノール，タンニンなどは，鉄吸収を抑制するため，調理時または食事摂取時に摂り過ぎないよう配慮する。

（2）鉄欠乏性貧血予防の献立例

〈中学生女子〉

	献立名	食品名	可食量 (g)	エネルギー (kcal)	たんぱく質 (g)	脂 質 (g)	炭水化物 (g)	ビタミンC (mg)	鉄 (mg)	食物繊維 (g)	食塩相当量 (g)
朝食	麦ご飯	精白米	90	308	5.5	0.8	69.8	－	0.7	0.5	－
		押麦	10	33	0.7	0.2	7.8	－	0.1	1.2	－
	なめこのみそ汁	なめこ	20	4	0.4	－	1.1	－	0.1	0.7	－
		油揚げ	5	19	1.2	1.7	－	－	0.2	0.1	－
		みつば	3	0.4	－	－	0.1	－	－	0.1	－
		煮干しだし	150	2	0.2	0.2	－	－	－	－	0.2
		米みそ・赤色辛みそ	7	12	0.9	0.4	1.5	－	0.3	0.9	0.9
		米みそ・淡色辛みそ	4	7	0.5	0.2	0.9	－	0.2	0.2	0.5
	炒り豆腐	木綿豆腐	70	51	4.9	3.4	1.1	－	1.1	0.8	－
		たまねぎ	10	3	0.1	－	0.8	1	－	0.2	－
		にんじん	10	4	0.1	－	0.9	1	－	0.3	－
		干ししいたけ	1	3	0.2	－	0.6	－	－	0.5	－
		こねぎ	3	1	0.1	－	0.2	1	－	0.1	－
		調合油	3	27	－	3.0	－	－	－	－	－
		砂糖	3	12	－	－	3.0	－	－	－	－
		薄口しょうゆ	4	3	0.2	－	0.2	－	－	－	0.6
	こまつなごま和え	こまつな	80	10	1.2	0.2	1.9	31	2.2	1.5	－
		練りごま	5	30	1.0	2.7	0.8	－	0.5	0.5	－
		砂糖	2	8	－	－	2.0	－	－	－	－
		濃口しょうゆ	2	2	0.2	－	0.2	－	－	－	0.3
		みりん	1	2	－	－	0.4	－	－	－	－
		酒	1	1	－	－	－	－	－	－	－
		ごま	3	18	0.6	1.6	0.5	－	0.3	0.3	－
	ヨーグルトプルーン添え	ヨーグルト・全脂無糖	150	84	5.4	4.5	7.4	2	－	－	0.2
		プルーン（乾）	10	21	0.2	－	6.2	－	0.1	0.7	－
		バナナ	30	28	0.3	0.1	6.8	5	0.1	0.3	－
	小　計		677	692	23.7	18.9	114.2	40	5.8	8.2	2.6
昼食	麦ご飯	精白米	90	308	5.5	0.8	69.8	－	0.7	0.5	－
		押麦	10	33	0.7	0.2	7.8	－	0.1	1.2	－
	豚ロース肉の香草焼き	豚ロース肉	80	190	13.7	15.4	0.1	2	0.5	－	0.1
		食塩	0.2	－	－	－	－	－	－	－	0.2
		こしょう	0.01	－	－	－	－	－	－	－	－
		パセリ	0.5	－	－	－	－	1	－	－	－
		タイム	0.01	－	－	－	－	－	－	－	－
		ローズマリー									
		オリーブ油	3	27	－	3.0	－	－	－	－	－
	付け合せ	グリーンリーフ	5	1	0.1	－	0.2	1	0.1	0.1	－

区分	料理名	食品名	量(g)	エネルギー	たんぱく質	脂質	炭水化物	Ca	鉄	食物繊維	食塩
昼食		カリフラワー	30	8	0.9	–	1.6	24	0.2	0.9	–
		ラデッシュ	10	1	0.1	–	0.3	2	–	0.1	–
		サウザンアイランドドレッシング	3	12	–	1.2	0.4	–	–	–	0.1
	蒸しなすの薬味だれ	なす	80	14	0.9	0.1	4.1	3	0.2	1.8	–
		根深ねぎ	7	2	0.1	–	0.6	1	–	0.2	–
		しょうが	1	0.3	–	–	0.1	–	–	–	–
		濃口しょうゆ	2	2	0.2	–	0.2	–	–	–	0.3
		砂糖	2	8	–	–	2.0	–	–	–	–
		トウバンジャン	0.2	–	–	–	–	–	–	–	–
		酢	7	3	–	–	0.2	–	–	–	–
	卵とツナのサラダ	鶏卵	25	36	3.1	2.6	0.1	–	0.4	–	0.1
		ツナ缶	5	4	0.8	–	–	–	–	–	–
		さやいんげん	15	3	0.3	–	0.8	1	0.1	0.4	–
		かぶ	30	6	0.2	–	1.4	5	0.1	0.4	–
		みりん	1	2	–	–	0.4	–	–	–	–
		砂糖	1	4	–	–	1.0	–	–	–	–
		食塩	0.1	–	–	–	–	–	–	–	0.1
		酢	5	2	–	–	0.1	–	–	–	–
		マヨネーズ	5	33	0.1	3.8	0.2	–	–	–	0.1
		レモン汁	2	–	–	–	0.2	1	–	–	–
		こしょう	0.01	–	–	–	–	–	–	–	–
	果実	りんご	50	27	0.1	0.1	7.8	2	0.1	0.7	–
	ミルクティー	普通牛乳	120	73	4.0	4.6	5.8	1	–	–	0.1
		紅茶・浸出液	100	1	0.1	–	0.1	–	–	–	–
	小　計		690	799	30.5	31.6	105.0	44	2.4	6.2	1.1
間食	フレンチトースト	食パン	60	149	5.3	2.5	27.8	–	0.3	2.5	0.7
		鶏卵	15	21	1.8	1.5	0.1	–	0.2	–	0.1
		普通牛乳	50	31	1.7	1.9	2.4	1	–	–	0.1
		砂糖	5	20	–	–	5.0	–	–	–	–
		有塩バター	3	21	–	2.4	–	–	–	–	0.1
	オレンジジュース	オレンジジュース	100	42	0.5	0.1	9.9	30	0.1	–	–
	小　計		233	283	9.3	8.4	45.2	31	0.6	2.5	0.9
夕食	さんまのかば焼とあさりご飯	精白米	90	308	5.5	0.8	69.8	–	0.7	0.5	–
		あさり・缶詰	25	26	5.1	0.6	0.5	–	7.5	–	0.3
	A {	薄口しょうゆ	3	2	0.2	–	0.2	–	–	–	0.5
		酒	4	4	–	–	0.2	–	–	–	–
		みりん	4	10	–	–	1.7	–	–	–	–
		しょうが	2	1	–	–	0.1	–	–	–	–
		ごぼう	25	15	0.5	–	3.9	1	0.2	1.4	–
		さんま	40	115	7.2	10.2	–	–	0.6	–	0.2
		濃口しょうゆ	4	3	0.3	–	0.3	–	0.1	–	0.6
		みりん	3	7	–	–	1.3	–	–	–	–
		調合油	2	18	–	2.0	–	–	–	–	–
		粉さんしょう	0.01	–	–	–	–	–	–	–	–
	じゃがいものくずあんかけ	じゃがいも	90	46	1.6	0.1	14.3	25	0.9	8.8	–
		さやえんどう	3	1	0.1	–	0.2	2	–	0.1	–
	A {	かつお・こんぶだし	40	1	0.1	–	0.1	–	–	–	–
		濃口しょうゆ	3	2	0.2	–	0.2	–	0.1	–	0.4
		酒	2	2	–	–	0.1	–	–	–	–
		みりん	5	12	–	–	2.2	–	–	–	–
	B {	かつお・こんぶだし	25	1	0.1	–	0.1	–	–	–	–
		薄口しょうゆ	2	1	0.1	–	0.1	–	–	–	0.3
		みりん	2	5	–	–	0.9	–	–	–	–
		酒	2	2	–	–	0.1	–	–	–	–
		砂糖	1	4	–	–	1.0	–	–	–	–
		じゃがいもでん粉	1	3	–	–	0.8	–	–	–	–
		しょうが	2	1	–	–	0.1	–	–	–	–
	トマトのごまナムル	トマト	60	8	0.5	0.1	1.9	11	0.2	0.8	–
	C {	ごま油	2	–	–	–	0.1	–	–	–	–
		すりごま	2	1	–	–	0.2	–	–	0.1	–
		黒酢	1.5	–	–	–	0.1	1	–	–	–

夕食		食塩	0.1	–	–	–	–	–	–	–	–
		にんにく	0.1	.	–	–	–	–	–	–	–
	果実盛り合わせ	なし	50	19	0.2	0.1	5.7	2	–	0.5	–
		ぶどう（ピオーネ）	30	21	0.2	0.1	5.1	1	0.1	0.3	–
	小　計		526	636	21.8	13.9	111.2	42	10.2	12.3	2.2
合　計			2,126	2,410	85.4	72.8	375.5	157	19.1	29.2	6.8
エネルギー産生栄養素バランス（%E）					14.2	27.2	62.3				

調理方法

朝食

炒り豆腐
①豆腐はよく水気を切る。
②干ししいたけは水で戻し，たまねぎとにんじん，戻した干ししいたけは千切りにする。
③油を熱し，②を炒める。
④よく水気を切った豆腐を一口大に切り，③とこねぎを合わせて炒める。
⑤調味料で味を調え，盛付けする。

昼食

豚ロース肉の香草焼き
①豚ロース肉に塩，こしょうで下味をつける。
②①に刻んだパセリ，タイム，ローズマリーをまぶす。
③フライパンにオリーブ油を熱し，②を入れ両面とも色よく焼いて火を通す。
④カリフラワーはゆで，グリーンリーフは適当な大きさにちぎる。
⑤③を器に入れ④を付け合わせ，ドレッシングをかける。
※付け合わせのカリフラワー（秋・冬）→アスパラガス，おくら（春・夏）

蒸しなすの薬味だれ
①なすはへたを取り除き，蒸し器で蒸す。
②蒸しあがった①を縦6～8等分くらいに切る。
③根深ねぎは小口切り，しょうがはみじん切りにする。
④ボールに③と調味料を混ぜ合わせ薬味だれをつくる。
⑤②に④を和え，器に盛る。

卵とツナのサラダ
①卵はゆで卵にし4つに切る。
②ツナは水を切る。
③さやいんげんは筋を取って固めにゆでる。
④かぶは2～3mmの薄切りにする。
⑤調味料を混ぜ合わせ，①～④を合わせて器に盛る。
※かぶ（秋・冬）→トマト，レタス（夏）

間食

フレンチトースト
①卵，砂糖，牛乳を混ぜ合わせる。
②①に4つ切りした食パンを漬けこむ。
③熱したフライパンにバターを溶かし，②を入れてこんがり焼く。

夕食

さんまのかば焼とあさりご飯
①あさりはざるにあげ水を切る。
②しょうがは千切り，ごぼうはささがきにする。
③米と調味料A，適量の水を入れ，①②をのせて炊く。
④鍋に濃口しょうゆとみりんを煮立て，軽くとろみがついたら火をとめる。
⑤フライパンに油を熱し，3枚おろしにしたさんまを皮目から入れて両面焼き，④を加えてからめる。
⑥器に③を盛り，その上に⑤をのせ，粉さんしょうをかける。
※さんまのかば焼き（秋）→いわしのかば焼き，うなぎのかば焼き（夏）
※かば焼きの粉さんしょう（通年）→木の芽（春）

じゃがいものくずあんかけ
①じゃがいもは皮をむき，一口大に切る。水にさらしてから，下ゆでしざるにあげる。
②鍋にAの調味料を煮立て，①を加え汁気が少なくなるまで落としぶたをして煮含める。
③別の鍋にBの調味料を煮立て，水溶きじゃがいもでん粉を入れとろみをつけ，すりおろしたしょうがを加える。
④器に②を盛り③をかける。

トマトのごまナムル
①トマトはくし切り，にんじんはみじん切りにする。
②Cをボウルに入れて混ぜ，①を加えて和える。
③皿に盛る。

※果実：なし，ピオーネ（秋）→いちご，はっさく，あまなつなど（春），すいか，メロンなど（夏）

4．症例：骨粗鬆症予防の食事

（1）骨粗鬆症予防の献立作成上の留意点

　骨粗鬆症は，WHOにより「低骨量と骨組織の微細構造の異常を特徴とし骨の脆弱性が増大し，骨折の危険性が増大する疾患である」と定義されている。思春期には骨形成が骨吸収を上回り骨量が増加することで，20歳頃までに最も多い骨量を獲得し，その後，加齢に伴って徐々に減少する。すなわち，思春期における骨粗鬆症予防法は，可能な限り高い最大骨量を獲得することである。これによって，後年における骨密度の低下や骨折のリスクが減少するとされているため，骨形成に関与する栄養素の適正な摂取の習慣化が必要である。思春期前および思春期においては，特に，たんぱく質，カルシウムが最大骨量の重要な成分とされている。カルシウムは身体中で最も多く存在するミネラルであり（総体内ミネラルの39％），かつ骨の主要な構成成分である。カルシウム摂取量と骨健康状態との関連は，体内カルシウムの99％が骨と歯に存在することからも明らかである。しかし，近年の国民健康・栄養調査におけるカルシウム摂取量は，推定平均必要量を下回っているため，乳製品の摂取や献立の工夫により積極的に取り入れることが必要である。カルシウムが多い食品は付表（p.230）の通り，牛乳・乳製品，小魚，大豆製品，一部の野菜であり，献立を作成する際には，これらの食品を積極的に取り入れることに留意したい。また，カルシウムの摂り方は表8-6などを参考にするとよい。

表8-6　カルシウムを効率的に摂取するための献立上の摂取のポイント

①牛乳・乳製品を適量摂取する。乳糖不耐症や嗜好的に摂取が困難である場合は，1）乳糖の一部が分解されている牛乳，2）加工食品のヨーグルトやチーズで代替する，3）スキムミルクを料理（ポタージュ，ポテトサラダ，卵焼き，ホットケーキ，お好み焼きなど）の中で利用する，等を検討する。
②骨ごと食べられる小魚を積極的にとりいれる。
③大豆製品は，1日1回以上摂取する。
④ほうれんそうやにらなどのシュウ酸を多く含む野菜を使用する場合は，カルシウムの吸収を阻害するため，摂取頻度と1回の摂取量に配慮する。

　食事として摂取されたカルシウムの吸収率は25～30％程度であるが，ビタミンDはその吸収を促進する栄養素として知られている。ビタミンDは，付表（p.228）に示すように，きのこ類（ビタミンD_2）と魚介類（ビタミンD_3）に多いため，献立作成時にこれらの食品を積極的に取り入れる。特に魚介類はビタミンDの主要な供給源である。また，ビタミンDは日光への暴露により合成される（プロビタミンD_3が活性型ビタミンD_3に変化する）ため，適度に紫外線を浴びることも必要である。

　ビタミンKは，オステオカルシンの活性化を通して骨の健康に関与する栄養素である。ビタミンKは，緑黄色野菜，藻類，緑茶，植物油などに含まれるビタミンK_1（フィロキノン）と，動物性たんぱく質および腸内細菌によって合成されるビタミンK_2（メナキノン）があり，献立作成時

には，特に付表（p.228）に示す食品を取り入れることに留意する。

　リンはカルシウムとともにハイドロキシアパタイトとして骨格の形成に必要である。一方，過剰なリン摂取はカルシウム／リンの比を変化させ骨量減少のリスクとなる。特に，カルシウムの摂取不足を伴う場合は早期に改善する必要がある。加工食品やソフトドリンクはリン酸塩を多く含んでいるため，過剰な摂取を避けるべきである。その他，骨粗鬆症予防には，運動の実施により身体活動を負荷することで高い骨密度を獲得しておくこと，喫煙や飲酒をしないこと，等が重要である。

（2）骨粗鬆症予防の献立例

〈中学生男子〉

	献立名	食品名	可食量 (g)	エネルギー (kcal)	たんぱく質 (g)	脂　質 (g)	炭水化物 (g)	ビタミンD (μg)	ビタミンK (μg)	カルシウム (mg)	食物繊維 (g)	食塩相当量 (g)
朝食	ピザ風2種 トマト＆ルッコラ	食パン	60	149	5.3	2.5	27.8	−	−	13	2.5	0.7
		ミニトマト	30	9	0.3	−	2.2	−	2.1	4	0.4	−
		アンチョビ	1	4	0.2	0.3	−	0.1	−	4	−	−
		ルッコラ	10	2	0.2	−	0.3	−	21	17	0.3	−
		オリーブ油	3	27	−	3.0	−	−	1	−	−	−
		こしょう	0.01	−	−	−	−	−	−	−	−	−
	ピーマン＆チーズ	食パン	60	149	5.3	2.5	27.8	−	−	13	2.5	0.7
		たまねぎ	10	3	0.1	−	0.8	−	−	2	0.2	−
		ピーマン	15	3	0.1	−	0.8	−	3	2	0.3	−
		ピザチーズ	8	25	1.8	2.1	0.1	−	−	50	−	0.2
	ひよこまめのサラダ	ひよこまめ（ゆで）	30	45	2.9	0.8	8.2	−	2	14	3.5	−
		きゅうり	20	3	0.2	−	0.6	−	7	5	0.2	−
		スイートコーン冷凍	10	10	0.4	0.2	1.9	−	−	−	0.3	−
	A	オリーブ油	3	27	−	3.0	−	−	1	−	−	−
		食塩	0.2	−	−	−	−	−	−	−	−	0.2
		こしょう	0.01	−	−	−	−	−	−	−	−	−
		レモン汁	4	1	−	−	0.3	−	−	−	−	−
		イタリアンパセリ	0.2	−	−	−	−	−	2	1	−	−
	果実	キウイフルーツ	100	51	1.0	0.2	13.4	−	6	26	2.6	−
	ミルクココア	普通牛乳	200	122	6.6	7.6	9.6	0.6	4	220	−	0.2
		ココア	6	23	1.1	1.3	2.5	−	−	8	1.4	−
	小　計		570	651	25.6	23.3	96.4	0.7	49	378	14.2	2.1
昼食	牛肉とさくらえびの炒飯	精白米	110	376	6.7	1.0	85.4	−	−	6	0.6	−
		和牛・そともも・脂身つき	30	73	5.3	6.0	0.2	−	2	1	−	−
		さくらえび（素干し）	6	17	3.9	0.2	−	−	−	120	−	0.2
		たまねぎ	40	13	0.4	−	3.4	−	−	7	0.6	−
		糸みつば	20	2	0.2	−	0.6	−	44	9	0.5	−
		にんにく	1	1	0.1	−	0.3	−	−	−	0.1	−
		こねぎ	5	1	0.1	−	0.3	−	6	5	0.1	−
		調合油	10	89	−	10.0	−	−	17	−	−	−
		食塩	0.5	−	−	−	−	−	−	−	−	0.5
		こしょう	0.02	0.1	−	−	−	−	−	−	−	−
		濃口しょうゆ	5	4	0.4	−	0.4	−	−	1	−	0.7
		中華だし	10	0.3	0.1	−	−	−	−	−	−	−
		かつお・削り節	3	10	2.3	0.1	−	0.1	−	1	−	−
	切り干しだいこんの中華風和えもの	切り干しだいこん	10	28	1.0	0.1	7.0	−	−	50	2.1	0.1
		だいこん	25	4	0.1	−	1.0	−	−	6	0.4	−
		かに風味かまぼこ	5	4	0.6	−	0.5	0.1	−	6	−	0.1
		トウバンジャン	0.5	0.2	−	−	−	−	−	−	−	0.1
		濃口しょうゆ	2	2	0.2	−	0.2	−	−	1	−	0.3
		砂糖	2	8	−	−	2.0	−	−	−	−	−
		穀物酢	6	2	−	−	0.1	−	−	−	−	−
		鶏がらだし	3	0.2	−	−	−	−	−	−	−	−
		ごま油	1	−	−	1.0	−	−	−	−	−	−

区分	料理	食品	重量									
昼食	もやしとわかめの中華スープ	もやし	30	5	0.5	—	0.8	—	1	3	0.4	—
		わかめ（乾）	1	2	0.1	—	0.4	—	7	8	0.3	0.2
		根深ねぎ	5	2	0.1	—	0.4	—	—	2	0.1	—
		いりごま	3	18	0.6	1.6	0.6	—	—	36	0.4	—
		鶏がらだし	150	11	1.4	0.6	—	—	3	2	—	0.2
		食塩	0.3	—	—	—	—	—	—	—	—	0.3
		薄口しょうゆ	3	2	0.2	—	0.2	—	—	1	—	0.5
	杏仁豆腐	普通牛乳	100	61	3.3	3.8	4.8	0.3	2	110	—	0.1
		コンデンスミルク	15	47	1.2	1.3	8.4	—	—	39	—	—
		砂糖	10	39	—	—	9.9	—	—	—	—	—
	B {	水	50	—	—	—	—	—	—	—	—	—
		粉寒天	1	—	—	—	—	—	—	—	—	—
		アーモンドエッセンス	0.2									
	C {	砂糖	5	20	—	—	5.0	—	—	—	—	—
		水	20									
		ブルーベリー	4	2	—	—	0.5	—	1	—	0.1	—
		ミント	0.2									
	小　計		693	851	28.6	25.7	132.1	0.5	83	413	5.6	3.1
間食	おにぎり	精白米	50	171	3.1	0.5	38.8	—	—	3	0.3	—
		ちりめんじゃこ	3	6	1.2	0.1	—	1.8	—	16	—	0.2
		青しそ	0.3	0.1	—	—	—	—	2	1	—	—
	緑茶	せん茶・浸出液	120	2	0.2	—	0.2	—	—	4	—	—
	小　計		173	179	4.5	0.6	39.0	1.8	2	22	0.3	0.2
夕食	麦ご飯	精白米	120	418	7.6	1.8	91.9	—	—	7	1.1	—
		押麦	10	33	0.7	0.2	7.8	—	—	2	1.2	—
	さけの南蛮漬け	さけ	60	76	13.5	2.7	0.1	19.8	—	6	—	0.1
		こしょう	0.02	—	—	—	—	—	—	—	—	—
		じゃがいもでん粉	6	20	—	—	4.9	—	—	1	—	—
		調合油	8	71	—	8.0	—	—	14	—	—	—
		たまねぎ	30	10	0.3	—	2.5	—	—	5	0.5	—
		にんじん	10	4	0.1	—	0.9	—	2	3	0.3	—
		かいわれだいこん	7	1	0.1	—	0.2	—	14	4	0.1	—
	D {	砂糖	4	16	—	—	4.0	—	—	—	—	—
		酒	5	5	—	—	0.2	—	—	—	—	—
		酢	7	3	—	—	0.2	—	—	—	—	—
		薄口しょうゆ	4	2	0.2	—	0.2	—	—	1	—	0.6
		かつおだし	25	1	0.1	—	—	—	—	1	—	—
		とうがらし（乾）	0.1	0.3	—	—	0.1	—	—	—	—	—
	ごぼうの卵とじ	鶏卵	30	45	3.7	3.1	0.1	1.1	4	14	—	0.1
		ごぼう	60	35	1.1	0.1	9.2	—	—	28	3.4	—
		かつおだし	40	1	0.2	—	—	—	—	1	—	—
		砂糖	1	4	—	—	1.0	—	—	—	—	—
		薄口しょうゆ	4	2	0.2	—	0.2	—	—	1	—	0.6
		みりん	2	5	—	—	0.9	—	—	—	—	—
	さといも饅頭のあんかけ	さといも	80	42	1.2	0.1	10.5	—	—	8	1.8	—
	E {	濃口しょうゆ	3	2	0.2	—	0.2	—	—	1	—	0.4
		みりん	2	5	—	—	0.9	—	—	—	—	—
		生クリーム	10	35	0.1	4.0	0.3	—	1	5	—	—
	F {	かつお・こんぶだし	40	1	0.1	—	0.1	—	—	1	—	—
		薄口しょうゆ	2	1	0.1	—	0.1	—	—	—	—	0.3
		みりん	3	17	—	—	1.3	—	—	—	—	—
		食塩	0.1	—	—	—	—	—	—	—	—	0.1
		じゃがいもでん粉	1	3	—	—	0.8	—	—	—	—	—
		さやいんげん	4	1	0.1	—	0.2	—	2	2	0.1	—
	果実	すもも	100	46	0.6	1.0	9.4	—	—	5	1.6	—
	小　計		678	893	30.2	20.8	148.4	20.9	36	94	10.1	2.3
	合　計		2,115	2,574	88.8	70.4	416.0	23.9	169	907	30.2	7.7
	エネルギー産生栄養素バランス（%E）				13.8	24.6	64.8					

調理方法		
朝食	**ピザ風2種** 〈トマト&ルッコラ〉 ①食パンは2～4等分に切る。 ②ミニトマトは横3等分にスライスし，アンチョビは細かく刻む。 ③①に②をのせ，こしょうをふり，オリーブ油1/2量をかけ，オーブンレンジで焼く。 ④焼きあがった③にルッコラをのせ，残りのオリーブ油をかけて器に盛る。 〈ピーマン&チーズ〉 ①食パンは2～4等分に切る。 ②ピーマンは千切りにする。たまねぎは千切りにし水にさらす。	③①に②をのせ，さらにピザチーズを上からかけてオーブンレンジで焼き，器に盛る。 **ひよこまめのサラダ** ①ひよこまめは軽く水洗いし，ざるにあげ水気を切る。 ②きゅうりは1cm角に切る ③コーンはさっと湯通しする。 ④Aを混ぜドレッシングをつくる。 ⑤①～④を混ぜ合わせ，器に盛り，イタリアンパセリを飾る。
昼食	**牛肉とさくらえびの炒飯** ①牛肉は薄切り，にんにくはみじん切りにする。 ②たまねぎは薄切り，みつばは1cm幅，こねぎは小口切りにする。 ③フライパンに油1/2量を熱し，①のにんにくを焦がさないように炒め，香りが出たら牛肉を入れ炒め，一旦フライパンから取り出す。 ④残りの油を熱し，②とさくらえびを入れて炒める。 ⑤④に③を合わせ，ご飯を入れて炒める。 ⑥⑤に濃口しょうゆとだし汁を合わせたものを鍋の隅から回し入れ，食塩，こしょうで仕上げる。 ⑦⑥を器に盛り削り節をかける。	**切り干しだいこんの中華風和えもの** ①切り干しだいこんは水で戻す。 ②だいこん，かに風味かまぼこは千切りにする。 ③調味料を合わせ，②と和えて器に盛る。 **杏仁豆腐** ①鍋にBを入れてよく混ぜ，火にかけ，少し煮立てたら砂糖，コンデンスミルクを加えて溶かす。 ②①に牛乳を加えて火を止め，アーモンドエッセンスを加え，温かいうちに型に流し，冷蔵庫で冷やし固める。 ③鍋にCを入れシロップをつくり，粗熱を取って冷蔵庫で冷やす。 ④②に③をかけて，ブルーベリーとミントを飾る。
夕食	**さけの南蛮漬け** ①Dの調味料をあわせておく。 ②さけの水気をよく拭いてこしょうをふり，じゃがいもでん粉をまぶす。 ③揚げ油を熱し，②を入れてしっかり揚げ，揚げたてを①に漬けてそのまま冷やす。 ④たまねぎはスライス，にんじんは千切り，かいわれだいこんは根元をとって適当な大きさに切り，③に漬けこみ，器に盛る。 ※南蛮漬け（春，夏）→フリッター（通年） **さといも饅頭のあんかけ** ①さといもは皮をむき，適当な大きさに切って蒸し器で蒸す。	②蒸しあがった①をボールに入れ，熱いうちにつぶしEと合わせて丸い饅頭をつくり器に盛る。 ③鍋にFを煮立て，水溶きじゃがいもでん粉でとろみをつける。 ④②に③をかけ，ゆでた千切りのさやいんげんを上にのせる。 ※すもも（夏）→いちご，はっさく，あまなつなど（春），かき，なし，りんご，みかん，ネーブルなど（秋，冬）

●文　献●

・Assessment of fracture risk and its application to screening for postmenopausal osteoporosis：synopsis of a WHO report. WHO Study Group. WHO technical report series 1994, 843
・Rizzoli R：：Nutrition: its role in bone health, Best Pract Res Clin Endocrinol Metab, **22**, 913, 2008
・Tucker KL：Osteoporosis prevention and nutrition, Curr Osteoporosis Rep, **7**, 111, 2009
・厚生労働省：令和元年国民健康・栄養調査報告，2020
・伊藤貞嘉，佐々木敏（監修）：厚生労働省「日本人の食事摂取基準（2020年版）」策定検討会報告書：日本人の食事摂取基準（2020年版），第一出版，2020
・日本学校保健会：児童生徒等の健康診断マニュアル，p.22，平成27年度改訂版

第9章

成人期の栄養

　成人期は，思春期を過ぎた18歳から，高齢期の始まる前の64歳までをいう。成人期はさらに，青年期（18～29歳），壮年期（30歳～49歳），中年期（50歳～64歳）の３期間に分類される。成人期は，身体的に最も成熟し，そして加齢による生理的退行変化が始まり，進展する時期でもある。社会的には自立し，精神的にも成熟する時期であり，就職，結婚，子育てなどのライフイベントが多く含まれた充実した時期でもある。しかし，生活習慣のほとんどは，自己管理に委ねられるため，食生活の乱れや，運動不足，仕事や家庭内でのストレス等により，生活習慣病が次第に顕在化してくるのもこの時期の特徴である。成人期では，適正なエネルギーおよび栄養素等の摂取，身体活動量の増加などにより，健康の維持・増進に加え，生活習慣病をはじめとした疾病予防を行うことが重要となる。

1. 成　人　期

（1）成人期の生理的特性

　青年期は，身体的成長がほぼ完了し，筋肉は訓練により発達する時期である。また骨量に関しては，この青年期で最もピークを迎え，特に女性はその後早期に減少に向かうため，この時期に十分に骨量を高めておくことが重要である。青年期では社会的自立や，ライフイベントによって生活環境が大きく変化すると同時に食環境も変化する中，どのように食べるかは自己管理に任され，今後の個人の新たな食習慣が形成・定着される時期でもある。しかし，「令和元年国民健康・栄養調査」によると，成人期のうち朝食欠食率の割合は男性は20～40歳代で，女性は20～30歳代で最も高い（男性27～28％，女性18～22％）ことや，女性ではやせの者の割合が20歳代で最も高い（20.7％，図9-1）ことなど，青年期の栄養管理は自己管理が不十分である者の割合が多いという現状から，適正な栄養管理を行い，正しい食習慣を定着させることが，その後の生活習慣病発症予防のため，そして老化をできるだけ遅らせる意味でも重要である。

　壮年期は身体的，精神的にも成熟・充実した年代である。生理的には，30歳を過ぎるとすべての組織，臓器，さまざまな機能の退行性変化（老化）が始まる時期でもあるが，30歳代ではその自覚はほとんどない。40歳代では体力や筋肉の低下や身体の衰え，疲労感を感じるようになる。社会的には責任の範囲が広がり，家庭生活においても充実した時期であるが，一方でストレスや，不規則な生活時間，外食や過度の飲食，運動不足，睡眠不足，喫煙などの健康を害する要

因も多く見受けられる。特に男性については，「令和元年国民健康・栄養調査」によると，肥満
者の割合から，壮年期では3人に1人が肥満である（図9-1）。壮年期では身体的，生理的変化
に加え，栄養摂取状況，生活習慣などの影響によって生活習慣病を発症し始める時期でもあるた
め，食事や生活習慣が適切であるかを評価した上で，適切な栄養管理を行うことが重要である。
　中年期は，身体的に体力が衰え，生理的にも退行現象が進行し，筋肉や内臓諸器官の機能低下
を認める。外見的には白髪やしみが出現して老化を自覚するようになり，内面的にも老眼，基礎
代謝の低下，消化器系の衰え（唾液腺や胃腺の減少，腸運動の低下），呼吸器系（肺活量）の低下，
腎機能系の衰え（糸球体濾過率・腎血漿流量の低下），循環器系の衰え（心拍出量の低下）が顕著であ
る（図9-2）。歯の喪失も始まり，咀嚼に影響を与え，味蕾も萎縮し，味覚が鈍くなるといわれ
ている。中年期は社会的には，経済面，精神面も安定し，人生の中で最も充実した時期である。
しかし，社会的に重い責任を担い，多忙で不規則な生活時間，外食や過度の飲食，運動不足，睡
眠不足，喫煙，ストレスなど，生活習慣病の要因となるものも多い。「令和元年国民健康・栄養
調査」によると，メタボリックシンドローム（内臓脂肪症候群）が強く疑われる者の割合につい

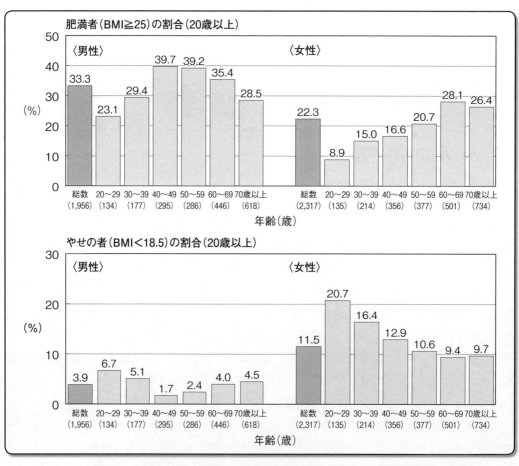

図9-1　肥満者（BMI≧25）の割合およびやせ（BMI＜18.5）の者の割合（20歳以上）

（厚生労働省：令和元年国民健康・栄養調査結果の概要，p.47，報告書，p.119，2020を一部改変，作図）

ては，男性で50歳代および60歳代はおよそ３人に１人，女性では60歳代で８人に１人であった（図9-3）。退行現象が顕著に進行している中年期では，生活習慣病予防を考慮した栄養管理と，さらなる生活習慣の自己管理能力が必要である。

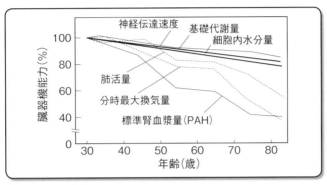

図9-2　諸生理機能の推移

注）30歳を100％とする
（篠原恒樹，森内幸子，細谷憲政（編）：老化と栄養，第一出版，1982を改変）
（津田博子，麻見直美（編著）：Ｎブックス　五訂　応用栄養学，建帛社，p.157，2020を改変）

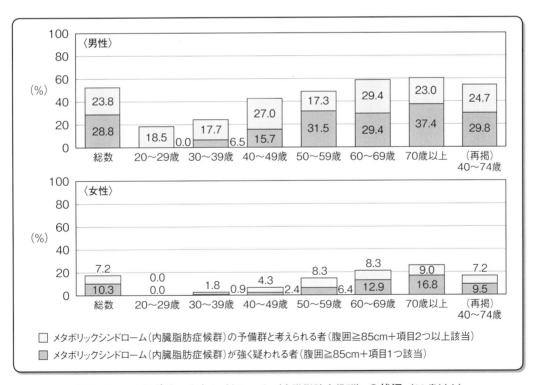

図9-3　メタボリックシンドローム（内臓脂肪症候群）の状況（20歳以上）

（厚生労働省：令和元年国民健康・栄養調査報告，p.156，2020より作図）

（2）成人期の栄養管理のポイント

栄養アセスメント	栄養ケア	献立作成上の留意点
● 身体計測 ・BMI によるエネルギー摂取の過不足の評価： 　　測定されたBMIが，目標とするBMIの範囲を下回っていれば「不足」，上回っていれば「過剰」のおそれがないか，他の要因も含めて総合的に判断	● 体重，BMI，腹囲，体脂肪量，内臓脂肪面積などから評価し，正しく現状を認識させる。 ● 成人期の食事摂取基準を適切に用いて，身体活動レベルにあった適正なエネルギー量の摂取を心がけるよう支援。体重の変動にも留意して，エネルギー摂取過多や，不足（特に青年期女性）にならないよう支援する。	● 1 日のエネルギー配分は，朝食：昼食：夕食＝ 1：1：1 を基本とし，主食・主菜・副菜を必ずそろえる。 ● アミノ酸価の高い良質なたんぱく質食品を十分に取り入れる。動物性たんぱく質（肉類，魚介類，卵類，乳類）が総たんぱく質の40〜50％になるよう用いる。良質な植物性たんぱく質食品としては大豆・大豆製品を利用する。
● 臨床診査 　問診による現病歴，既往歴，家族歴，体重歴，生活習慣調査（食生活，身体活動，運動習慣，休養・睡眠，飲酒，喫煙）	● 問診で得た情報を十分把握し，生活習慣を考慮して改善することが，生活習慣病予防につながることを認識させる。	● 脂質は，肥満予防の面から過剰摂取に気をつける。脂質は量のみでなく質も重要であり，糖尿病や脂質異常症の発症にかかわる飽和脂肪酸を多く含む肉類に偏らず，魚介類，植物油を取り入れるようにする。魚は1日1回は取り入れる。
● 臨床検査 　血液生化学検査，尿検査 　血圧測定，骨密度測定	● 生活習慣病予防のため，少なくともメタボリックシンドロームに関与する検査項目等（腹囲（内臓脂肪面積），中性脂肪，HDLコレステロール，血圧，空腹時血糖）を推移も併せて観察し，食事内容に留意するよう支援する（詳細は，p.168，4．の項に示す）。	● 炭水化物は，3 食いずれも不足のないようにする。 ● ビタミン，ミネラルを多く含む新鮮な野菜類，果実類，いも類，豆類，藻類などを多く取り入れる。 ● 不足しがちなカルシウムを多く含む牛乳・乳製品，小魚類，大豆・大豆製品，また鉄を多く含む赤身の肉類や魚類，レバーなどを積極的に取り入れる。
● 食事調査 ・栄養素等の摂取不足の評価：食事調査からの栄養素等摂取状況結果を成人期の食事摂取基準の推定平均必要量，推奨量を用いて評価。 ・栄養素等の過剰摂取の評価：食事調査からの栄養素等摂取状況結果を成人期の食事摂取基準の耐容上限量を用いて評価。 ・目標量の評価（生活習慣病の一次予防を目的とした評価）：食事調査からの栄養素等摂取状況結果を成人期の食事摂取基準の	● エネルギーだけでなく，栄養素についても，不足および過剰ができるだけないように，生活習慣病の一次予防のためにも，成人期の食事摂取基準を参考に，栄養バランスのとれた食事をとるよう認識させる（p.150，表9−1参照）。 ● 食事内容だけでなく，食行動（食べる速度，食事回数，食事時間，間食，外食頻度など）の適正化が生活習慣病の予防につながることを認識させる。 ● 「食生活指針」に基づいた食生活の支援を行う。 ● 「食事バランスガイド」を活用して望ましい食事のあり方	● 食物繊維の多い食品（藻類，きのこ類，野菜類）を積極的に取り入れる。 ● 食塩および糖分の摂取過剰にならないよう，新鮮な食材を使用し，だし汁，香味野菜，香辛料などの風味を生かした食材を取り入れた，うす味でもおいしく食べられる献立を工夫する。 ● 献立を通して，食事回数の適正化，間食の回数と内容，外食時の料理選択の参考になるなど，献立そのものが栄養支援の媒体であることを考慮して作成する。 ● 間食については，不足しがちな栄養素（特にカルシウム，ビタミン，

| 目標量を用いて評価。 | について支援し，1日に何をどれだけ食べたらよいかを理解させる。 | ミネラル）を補う意味での，牛乳・乳製品や果実類等の摂取は望ましいが，嗜好品（菓子，嗜好飲料）の過剰摂取は避ける。しかし，特に壮年期，中年期は，生活習慣病予防の観点から，3食を適切に摂取して間食はできるだけ避けるのが望ましい。
● アルコール飲料の過剰摂取は避け，節度のある適切な飲酒（1日純アルコール20g程度）とする。しかし，生活習慣病予防の観点から，エネルギーの過剰摂取につながるため，できるだけ飲酒を控えるのが望ましい。 |

（3）対象者の給与栄養目標量の設定

　（2）の項では，成人期の栄養管理のポイントについて述べた。ここでは成人期における具体的な対象者の事例をあげる。下記に示す対象者の栄養アセスメントを行い，栄養ケアを実施するための給与栄養目標量を「成人期の主な食事摂取基準」（表9-1）をもとに設定しなさい。また，（2）の項の「献立作成上の留意点」および「成人期の食品構成例」（表9-2）を参考にしながら1日分の献立を作成しなさい。

> 対象者：Aさん，女性，25歳，身長155cm，体重50kg，身体活動レベルⅡ（ふつう），営業職，月経あり，未婚，一人暮らし。

（4）成人期の主な食事摂取基準および食品構成例

　成人期の主な食事摂取基準および食品構成例を表9-1，表9-2に示す。

表9-1　成人期の主な食事摂取基準（18～64歳，身体活動レベルⅡ）

エネルギーおよび栄養素等		青年期		壮年期		中年期	
		18～29歳		30～49歳		50～64歳	
		男性	女性	男性	女性	男性	女性
エネルギー（kcal/日）	EER	2,650	2,000	2,700	2,050	2,600	1,950
たんぱく質（g/日）	RDA	65	50	65	50	65	50
たんぱく質エネルギー比率（%E）	DG	13～20	13～20	13～20	13～20	14～20	14～20
脂肪エネルギー比率（%E）	DG	20～30	20～30	20～30	20～30	20～30	20～30
飽和脂肪酸エネルギー比率（%E）	DG	7以下	7以下	7以下	7以下	7以下	7以下
炭水化物エネルギー比率（%E）	DG	50～65	50～65	50～65	50～65	50～65	50～65
ビタミンA（μgRAE/日）	RDA	850	650	900	700	900	700
ビタミンD（mg/日）	AI	8.5	8.5	8.5	8.5	8.5	8.5
ビタミンB₁（mg/日）	RDA	1.4	1.1	1.4	1.1	1.3	1.1
ビタミンB₂（mg/日）	RDA	1.6	1.2	1.6	1.2	1.5	1.2
ビタミンC（mg/日）	RDA	100	100	100	100	100	100
カリウム（mg/日）	DG	3,000以上	2,600以上	3,000以上	2,600以上	3,000以上	2,600以上
カルシウム（mg/日）	RDA	800	650	750	650	750	650
鉄（mg/日）（月経なし）	RDA	7.5	10.5(6.5)	7.5	10.5(6.5)	7.5	11.0(6.5)
食物繊維（g/日）	DG	21以上	18以上	21以上	18以上	21以上	18以上
食塩相当量（g/日）	DG	7.5未満	6.5未満	7.5未満	6.5未満	7.5未満	6.5未満

注）EER：推定エネルギー必要量，RDA：推奨量，AI：目安量，DG：目標量

（厚生労働省：日本人の食事摂取基準（2020年版））

表9-2　成人期の食品構成例

食品群（g）	青年期		壮年期		中年期	
	男性	女性	男性	女性	男性	女性
穀類（精白米で計算）	330	250	350	260	330	240
いも類	70	50	60	50	60	50
砂糖・甘味料類	10	10	10	10	10	10
豆類	120	80	120	80	120	70
種実類	5	5	5	5	5	5
緑黄色野菜	120	120	120	120	120	120
その他の野菜	230	230	230	230	230	230
果実類	180	130	180	130	180	130
きのこ類	20	20	20	20	20	20
藻類	10	10	10	10	10	10
魚介類	90	60	90	70	80	60
肉類	90	60	90	60	80	60
卵類	60	50	60	50	60	50
乳類	300	200	300	200	300	200
油脂類	20	15	20	15	20	15
菓子類	15	15	15	15	15	15
嗜好飲料類	350	150	350	150	350	150
調味料・香辛料類	50	50	50	50	50	50
エネルギー（kcal）	2,649	1,997	2,711	2,047	2,602	1,951
たんぱく質エネルギー比率（%）	13.8	13.3	13.6	13.5	13.4	13.4
脂肪エネルギー比率（%）	25.9	25.4	25.3	25.1	25.5	25.7
炭水化物エネルギー比率（%）	60.3	61.3	61.1	61.4	61.1	61.0

注）令和元年国民健康・栄養調査結果による食品群別荷重平均成分表より算出

（5）成人期の献立例

〈青年期女性（身体活動レベルⅡ）〉

区分	献立名	食品名	可食量 (g)	エネルギー (kcal)	たんぱく質 (g)	脂　質 (g)	炭水化物 (g)	鉄 (mg)	食物繊維 (g)	食塩相当量 (g)
朝食	胚芽米ご飯	胚芽米	85	292	–	1.6	63.5	0.8	1.1	–
	じゃがいもの みそ汁	じゃがいも	35	21	0.5	–	3.0	0.1	3.1	–
		たまねぎ	20	7	0.1	–	1.4	0.1	0.3	–
		わかめ（乾）	1	2	0.1	–	0.1	0.1	0.4	0.2
		麦みそ	10	18	0.8	0.4	2.6	0.3	0.6	1.1
		かつお・こんぶだし	150	3	0.3	–	0.6	–	–	0.2
		葉ねぎ	1	–	–	–	–	–	–	–
	焼き鮭	さけ	50	62	9.5	1.9	2.0	0.3	–	0.1
		食塩	0.1	–	–	–	–	–	–	0.1
		だいこん	40	6	0.1	–	1.2	0.1	0.5	–
		しそ	1	–	–	–	–	–	0.1	–
	炒り卯の花	おから	50	44	2.7	1.7	1.6	0.7	5.8	–
		焼きちくわ	5	6	–	0.1	0.7	0.1	–	0.1
		ごぼう	10	6	0.1	–	1.0	0.1	0.6	–
		にんじん	5	2	–	–	0.3	–	0.1	–
		干ししいたけ	0.5	1	0.1	–	0.1	–	0.2	–
		たまねぎ	10	3	0.1	–	0.7	–	0.2	–
		こんにゃく	5	–	–	–	–	–	0.1	–
		ごま油	2	18	–	2.0	–	–	–	–
	A	かつお・こんぶだし	40	1	0.1	–	0.2	–	–	–
		酒	3	3	–	–	0.1	–	–	0.1
		砂糖	2.5	10	–	–	2.5	–	–	–
		薄口しょうゆ	3	–	–	–	–	–	–	0.3
		食塩	0.1	–	–	–	–	–	–	0.1
		さやいんげん	3	1	0.1	–	0.2	–	0.1	–
	こまつなの煮 浸し	こまつな	70	9	0.9	0.1	0.6	2.0	1.3	–
		むきみあさり	25	7	1.2	–	0.5	1.0	–	0.6
		しょうが	2	1	–	–	0.1	–	–	–
	B	かつお・こんぶだし	20	–	–	–	0.1	–	–	–
		濃口しょうゆ	2	–	–	–	–	–	–	0.3
		酒	3	3	–	–	0.1	–	–	0.1
	果実	りんご	70	40	0.1	–	9.1	0.1	1.0	–
		小　計	629.3	563	17.0	7.8	92.3	5.8	15.5	3.3
昼食	ドライカレー	精白米	85	291	4.5	0.7	66.4	0.7	0.4	–
		押麦	9	30	0.5	0.1	6.0	0.1	1.1	–
		牛もも肉	30	59	4.8	3.8	1.4	0.4	–	–
		豚もも肉	30	63	4.8	4.3	1.3	0.2	–	–
		たまねぎ	40	13	0.3	–	2.8	0.1	0.6	–
		ピーマン	15	3	0.1	–	0.5	0.1	0.3	–
		にんじん	15	5	0.1	–	0.9	–	0.4	–
		マッシュルーム	10	2	0.2	–	–	–	0.2	–
		にんにく	1	1	–	–	0.2	–	0.1	–
		しょうが	1	–	–	–	–	–	–	–
		調合油	3	27	–	2.9	0.1	–	–	–
	C	カレー粉	1.5	5	0.2	0.2	0.4	0.4	0.6	–
		トマトピューレー	20	9	0.3	–	1.7	0.2	0.4	–
		ウスターソース	2	2	–	–	0.5	–	–	0.2
		食塩	1	–	–	–	–	–	–	1.0
		こしょう	0.01	–	–	–	–	–	–	–
		ローリエ	0.2	–	–	–	–	–	–	–
		鶏卵（ゆで）	50	71	5.7	4.7	1.7	0.8	–	0.2
		パセリ	2	1	0.1	–	–	0.2	0.1	–
	ベーコン入り フレッシュサ ラダ	レタス	25	3	0.1	–	0.5	0.1	0.3	–
		トマト	20	4	0.1	–	0.7	–	0.2	–
		きゅうり	10	1	0.1	–	0.2	–	0.1	–
		コーン	5	5	0.1	0.1	0.8	–	0.2	–
		たまねぎ	20	7	0.1	–	1.4	0.1	0.3	–

区分	料理名	食品名	重量	エネルギー	たんぱく質	脂質	炭水化物			食塩相当量
昼食	D {	ベーコン	10	40	1.1	3.8	0.2	–	–	0.2
		調合油	1	9	–	1.0	–	–	–	
		白ワイン	5	4	–	–	0.1	–	–	
		調合油	2	18	–	1.9	–	–	–	
		酢	5	2	–	–	0.1	–	–	
		食塩	0.2	–	–	–	–	–	–	0.2
		こしょう	0.01	–	–	–	–	–	–	
		クレソン	1	–	–	–	–	–	–	
	果実	いちご	50	16	0.4	0.1	3.3	0.2	0.7	–
	牛乳	牛乳	200	122	6.0	7.0	10.6	–	–	0.2
		小 計	669.92	813	29.6	30.6	101.9	3.7	6.0	2.0
間食	グレープフルーツゼリー	グレープフルーツジュース	70	31	–	0.1	7.1	0.1	0.1	–
		ゼラチン	2	7	1.7	–	–	–	–	–
		水	10							
		ミント	0.3	–	–	–	–	–	–	
		小 計	82.3	38	1.7	0.1	7.1	0.1	0.1	–
夕食	さつまいもご飯	精白米	80	274	4.2	0.6	62.5	0.6	0.4	–
		押麦	4	13	0.2	–	2.7	–	0.5	–
		さつまいも	25	32	0.2	–	7.6	0.1	0.7	–
		酒	2	2	–	–	0.1	–	–	–
		黒ごま	0.5	3	0.1	0.3	–	–	0.1	–
	さばの照り焼き	さば	60	177	9.2	14.0	3.4	0.5	–	0.2
		濃口しょうゆ	4	–	–	–	–	–	–	0.6
		みりん	4	9	–	–	2.2	–	–	–
		調合油	0.5	4	–	0.5	–	–	–	–
	菊花かぶ	かぶ	20	4	0.1	–	0.7	–	0.3	–
	E {	食塩	0.1	–	–	–	–	–	–	0.1
		酢	2	1	–	–	–	–	–	–
		砂糖	1	4	–	–	1.0	–	–	–
		とうがらし	0.05	–	–	–	–	–	–	–
	ほうれんそうとしめじのごま和え	ほうれんそう	60	11	1.0	0.1	0.1	1.2	1.7	–
		しめじ	10	2	0.2	0.2	0.2	0.1	0.4	–
		油揚げ	3	11	0.7	0.9	0.1	0.1	–	–
		いり白ごま	3	18	0.6	1.5	0.3	0.3	0.4	–
		濃口しょうゆ	2	2	0.1	–	0.2	–	–	0.3
		かつお・こんぶだし	4	–	–	–	–	–	–	–
		砂糖	1	4	–	–	1.0	–	–	–
	生麩のお吸い物	生麩	7	11	0.8	–	1.9	0.1	–	–
		わかめ（乾）	1	2	0.1	–	0.1	0.1	0.4	0.2
		かいわれだいこん	5	1	0.1	–	0.1	–	0.1	–
		かつお・こんぶだし	150	3	0.3	–	0.6	–	–	0.2
		薄口しょうゆ	1	–	–	–	–	–	–	0.2
		食塩	0.8	–	–	–	–	–	–	0.8
		ゆず皮	0.5	–	–	–	–	–	–	–
	果実	バレンシアオレンジ	50	24	0.3	0.1	5.2	0.1	0.5	–
		小 計	501.45	612	18.2	18.0	90.0	3.2	5.5	2.6
		合 計	1,882.97	2,026	66.3	56.5	291.3	12.8	27.1	7.8
	エネルギー産生栄養素バランス（％E）				13.1	25.1	61.8			

調理方法

朝食	**炒り卯の花** ①ちくわは半月の薄切り，ごぼうはささがき，にんじんは短冊切り，干ししいたけは戻して薄切り，たまねぎは薄切り，こんにゃくはゆがいて短冊切りにする。 ②ごま油でおからをよく炒めて，①の材料を加えて炒める。 ③Aの調味料を加えて，水分がなくなるまで，炒め煮る。 ④塩ゆでしたさやいんげんは斜め線切りにして，最後に炒め合わせる。	**こまつなの煮浸し** ①こまつなは，さっと塩ゆでし，4cm長さに切る。しょうがは千切りにする。 ②調味料Bを煮立てて，あさり，しょうがを加えて煮る。①を最後に加えて，さっと煮る。

昼食	**ドライカレー** ①牛もも肉，豚もも肉は細かく切っておく。たまねぎ，ピーマン，にんじん，にんにく，しょうがはみじん切りに，マッシュルームはスライスしておく。 ②①を油で炒め，Cの調味料とローリエを加えて，野菜の水分がなくなるまで炒め煮る。炒め終わったらローリエは取り出す。 ③卵はゆでて，輪切りにしておく。 ④炊いた麦ご飯に②のドライカレールー，ゆで卵を盛り付ける。刻みパセリを散らす。	**ベーコン入りフレッシュサラダ** ①レタスは一口大に切り，トマトは1cm角切り，きゅうりは斜め輪切り，たまねぎは薄切り，コーンは湯通ししておく。 ②ベーコンは1cm幅に切り，油でカリカリに焼く。 ③器に①，②，クレソンを盛り付け，Dを合わせたドレッシングをかける。
間食	**グレープフルーツゼリー** ①ゼラチンは水でふやかしておく。 ②軽く温めたグレープフルーツジュースに①を加えて溶かし，ゼリー型に流して，冷やし固める。	③型から出したゼリーの上にミントを添える。
夕食	**さつまいもご飯** ①いもは2cm角切りにして水にさらす。 ②洗米後水切りした精白米，押麦，酒，塩，水（酒の水分量を引く）に，①のいもをのせて炊く。 ③炊飯後，いもを潰さないように混ぜ合わせ，器に盛り，いり黒ごまを振る。 **さばの照り焼き** ①さばはしょうゆ，みりんに30分漬け込む。 ②天板に油を引き，①の汁気を切って200℃のオーブンで焼く。途中，煮詰めた残りの漬け汁を刷毛で塗り，照りを出す。 ※さば（秋）→さわら（春），いわし（夏），ぶり（冬）	**菊花かぶ** ①かぶは，下を切り離さないように，細かく縦横に包丁を入れ，塩でならす。しんなりしたら，水気を絞る。赤とうがらしは輪切りにする。 ②Eの甘酢に，①を漬け込む。 ※菊花かぶ（秋・冬）→だいこん（秋〜春），きゅうり（春・夏：蛇腹きゅうりの酢の物）

2. 更 年 期

（1）更年期の生理的特性

　更年期は男女ともに出現する性成熟期と老年期との間に位置する時期である。特に女性において，日本産科婦人科学会では，更年期とは「生殖期（性成熟期）と非生殖期（老年期）の間の移行期で，卵巣機能が衰退しはじめ，消失する時期」と定義している。わが国での一般的な平均閉経年齢は約50歳であり，この閉経を中心とした時期を閉経期という。この閉経をはさんだ前後の約10年間（45〜55歳）を，女性の更年期と呼んでいる。更年期と閉経期は同義語として用いられる場合もある。

　更年期の年齢には幅があり，個人差が大きいといった特徴がある。この時期に現れる多種多様な器質的変化に相応しない自律神経失調症を中心とした不定愁訴を更年期障害という。更年期障害はホルモンのアンバランス，特に卵巣機能の衰退によるエストロゲンの分泌低下が自律神経失調の原因となり，心身の両面にわたりほてり，のぼせ，冷え，発汗，抑うつ感，不眠などが更年期症状として現れる。また，身体的には，閉経後のエストロゲン分泌低下により，肝臓のLDL受容体数が減少し，血中のLDLコレステロール濃度が上昇する。さらには骨吸収が促進し，骨密度の低下による骨粗鬆症の発症リスクが高まる。図9-4に血液中のエストロゲン濃度の変化と主な更年期障害および表9-3には更年期障害の主な症状を示す。

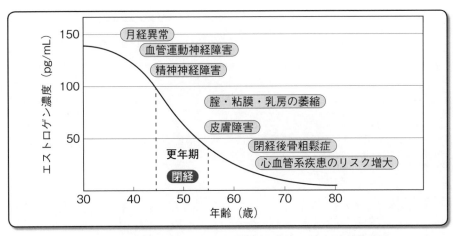

図9-4　血液中のエストロゲン濃度の変化と主な更年期障害

（石井功ほか：応用栄養学　第3版，第一出版，p.263，2006を一部改変）

表9-3　更年期障害の主な症状

分類	症状
血管運動神経障害	ほてり（hot flush），のぼせ，異常発汗，動悸，冷え
精神神経障害	頭痛，めまい，不眠，憂うつ，不安，忍耐力低下，判断力低下
知覚障害	しびれ感，搔痒感
運動器官障害	肩こり，腰痛
他覚症状	皮膚乾燥，乳房萎縮，性器萎縮，動脈硬化，高血圧，肝不全，脳卒中，骨粗鬆症
その他	疲労感，下痢，浮腫，頻尿

（2）更年期の栄養管理のポイント

栄養アセスメント	栄養ケア	献立作成上の留意点
• 身体計測	• エストロゲンの分泌低下および基礎代謝の低下に伴い体脂肪量，特に内臓脂肪の蓄積による体重増加（肥満）が起こりやすいことを認識させる。 • 内臓脂肪の蓄積は，脂質代謝異常やインスリン抵抗性，動脈硬化をはじめとした生活習慣病の発症へつながることを認識させる。 • 定期的に身長，体重，腹囲，体脂肪率，上腕周囲長，上腕三頭筋皮下脂肪厚，骨密度などを測定し，改善点をあげ，継続的に評価しながら支援する。	• 更年期症状が強い人は，潜在的な栄養欠乏状態に陥っている可能性があるため，たんぱく質，ビタミン，ミネラルを多く含む献立が望ましい。 • 良質のたんぱく質（魚介類，肉類，乳類，卵類，大豆製品）を十分用いる。 • 飽和脂肪酸を多く含む動物性の脂肪（生クリーム，鶏皮，豚ばら肉，魚卵など）は体内でのコレステロールの合成や肥満を招くため控えめに用いる。

● 臨床診査	● 問診による既往歴，現病歴，自覚症状，体重変化，生活習慣（食習慣，運動習慣，睡眠，休養，ストレスなど），閉経の有無や閉経年齢，また視覚的な観察により顔のほてり（hot flush），皮膚，頭髪，爪などから栄養状態を評価し，現状を認識させる。 ● 簡略更年期指数：SMI（p.156，表9-4参照）などを利用し，更年期症状の状態を認識させる。	● 牛乳・乳製品（ヨーグルト，チーズなど），小魚，大豆・大豆製品（豆腐，納豆など）を十分に献立に取り入れ，カルシウムの摂取に努める。 ● ビタミンD，K，マグネシウム，食物繊維の多い食品（穀類，いも類，納豆，魚介類，野菜類，果実類，藻類，きのこ類など）を用いてバランスよく摂取する。
● 臨床検査	● 閉経後増加する血中脂質濃度（総コレステロール，LDLコレステロール，中性脂肪など）を閉経前から定期的に測定し，身体の内分泌変化について理解させる。 ● 糖代謝に関与する検査（空腹時血糖，HbA1c）や骨代謝検査（骨形成マーカー，骨吸収マーカー）の推移も併せて観察し，食事の重要性について認識させる。	● 抵抗力，免疫力の維持，精神状態の安定のため抗酸化ビタミン（E，C，β-カロテン）を含む食品（緑黄色野菜，果実類，種実類，植物油）を多く用いた献立の工夫をする。 ● 間食での菓子類や脂肪の多い食品を控え，栄養のバランスが偏らないよう献立を工夫する。 ● 塩分の多い調味料や加工食品の使用をできるだけ控え，だしのうま味やかんきつ類を利用し，減塩の工夫をする。
● 食事調査	● 習慣的な食事の摂取状況を把握し，食行動，食意識など食習慣の変容により栄養状態が改善できることを認識させる。	● アルコールの過剰摂取は中性脂肪の合成を促進するため適量摂取に努める。
● 更年期とQOLの向上	● 更年期はQOLの阻害傾向の状況にあるが，よりよい栄養ケアを行うことで，身体的，精神的，社会的にもQOLの向上につながることを認識させる。	

表9-4　簡略更年期指数（SMI；simplified menopausal index）

症状	症状の程度（点数）				点数	症候群	割合 (%)
	強	中	弱	無			
1．顔がほてる	10	6	3	0		血管運動神経系症状	46
2．汗をかきやすい	10	6	3	0			
3．腰や手足が冷えやすい	14	9	5	0			
4．息切れ，動悸がする	12	8	4	0			
5．寝つきが悪い，または眠りが浅い	14	9	5	0		精神・神経系症状	40
6．怒りやすく，すぐイライラする	12	8	4	0			
7．くよくよしたり，憂うつになることがある	7	5	3	0			
8．頭痛，めまい，吐き気がよくある	7	5	3	0			
9．疲れやすい	7	4	2	0		運動・神経系症状	14
10．肩こり，腰痛，手足の痛みがある	7	5	3	0			
合計点							

注)・症状がどれか1つでもあれば"あり"とする。
　・症状に応じ，自分で点数を入れて，その合計点をもとにチェック。
　・日本人が訴えることの少ない蟻走感，感覚麻痺などの知覚神経症状は，大きい症状群項目からは省略した。
　・更年期指数の自己採点の評価法
　　0～25点＝問題なし
　　26～50点＝食事，運動に気をつけ，無理をしないように
　　51～65点＝更年期・閉経外来で生活指導カウンセリング，薬餌療法を受けたほうがよい
　　66～80点＝長期（半年以上）の治療が必要
　　81～100点＝各科の精密検査を受け，更年期障害のみである場合は，更年期・閉経外来で長期の治療が必要
　　　　　　　（近藤和雄，中村丁次（編集）：臨床栄養学Ⅱ　疾患と栄養編　第2版，第一出版，p.410, 2009）

（3）対象者の給与栄養目標量の設定

　（2）の項では，更年期の栄養管理のポイントについて述べた。ここでは更年期における具体的な対象者の事例をあげる。下記に示す対象者の栄養アセスメントを行い，栄養ケアを実施するための給与栄養目標量を「更年期の主な食事摂取基準」（表9-5）をもとに設定しなさい。また，（2）の項の「献立作成上の留意点」（p.154）および「更年期の食品構成例」（表9-6）を参考にしながら1日分の献立を作成しなさい。

> 対象者：Rさん，年齢：54歳，身長：156 cm，体重：60 kg，職業：医療事務，身体活動レベル：Ⅱ，通勤および家事労働に加え，仕事も立位がほとんどである。最近，お腹周りに脂肪がついたせいか制服のスカートがきつくなってきた。時々無性に甘いものが食べたくなる時がある。

（4）更年期の主な食事摂取基準および食品構成例

　更年期にある対象者の主な食事摂取基準および食品構成例を表9-5，表9-6に示す。更年期は脂質異常症，糖尿病，高血圧症，内臓脂肪型肥満，骨粗鬆症といった生活習慣病の予防や健康増進および保持のため，閉経期の年齢に応じた食事摂取基準値を目安に摂取し，標準体重を基本としながら，エネルギーおよび栄養素の過不足に注意する。更年期の栄養管理は，食生活の改善により，さまざまな更年期症状を軽減し，今後の高齢期に向けて心身ともに健康で生きていくための食生活を見直すよい機会でもある。

表9-5　更年期の主な食事摂取基準
（50〜64歳，女性，身体活動レベルⅡ）

エネルギーおよび栄養素		50〜64歳
エネルギー（kcal/日）	EER	1,950
たんぱく質（g/日）	RDA	50
たんぱく質エネルギー比率（%E）	DG	14〜20
脂肪エネルギー比率（%E）	DG	20〜30
炭水化物エネルギー比率（%E）	DG	50〜65
ビタミンA（μgRAE/日）	RDA	700
ビタミンD（mg/日）	AI	8.5
ビタミンB$_1$（mg/日）	RDA	1.1
ビタミンB$_2$（mg/日）	RDA	1.2
ビタミンC（mg/日）	RDA	100
葉酸（μg/日）	RDA	240
カリウム（mg/日）	AI	2,000
カルシウム（mg/日）	RDA	650
鉄（mg/日）	RDA	6.5
亜鉛（mg/日）	RDA	8
食物繊維（g/日）	DG	18以上
食塩相当量（g/日）	DG	6.5未満

注）EER：推定エネルギー必要量，RDA：推奨量，
　　AI：目安量，DG：目標量
　　　　　（厚生労働省：日本人の食事摂取基準（2020年版））

表9-6　更年期の食品構成例

食品群	重量（g）
穀類（精白米で計算）	250
いも類	50
砂糖・甘味料類	10
豆類	70
種実類	10
緑黄色野菜	120
その他の野菜	230
果実類	150
きのこ類	20
藻類	10
魚介類	80
肉類	60
卵類	50
乳類	200
油脂類	10
菓子類	10
嗜好飲料類	50
調味料・香辛料類	50
エネルギー（kcal）	1,951
たんぱく質エネルギー比率（%）	14.1
脂肪エネルギー比率（%）	23.8
炭水化物エネルギー比率（%）	60.5

注）令和元年国民健康・栄養調査結果による食
　　品群別荷重平均成分表より算出

（5）更年期の献立例

	献立名	食品名	可食量（g）	エネルギー（kcal）	たんぱく質（g）	脂質（g）	炭水化物（g）	カルシウム（mg）	食物繊維（g）	食塩相当量（g）
朝食	胚芽米ご飯	はいが精米	85	292	−	1.6	63.5	6	1	−
	モロヘイヤと納豆のみそ汁	モロヘイヤ	25	9	0.9	0.1	0.5	65	1	−
		糸引納豆	20	38	2.9	1.9	1.5	18	1	−
		かつお・こんぶだし	150	3	0.3	−	0.6	5	−	0.2
		米みそ・甘みそ	12	25	1.0	0.4	4.0	10	1	0.7
	えだまめとかにのあんかけ卵	鶏卵	50	71	5.7	4.7	1.7	23	−	0.2
		えだまめ（冷）	30	43	3.3	2.2	1.7	23	2	−
		かに水煮缶詰	20	14	2.4	−	0.9	14	−	0.3
		根深ねぎ	5	2	0.1	−	0.3	2	−	−

区分	料理名	食品名								
朝食	A	調合油	4	35	–	3.9	0.1	–	–	–
		中華だし	40	1	0.3	–	–	1	–	–
		砂糖	2	8	–	–	2.0	–	–	–
		濃口しょうゆ	3	2	0.2	–	0.3	1	–	0.4
		穀物酢	3	1	–	–	0.1	–	–	–
		じゃがいもでん粉	2	7	–	–	1.6	–	–	–
	しゅんぎくとにんじんのナムル	しゅんぎく	70	14	1.3	0.1	0.9	84	2	0.1
		にんじん	10	3	0.1	–	0.6	3	–	–
		葉ねぎ	2	1	–	–	0.1	2	–	–
	B	薄口しょうゆ	3	2	0.1	–	0.2	1	–	0.5
		清酒	3	3	–	–	0.2	–	–	–
		砂糖	1	4	–	–	1.0	–	–	–
		とうがらし粉	0.1	–	–	–	0.1	–	–	–
		ごま油	2	18	–	2.0	–	–	–	–
		ごま－いり	1	6	0.2	0.5	0.1	12	–	–
	フルーツヨーグルト	いちご	60	19	0.4	0.1	4.0	10	1	–
		ヨーグルト・無糖	60	34	2.0	1.7	2.8	72	–	0.1
	小　計		**663.1**	**653**	**21.2**	**19.1**	**88.7**	**350**	**9**	**2.6**
昼食	麦ご飯	精白米	80	274	4.2	0.6	62.5	4	–	–
		押麦	8	26	0.5	0.1	5.4	2	1	–
	すき焼き風ピリ辛煮	牛・もも・赤肉	70	91	12.5	2.9	3.6	3	–	0.1
		葉だいこん	30	5	0.5	–	0.3	51	1	–
		だいこん	50	8	0.2	–	1.5	12	1	–
		にんじん	20	6	0.1	–	1.2	5	–	–
		根深ねぎ	10	4	0.1	–	0.6	4	–	–
		しょうが	3	1	–	–	0.1	–	–	–
		ごま油	5	45	–	4.9	0.1	–	–	–
		中華だし	80	2	0.6	–	0.1	2	–	0.1
	C	濃口しょうゆ	5	4	0.3	–	0.4	1	–	0.7
		砂糖	3	12	–	–	3.0	–	–	–
		清酒	3	3	–	–	0.2	–	–	–
		トウバンジャン	1	–	–	–	–	–	–	0.2
	きゅうりといかの酢の物	きゅうり	40	5	0.3	–	0.8	10	–	–
		乾燥わかめ	1	2	0.1	–	0.1	8	–	0.2
		こういか	20	13	2.1	0.1	0.8	3	–	0.1
		砂糖	2	8	–	–	2.0	–	–	–
		薄口しょうゆ	1	1	–	–	0.1	–	–	0.2
		穀物酢	5	2	–	–	0.1	–	–	–
		しょうが	2	1	–	–	0.1	–	–	–
	卯の花汁	おから	15	13	0.8	0.5	0.5	12	2	–
		にんじん	5	2	–	–	0.3	1	–	–
		ごぼう	10	6	0.1	–	1.0	5	1	–
		油揚げ	5	19	1.2	1.6	0.1	16	–	–
		かつお・こんぶだし	150	3	0.3	–	0.6	5	–	0.2
		濃口しょうゆ	2	2	0.1	–	0.2	1	–	0.3
		食塩	0.8	–	–	–	–	–	–	0.8
		ごま－いり	1	6	0.2	0.5	0.1	12	–	–
		葉ねぎ	1	–	–	–	–	1	–	–
	さつまいものシロップ煮	さつまいも	40	51	0.3	–	12.2	16	1	–
		グラニュー糖	3	12	–	–	3.0	–	–	–
		有塩バター	4	28	–	3.0	0.3	1	–	0.1
		シナモン・粉	0.1	–	–	–	0.1	1	–	–
	小　計		**675.9**	**652**	**24.7**	**14.4**	**101.6**	**176**	**7**	**2.9**
夕食	五目ご飯	精白米	40	137	2.1	0.3	31.2	2	–	–
		もち米	40	137	2.3	0.4	31.0	2	–	–
		酒	3	3	–	–	0.2	–	–	–
		薄口しょうゆ	2	1	0.1	–	0.1	–	–	0.3
		食塩	0.5	–	–	–	–	–	–	0.5
		干ししいたけ	0.5	1	0.1	–	0.1	–	–	–
		しらす干し	4	7	1.3	0.1	0.4	21	–	0.3
		油揚げ	5	7	0.5	0.5	0.1	12	–	–
		にんじん	10	3	0.1	–	0.6	3	–	–

		グリンピース（冷）	5	4	0.2	–	0.5	1	–	–
夕食	あじのさつま揚げ	まあじ	70	78	11.8	2.5	2.3	46	–	0.2
		根深ねぎ	5	2	0.1	–	0.3	2	–	
		にんじん	5	2	–	–	0.3	1	–	
		きくらげ・乾	1	2	0.1	–	0.2	3	1	–
		さくらえび－素干し	3	8	–	0.1	0.1	60	–	0.1
	D {	しょうが（絞り汁）	1	–	–	–	–	–	–	–
		じゃがいもでん粉	2	7	–	–	1.6	–	–	
		砂糖	1	4	–	–	1.0	–	–	
		濃口しょうゆ	3	2	0.2	–	0.3	1	–	0.4
		鶏卵	5	7	0.6	0.5	0.2	2	–	
		調合油	6	53	–	5.8	0.2	–	–	
		ししとうがらし	10	3	0.1	–	0.3	1	–	
	こまつなのくるみ和え	こまつな	40	5	0.5	–	0.3	68	1	–
		だいこん	10	2	–	–	0.3	2	–	
		生しいたけ	10	3	0.2	–	0.1	–	–	
		くるみ－いり	3	21	0.4	2.1	0.1	3	–	
		ゆず・果汁	3	1	–	–	0.2	1	–	
		濃口しょうゆ	4	3	0.2	–	0.3	1	–	0.6
		かつお・こんぶだし	4	–	–	–	–	–	–	
	菊花豆腐のお吸い物	絹ごし豆腐	40	22	2.1	1.3	0.4	30	–	
		しゅんぎく	10	2	0.2	–	0.1	12	–	
		かつお・こんぶだし	150	3	0.3	–	0.6	5	–	0.2
		清酒	2	2	–	–	0.1	–	–	
		薄口しょうゆ	2	1	0.1	–	0.1	–	–	0.3
		食塩	0.5	–	–	–	–	–	–	0.5
		ゆず・果皮	0.1							
	牛乳寒天フルーツ添え	寒天パウダー	0.7	1	–	–	–	1	1	
		水	30							
		砂糖	6	23	–	–	6.0	–	–	
		普通牛乳	70	43	2.1	2.5	3.7	77	–	0.1
		バニラエッセンス	0.1							
		温州みかん・缶詰	10	6	–	–	1.5	1	–	
		キウイフルーツ	10	5	0.1	–	0.9	3	–	
		さくらんぼ・缶詰	5	4	–	–	0.8	1	–	
	E {	砂糖	7	27	–	–	7.0	–	–	
		水	30	–	–	–	–	–	–	
		レモン汁	2	–	–	–	–	–	–	
	小　計		671.4	645	25.8	16.2	93.5	362	3	3.5
	合　計		2,010.4	1,950	71.7	49.6	283.7	888	19	9.0
	エネルギー産生栄養素バランス（%E）				14.7	22.9	58.2			

調理方法

朝食

モロヘイヤと納豆のみそ汁
①モロヘイヤは塩ゆでし，水気を絞った後，刻む。
②納豆は包丁でたたいて刻む。
③だし汁に①，②を入れ，みそを溶いて仕上げる。

えだまめとかにのあんかけ卵
①割りほぐした卵にえだまめ，かにを入れて混ぜる。
②みじん切りにしたねぎを油で炒め①を加える。

③調味料Aを温め，水溶きじゃがいもでん粉でとろみをつけたあんをふんわりと丸く焼いた卵の上からかける。

しゅんぎくとにんじんのナムル
①しゅんぎくはゆでた後4cm長さに切る。
②にんじんは4cm長さの千切りにしてゆでる。
③葉ねぎは小口切りにする。
④調味料Bで①，②，③を和える。

昼食

すき焼き風ピリ辛煮
①牛肉は一口大に切る。だいこん葉は3cm長さに切る。だいこん，にんじんは乱切りにする。
②みじん切りにしたねぎ，しょうがをごま油で炒め，牛肉，だいこん，にんじんを炒める。
③だし汁，調味料Cを加えやわらかくなるまで煮る。
④最後にだいこん葉を加えて一煮立ちする。

卯の花汁
①にんじんはいちょう切り，ごぼうはささがき，油揚げは油抜きし，2cm長さの短冊切りにする。

②だし汁に①を加え，材料がやわらかくなったら，おからを加える。
③しょうゆ，塩で味を調え，小口にした葉ねぎと切りごまを散らす。

さつまいものシロップ煮
①さつまいもは7mm厚さの半月に切る。
②鍋にさつまいも，ひたひたの水，グラニュー糖を加え中火で煮る。
③火が通ったらバターを加え，盛り付けた後シナモンパウダーを上から茶こしでかける。

夕食	**五目ご飯** ①干ししいたけは千切り，油揚げは油抜きした後2cm長さの短冊切り，にんじんも油揚げと同じにする。 ②洗った米に水，調味料，①，しらす干しを加え炊飯する。 ③炊き上がった後グリンピースを加えて混ぜる。 **あじのさつま揚げ** ①あじは3枚におろし中骨，皮を除き，フードカッターにかけ，すり身にする。 ②ねぎ，にんじん，水で戻したきくらげはみじん切りにする。 ③①に②，さくらえび，調味液Dを加え3等分にして丸く小判型にまとめる。 ④170℃の油できつね色に揚げ，素揚げしたししとうがらしを添える。	**菊花豆腐のお吸い物** ①豆腐は下1cm程を残して5mm幅の細い目に切る。 ②しゅんぎくはゆでて，適当な大きさに切る。 ③だし汁に調味し，豆腐を温め，椀に盛った後しゅんぎく，丸切りしたゆず皮をのせる。 **牛乳寒天フルーツ添え** ①分量の水に粉末寒天を入れ煮溶かす。 ②寒天が溶けたら砂糖を加え，1分程煮詰め，人肌に温めた牛乳を加える。 ③粗熱をとったらバニラエッセンスを加え，器に流し入れ，冷し固める。 ③ひし形に切り込みを入れ，フルーツを飾ったらEのシロップをかける。

3．成人期の運動管理

（1）運動と健康増進

　適切な運動習慣の形成は，心身の健康の保持・増進に有益であり，もたらされる体力の増加は，生活機能の向上と健康感を増し，QOLの向上に寄与するなど複合的なメリットが期待できる。身体活動量の多い人は，少ない人と比べて冠状動脈疾患，高血圧，2型糖尿病，血清脂質異常症，一部のがん疾患の発症や死亡の相対危険度が低いこと，また，積極的な運動により高められる全身持久力が低いことは生活習慣病の独立した危険因子である。また，最近，筋力も全身持久力とは独立して疾病罹患や寿命に関連していることがわかってきている。さらに，運動は，骨密度や免疫機能を高めることも期待できる。しかし，過度の運動は，循環器系に過剰な負担を強いたり，骨格筋系に傷害を及ぼすなど逆に健康を損なう可能性もある。したがって，支援者は，このような運動のメリットとデメリットを理解した上で，対象となる個人の身体状態・体力や目的に応じて運動プログラムを作成し，提供する必要がある。

（2）身体活動・運動支援

1）手　　順

　運動トレーニングを安全に進め，望ましい効果を得るためには運動処方が重要となる。つまり，対象者の体力や年齢，身体的特性，どのような健康状態にあるかを事前にスクリーニングし，運動の安全限界と有効限界を見極めた上で，適正な運動条件（強度，様式，時間，頻度）を設定する。運動中の心血管系への過度な負担を防ぐためには，特に強度と様式の設定は慎重に行う必要がある。有病者の場合は，各種専門のガイドラインに従って運動プログラムの作成をする。

　図9-5に，健康づくりのための身体活動・運動支援を安全に行うための手順の一例を示す。まず，身体活動支援の対象者であるのか，医師の管理下で身体活動を実施すべき対象者かを判断する。既往歴や服薬状況等を確認し，必要に応じて医師の管理下での疾病治療や運動療法の実施につなげる。身体活動支援の対象者には，現在の身体活動量と体力の評価および目標設定を行っ

た上で実践に移す。安全かつ効果的に運動を実践することに留意し，進行状況のモニタリングや実施内容（目標，強度，様式など）の修正といった継続支援も重要となる。この際，必要に応じて健康運動指導士などの運動の専門家と連携し支援を進める。このようなPDCAを含めた身体活動・運動支援の手順は，栄養マネジメントの方法と似通っている。

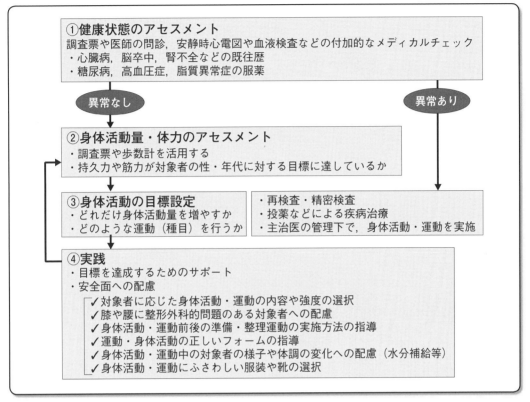

図9-5　健康づくりのための身体活動・運動支援の手順

（厚生労働省：保健指導における学習教材集（確定版），C-18，2007
厚生労働省：健康づくりのための運動指針2006，p.12，2006を参考・一部転載し作成）

2）運動強度の設定

　有酸素性運動は，実施・継続の安全性と効果の面から多くの疾病の治療においても最もすすめられる運動である。最近は，運動器具それぞれに運動の実施と継続をサポートするような工夫をもたせたものがあるので，単に有酸素性運動と一括りにせず，それぞれの様式の特徴を判断し，選択できることも運動を支援する者に必要な能力である。

　最大酸素摂取量（$\dot{V}O_2max$）の40～60％程度の運動強度は，運動中の過度な血圧の上昇なく楽に長時間運動を持続できるという特徴があり，全身持久力を向上させると同時に，糖質代謝ばかりでなく血圧降下作用や脂質代謝を改善するなどといった有益な効果を有する。

　至適運動強度を判定する厳密法としては，無酸素性作業閾値（換気閾値）や血中乳酸閾値，二重積屈曲点などがあるが，最大下の多段階漸増負荷試験により定常が成立した際の心拍数と強度の関係からノモグラム（計算図表）や推定式を用いて評価する簡便法が用いられることが多い。

また，心拍予備能（HRR；heart rate reserve，またはKarvonen法という）や最大心拍数に対する割合を用いる方法もある。これらは，心拍数が% $\dot{V}O_2$max との間に一応の直線関係があることを根拠とする方法である。

・**心拍予備能（HRR）**

$$\boxed{目標心拍数 ＝（最大心拍数 － 安静時心拍数）× 目標運動強度 ＋ 安静時心拍数}$$

（例）最大心拍数180拍／分，安静時心拍数60拍／分，設定強度が60% HRRの場合

目標トレーニング強度 ＝（[180 － 60] × 0.60）＋ 60 ＝ 132拍／分

最大心拍数は，年齢から推定する方法がある。かつては「220 － 年齢」という式が使用されていたが，シンプルで使いやすいという反面，誤差が大きく，男女ともに40歳未満で過小評価，40歳以上で過大評価となる可能性があり，最近になってより正確な予測式が提案されている。

$$\boxed{年齢推定最大心拍数 ＝ 206.9 －（0.67 × 年齢）}$$

また，50% $\dot{V}O_2$max の強度の目標心拍数を「138 －（年齢 ÷ 2）」とする簡便法もある。

以上のような心拍数による推定法の場合，心拍数の個人差や疾病状態や服薬内容に影響されることを念頭に置く必要がある。また，運動強度の調節には主観的強度（RPE；rate of perceived exertion）を用いる方法もあり，脈拍数を測ることが困難な人や心拍数に影響する服薬をしている人には特に有効である。例えば，「楽である」〜「ややきつい」と感じる程度（Borgの主観的運動強度で11〜13番）を50% $\dot{V}O_2$max の強度のめやすとできる。

（3）生活習慣病等予防のための身体活動ガイドライン

1）「健康づくりのための身体活動基準2013」と「健康づくりのための身体活動指針（アクティブガイド）」の概略

ライフステージに応じた身体活動を奨励し，「健康日本21（第二次）」を推進するために，現在までの科学的根拠に基づき旧基準が改定された。従来の糖尿病や心筋梗塞，脳卒中等の予防だけでなく，一部のがんやロコモティブシンドローム，認知症の予防も視野に入れて基準値が検討された。ここでは，体力（とりわけ全身持久力）も生活習慣病等および生活機能低下のリスク低減効果を高めるために重要との科学的知見より，身体活動の基準に加えて全身持久力の基準も定められている。

2）性・年齢別の全身持久力の基準

	18〜39歳	40〜59歳	60〜69歳
男性	11.0メッツ （39mL/kg/分）	10.0メッツ （35mL/kg/分）	9.0メッツ （32mL/kg/分）
女性	9.5メッツ （33mL/kg/分）	8.5メッツ （30mL/kg/分）	7.5メッツ （26mL/kg/分）

注）表中の（　　）内は最大酸素摂取量を示す。1メッツ＝3.5mL/kg/分で換算。
（厚生労働省：健康づくりのための身体活動基準2013，2013を改変）

3）身体活動の強度と量の評価

① **メッツ（METs；Metabolic equivalent（s））**　身体活動の強度を安静時の何倍に相当する

かで表す単位で，座って安静にしている状態が１メッツ。

身体活動中の酸素摂取量（mL/kg/分）÷安静時酸素摂取量（3.5 mL/kg/分）

②　**メッツ・時**　身体活動の量を表す単位で，メッツに実施時間（時）をかけたもの。

（例）６メッツの身体活動を30分行った：６メッツ×0.5時間＝３メッツ・時

メッツ・時が計算できれば，以下の式を用いて運動中の総エネルギー消費量を推定できる。

エネルギー消費量(kcal)＝メッツ・時×体重(kg)

※ただし，上の式に「1.05」を乗じるのがより正確である。

4）身体活動の基準

　新たなエビデンスを含めて再検討された18〜64歳の基準値に加えて，65歳以上の基準値が新たに策定された。高齢期では寝たきりを予防するために身体活動不足に至らないよう注意喚起することに主眼が置かれた。ただし，十分な体力を有する高齢者は，３メッツ以上の運動を含めた身体活動に取り組むことが望ましい。さらに，すべての世代に共通する身体活動と運動の方向性が示された。

　また，「身体活動基準2013」では，保健指導の現場において運動指導の可否を判断する際の考え方がフローチャートで示されているので参考にされたい。なお，生活習慣病患者等においては，３〜６メッツの運動を10メッツ・時/週行うことが望ましいとされている。

表9-7　身体活動の基準値

		身体活動		運動	
		基準	目安	基準	目安
健診結果が基準値範囲内である者	65歳以上	強度を問わず（３メッツ未満も含む）10メッツ・時/週	横になったままや座ったままにならなければどんな動きでもよいので，身体活動を毎日40分行う	−	−
	18〜64歳	３メッツ以上の強度の身体活動を23メッツ・時/週	・歩行またはそれと同等以上の強度の身体活動を毎日60分行う・歩数に換算すると１日当たり8,000〜10,000歩	３メッツ以上の強度の運動を４メッツ・時/週	息が弾み汗をかく程度の運動を毎週60分行う
	18歳未満	−	−	−	−
	すべての世代に共通する方向性	今より少しでも増やす（例えば，毎日10分ずつ長く歩く：「＋10プラス・テン」）		運動習慣をもつようにする（30分以上・週2日以上）	
血糖・血圧・糖質のいずれかが保健指導レベルの者		医療機関にかかっておらず，「身体活動のリスクに関するスクリーニングシート」でリスクがないことを確認できれば，対象者が運動開始前・実施中に自ら体調確認ができるよう支援した上で，保健指導の一環としての運動指導を積極的に行う。			
リスク重複者またはすぐ受診を要する者		生活習慣病患者が積極的に運動をする際には，安全面での配慮がより重要になるので，まずはかかりつけの医師に相談する。			

注)「身体活動」＝「運動」＋「生活活動」として考えられ，それぞれ以下のように定義されている。
・「身体活動」：安静にしている状態より多くのエネルギーを消費するすべての身体動作。
・「運動」：スポーツ等の特に体力の維持・向上を目的として計画的・意図的に実施し，継続性のあるもの。
・「生活活動」：日常生活における労働（職業上の活動），家事，通勤・通学など運動以外の身体活動をいう。

（厚生労働省：健康づくりのための身体活動基準2013，2013を改変）

（4）運動と栄養補給

1）運動・スポーツ時のエネルギー・栄養素必要量

　スポーツ競技者の場合でも「日本人の食事摂取基準」に基づき栄養必要量を調整することが基本となり，運動に伴うエネルギー代謝をはじめ体内環境の変化により必要量が増大するビタミンB_1，B_6，B_{12}，葉酸，ビタミンC，鉄，カルシウムなどのビタミン・ミネラルも適切に確保できるよう対策を講じる。

　スポーツ競技者は，通常，トレーニング期には一般人に比べて運動トレーニングによるエネルギー消費の増加分の摂取量を増やす必要があることが多い。その範囲は種目によっても異なり，身体活動レベル（PAL；physical activity level）で1.75〜2.5程度に分布するとの報告がある（表9-8）。摂取エネルギー量の不足は除脂肪体重量の減少など，運動パフォーマンスの低下に影響するばかりでなく，競技者の健康を損ねることにもなる。したがって，過不足なくエネルギーを摂取するよう努力した上で各栄養素が充足するよう栄養バランスに留意することが重要である。注意すべきことは，これら栄養必要量は「運動を行っている集団」という一括りで判断することはできず，種目やトレーニング内容，競技水準などによって大きく異なる。さらに，同一対象者でも練習がある日とない日では明らかにエネルギー消費量が異なるので，トレーニング期（休息期，鍛練期，試合期）を考慮した食事摂取が重要となる。したがって，スポーツ競技者に対する栄養マネジメントもまずは対象者毎に身体状態，身体活動量（トレーニング内容）を把握し，必要量をアセスメントすることから開始することが望まれる。このように，スポーツ競技者の栄養支援を行う者は，食事のみならず，対象者の身体状況や毎日のトレーニング内容・競技特性を十分に把握することが効果的な支援を行う上で重要である。

表9-8　種目系分類別PAL

種目カテゴリー	期分け	
	オフトレーニング期（休息期）	通常トレーニング期（鍛錬期）
持久系	1.75	2.50
瞬発系	1.75	2.00
球技系	1.75	2.00
その他	1.50	1.75

（小清水孝子，柳沢香絵，横田由香里：「スポーツ選手の栄養調査・サポート基準値策定及び評価に関するプロジェクト」報告，栄養学雑誌，**64**(3)，205-208，2006　を引用改変）

2）糖質・脂質と運動

　筋グリコーゲン含量は，多いほど持久的運動の継続時間が長いことがわかっており，運動パフォーマンスに強く影響を及ぼす。また，必要十分な糖質と脂質の摂取は，たんぱく質の倹約効果も期待できるので，身体づくりにも重要である。したがって，運動トレーニング後は，筋グリコーゲンの再補充のために適切な糖質の摂取が必要となる。この際，運動終了後の回復期間によって摂取する際のポイントが異なる（表9-9）。比較的長時間（24時間以上）の回復期間でグリコー

表9-9　運動と糖質摂取に関する最新の見解
（国際オリンピック委員会「スポーツ栄養に関する公式見解」）

- アスリートはトレーニングプログラムに必要なエネルギー源となる栄養素を必要量摂取すること，筋グリコーゲンの貯蔵量を回復させることを目的に，適切な糖質摂取を行うべきである。
  一般的な摂取の目安を示したが，選手個々の1日のエネルギー必要量，トレーニングでのエネルギー必要量やパフォーマンスの状況などに調整するべきである。
  ・運動後，すばやく（4時間以内）回復するために：1〜1.2 g/kg体重/時間
  ・回復期間が1日の場合：継続時間が中程度で低強度のトレーニング後：5〜7 g/kg体重/日
  ・回復期間が1日の場合：中〜高強度の持久性運動：7〜12 g/kg体重/日
  ・回復期間が1日の場合：かなりハードな運動（運動時間4〜6時間/日以上）：10〜12 gまたは12 g/kg体重/日以上
- たんぱく質やほかの栄養素は，糖質を摂取するのとは異なる過程でグリコーゲンの回復を助ける。例えば，たんぱく質であればエネルギー源となる糖質の摂取が少ない場合，あるいは，補食を適度に摂取できない場合に筋グリコーゲンの回復に寄与する。そこで，回復期の食事および間食には糖質を含み，ほかの栄養素も含む食品を選択すること，また，糖質源となる食品にほかの食品を加えることをすすめる。
- 運動の休息時間が8時間未満のときは，休息時間に可能な限り筋グリコーゲンを回復させることを目指し，運動終了後できるだけ早く糖質を補給すること。運動後速やかな筋グリコーゲン回復には，数回の補食を利用して糖質の摂取量を上記の目安量に近づけることが望ましい。
- 比較的長時間（24時間）における筋グリコーゲンの回復の場合，糖質の摂取量を上記の目安に近づけるために，選手個々の食生活において現実的かつ快適な方法で糖質の多い食事や食品の摂取を行うとよい。また，液体，固体といった食品の形態による筋グリコーゲン回復の差は認められていない。
- グリセミック・インデックスが高〜中等度の食品は，筋グリコーゲン合成のための糖質として利用されやすい。運動後における回復期の糖質源としてこれらの食品を摂取するべきである。
- 最適な筋グリコーゲンの回復のためには，十分なエネルギー補給が不可欠である。特に女子選手にみられるようなエネルギー摂取量を制限している場合，上記の目安量では筋グリコーゲンを回復させることが難しい。

注意点：
- 糖質のガイドライン（エネルギー源となる栄養素すべて）は，エネルギー比率で示すべきではない。エネルギー比率でのガイドラインは，かえって扱いにくく，筋でエネルギーとして利用される絶対量を示すものではない。
- 回復期には過度のアルコール摂取をするべきではない。食事がおろそかになり，上記の糖質摂取の目安量がとれなくなるからである。アスリートは常に分別のあるアルコール摂取をするべきであり，特に運動後の回復期には気をつけたい。

（Burke LM, Kiens B, Ivy JL：Carbohydrates and fat for training and recovery. J Sports Sci. **22**(1), 15-30, 2004）
（樋口満（編著）：新版　コンディショニングのスポーツ栄養学，市村出版，p.46, 2007）

ゲンを回復させる場合，グリコーゲンの直接の原料である糖質の摂取量を確保することが重要となる。また，運動終了直後のできるだけ早いタイミングで糖質を摂取することにより効率よく筋グリコーゲンを再補充できることが知られている。さらに，目的に応じて摂取する糖質の質を選択する工夫も重要である。例えば，運動後のすばやい回復にはブドウ糖などのグリセミックインデックス（GI）の高い食品がよいと思われるが，運動開始直前や運動中には，インスリン分泌の刺激が緩やかな糖質（果糖など）の摂取がすすめられる。グリセミックインデックスは，調理法

や食べ合わせによっても影響を及ぼすので，その点の工夫も必要となる。

　ところで，アスリートであれば誰しも試合の直前にはできるだけ多くの筋グリコーゲンを貯蔵しておきたいものである。いわゆる「グリコーゲンローディング法」により，筋グリコーゲン含量を高めることができる。近年では試合の数日前からの練習量の低下とともに糖質の摂取量を多くする方法が主流になってきている。例えば，① 試合1週間前から練習量を落とし体調を整える，② 試合の4～6日前に糖質を多く含む食品を増やす（糖質をエネルギー比の50％程度），③ 試合の3日前から当日まで糖質中心の食事にする（糖質をエネルギー比の70％程度）という手順をとる。

　脂質も，スポーツ競技者において重要なエネルギー源であることを忘れてはならない。多量のエネルギー摂取を要求されるトレーニング期のスポーツ選手においては，脂質は食事量がかさまず高エネルギーを摂取するのにも効率がよい。また，スポーツ選手の極端な低脂肪（総エネルギー摂取量の15％異化）は健康を害してしまうおそれがある。試合直前のコンディショニングを目的として低脂肪食とするケースは考え得るが，日常の食事を極端な低脂肪にすることは問題であり，食事摂取基準の範囲内でコントロールするべきである。

3）たんぱく質と運動

　高強度の運動を実施しているスポーツ競技者は，たんぱく質の必要量が増し，一般成人の必要量の1.5倍～2倍程度が必要となるといわれている。ただし，たんぱく質の摂取過多には注意すべきであり，体重1kg当たり2g/日程度が上限と考えられており，それ以上の摂取は筋たんぱく同化の促進には関係せず，たんぱく質の酸化を増加させたり，体脂肪として蓄積されてしまう（表9-10）。また，健康づくりのための中等度程度の運動では，たんぱく質摂取量の増大を考慮する必要は少ないと考えられる。

　ところで，筋たんぱく同化作用を高めるためにはトレーニングと食事摂取のタイミングが重要であることが知られている。つまり，トレーニング直後に筋たんぱく合成速度は最も高まり，同

表9-10　運動とたんぱく質摂取に関する最新の見解（国際スポーツ栄養学会）

①日常的に運動トレーニングを行っている者は，一般人（非活動的な者）よりも多くのたんぱく質摂取が必要である。

②トレーニングを行っている者が一日に1.4～2.0 g/kg体重のたんぱく質を摂取することは，トレーニング効果（適応）を高めるであろう。

③活動的かつ健康な者であれば，このレベルのたんぱく質摂取量は，肝臓や骨代謝に有害はなく安全な所要量である。

④食事やサプリメントなどさまざまな形・メニューによりたんぱく質の摂取方法を工夫することは，アスリートに対して必要十分なたんぱく質摂取を保証する実際的な手段である。

⑤適正なタイミングでプロテインを摂取することは，トレーニングプログラムの重要な構成要素のひとつである。つまり，適切なリカバリー（回復）や免疫機能，除脂肪体重（骨格筋，骨，臓器）の維持増進に欠かすことができないものである。

⑥トレーニングや食事バランス，睡眠が適切な状態において，BCAAなどの必須アミノ酸の摂取は，運動パフォーマンスやリカバリーを向上させる。

(Campbell B, Kreider RB, Ziegenfuss T, *et al.* : International Society of Sports Nutrition position stand : protein and exercise, J Int Soc Sports Nutr, **4**, 8, 2007を引用)

化・異化のバランスは運動後しばらく経過した後と比較してトレーニング直後が高いため，運動後のできるだけ早いタイミングでたんぱく質を摂取することが重要となる。また，この際に糖質も同時に摂取することでインスリンによるたんぱく同化作用が加わり，より効率がよいと考えられている。

4）スポーツ障害と栄養

スポーツ障害にはさまざまあるが，スポーツ性（運動性）貧血は，競技者における内科的慢性障害のひとつといえる。また，熱中症は急性のスポーツ障害のひとつにあげられよう。両者ともに管理栄養士による栄養マネジメントの寄与が期待できる代表的なスポーツ障害であろう。

スポーツ競技者に貧血が多いことが知られている（特に女性に多いが，発育期の男子高校生などにもみられることがある）。貧血は，日常生活のみならず競技パフォーマンスにも影響することがわかっており，予防・改善が望まれる。スポーツ選手の貧血の多くは鉄欠乏性貧血であり，ヘモグロビンの材料となるたんぱく質，鉄，ビタミンC，およびビタミンB_6，B_{12}，葉酸が鉄欠乏性貧血の予防に有効な栄養素といわれている。

水分は体内において栄養分を運搬するとともに，とりわけ高温下においては体温調節に重要な働きをしている。高体温は運動継続の制限因子であることがわかっており，日本体育協会のガイドラインでは水分補給に関して以下のように推奨している。体重の3％の水分が失われると，運動能力や体温調節機能が低下するので，運動による体重減少が2％を超えないように水分を補給する。発汗時は水分のみならずナトリウムなどのミネラル（電解質）も排出されるので，自発的脱水を起こさないよう水分の補給には0.1〜0.2％程度の食塩（40〜80 mg/100 mL）とエネルギー補給の観点から4〜8％程度の糖分（1時間当たり30〜60 gの炭水化物）を含んだものが飲みやすさと吸収の面から適当であり，5〜15℃に冷やしたものが理想的である。また，運動の種類や継続時間によるが，原則として，運動前は直前（30分前くらい）に250〜500 mLを摂取，運動中は60分毎に500〜1,000 mL（20分前後毎，1回に一口200〜250 mL程度）を摂取するようにし，失われた水分（体重減少量）の70〜80％の補給を目標とする。

● 運動中の疲労感を軽減する食品 ●

鶏の胸肉中にはイミダゾールジペプチドであるカルノシン，アンセリンが豊富に含まれている。イミダゾールジペプチドは抗酸化作用をもち，疲労の一因となる運動時の組織の酸化傷害を抑制すると考えられている。胸肉100g中には，イミダゾールペプチドがおよそ数百mgから1,000mg含有されている。イミダゾールジペプチドの抗疲労効果を検証するために，健常者を対象としたランダム化比較試験が行われた。イミダゾールジペプチド 400mg/日を4週間継続摂取すると摂取者は非摂取者に比べ，身体作業負荷の条件下での疲労感が有意に軽減した。また，同じ量を8週間継続摂取すると，摂取者は摂取後2週間から8週間まで日常的な作業による疲労感の改善効果がみられた。

（薬理と治療，**36**(3)，199-212，2008・**37**(3)，255-263，2009）

4．メタボリックシンドローム予防の食事

（1）症例：肥満予防の食事

1）肥満予防の献立作成上の留意点

　肥満とは，日本肥満学会により「脂肪組織が過剰に蓄積した状態で，BMI 25以上のもの」と定義される。肥満は体脂肪分布によって，皮下脂肪型肥満と内臓脂肪型肥満に分けられる。この内臓脂肪蓄積を根本原因として，アディポサイトカインの分泌調節異常をきたし，インスリン抵抗性が高まり，脂質代謝異常，高血糖，高血圧を引き起こした状態をメタボリックシンドローム（内臓脂肪症候群）といい，重症化すると動脈硬化発症，最終的には心疾患へと進展する（表9-11）。このため，壮年期からの肥満，特に内臓脂肪型肥満の予防は，糖尿病，脂質異常症，高血圧症などの生活習慣病の予防，ひいてはメタボリックシンドロームの予防にもつながるため非常に重要である。

　肥満の主な誘因のうち，環境因子として，過食（エネルギー摂取過剰）と運動不足（エネルギー消費不足）があげられるため，食生活の適正化と同時に運動習慣の徹底が必要である。

　肥満の評価は，日本肥満学会の診断基準（表9-12）により，BMIを用いて肥満度を確認する。肥満予防の栄養ケアおよび献立作成上のポイントを以下にあげる。

①　身体活動に見合った適正なエネルギー摂取量とし，1日3食を遵守し，欠食，間食および夜食をできるだけ避ける。

・睡眠時はエネルギー消費量が少なく，副交感神経の働きで脂肪の合成が活発に行われるため，就寝前の間食，夜食は脂肪として蓄積しやすく，注意が必要である。また，アルコール

表9-11　メタボリックシンドロームの診断基準

内臓脂肪（腹腔内脂肪）蓄積	
ウエスト周囲長	男性≧85cm 女性≧90cm
（内臓脂肪面積　男女とも　≧100cm²に相当）	
上記に加え以下のいずれか2項目以上	
高トリグリセリド血症	≧150mg/dL
かつ／または	
低HDLコレステロール血症	＜40mg/dL 男女とも
収縮期（最大）血圧	≧130mmHg
かつ／または	
拡張期（最低）血圧	≧85mmHg
空腹時高血糖	≧110mg/dL

（メタボリックシンドローム診断基準検討委員会：
日本内科学会雑誌　**94**，797，2005を一部改変）

表9-12　肥満の判定基準

BMI（kg/m²）			判定
		＜18.5	低体重
18.5≦	～	＜25	普通体重
25≦	～	＜30	肥満（1度）
30≦	～	＜35	肥満（2度）
35≦	～	＜40	肥満（3度）
40≦	～		肥満（4度）

（日本肥満学会：肥満症診断基準2011，肥満研究 1，**17**
（臨時増刊号），巻頭図表 i，2011を一部改変）

飲料は7kcal/gと高エネルギーであるため，節酒をはかる。

② 栄養素の摂取は偏りがないよう，原則的に食事摂取基準に従い，特にエネルギーの高い脂質，炭水化物の摂取過剰は，脂肪蓄積しやすいので注意する。

・たんぱく質は，アミノ酸組成の優れた食品を選択し，特に肉類については脂肪含有量の少ない部位（牛肉，豚肉：もも肉・ひれ肉，鶏肉：胸肉・ささみ・皮を除く）を選び，魚介類や，植物性たんぱく質を含む大豆・大豆製品も積極的に取り入れる。

・脂質については，揚げ物，炒め物など油を使用した料理の回数が多くならないようにする。

・炭水化物については，主食のとり過ぎや，砂糖を使用した料理，菓子類，嗜好飲料類の摂取が多くならないようにする。

③ 食物繊維の多く含まれる食品（野菜，藻類，こんにゃく，きのこ類）を利用する。

・食物繊維の多い食品はエネルギーが低く，料理に使用することでボリュームが増し，品数を増やすこともでき，満足感が得られるため，積極的に献立に取り入れるとよい。また，食物繊維の多い食品は咀嚼を必要とすることから，かむ回数が増し，満腹中枢を刺激するため，食べ過ぎや早食いの防止にもつながる。胃内停滞時間も長く，満腹感も持続する。

④ 汁物や水分の多い料理を献立に取り入れる。

・水分の摂取も満腹中枢を刺激し，満腹感が得られやすいため，食べ過ぎ防止が期待できる。

2) 肥満予防の献立例

〈壮年期男性（30～49歳，身体活動レベルⅡ）〉

	献立名	食品名	可食量 (g)	エネルギー (kcal)	たんぱく質 (g)	脂 質 (g)	炭水化物 (g)	食物繊維 (g)	食塩相当量 (g)
朝食	麦ご飯	精白米	100	376	5.8	0.9	85.9	0.6	－
		押麦	10	33	0.6	0.1	6.7	1.2	－
	さといものみそ汁	さといも	30	16	0.4	－	3.2	0.7	
		えのきたけ	20	7	0.3	－	1.0	0.8	
		油揚げ	3	11	0.7	0.9	0.1	－	
		煮干しだし	130	1	－	－	－	－	0.1
		麦みそ	10	18	0.8	0.4	2.6	0.6	1.1
		葉ねぎ	3	1	－	－	0.1	0.1	
	もずく入り卵焼き	鶏卵	60	85	6.8	5.6	2.0	－	0.2
		塩抜きもずく	10	－	－	－	－	0.1	
		食塩	0.1	－	－	－	－	－	0.1
		砂糖	2	8	－	－	2.0	－	
		調合油	3	27	－	2.9	0.1	－	
		青しそ	1	－	－	－	－	0.1	
		おろしだいこん	40	6	0.1	－	1.2	0.5	
	オクラ納豆	納豆	40	76	5.8	3.9	3.1	2.7	
		オクラ	20	5	0.3	－	0.4	1.0	
		濃口しょうゆ	2	－	－	－	－	－	0.3
		みりん	1	2	－	－	0.6	－	
		かつお節	0.3	1	0.2	－	－	－	
	切り干しだいこんの甘酢づけ	切り干しだいこん	5	14	0.4	－	2.6	1.1	－
		にんじん	3	1	－	－	0.2	0.1	－
	A {	砂糖	2.5	10	－	－	2.5	－	
		濃口しょうゆ	2	－	－	－	－	－	0.3
		米酢	3	1	－	－	0.1	－	
		みりん	3	7	－	－	1.7	－	
		かつお・こんぶだし	5	－	－	－	－	－	
		とうがらし粉	0.05	－	－	－	－	－	
		白いりごま	0.5	3	0.1	0.3	－	0.1	

朝食	果実	キウイフルーツ	50	26	0.4	0.1	4.6	1.3	－
		甘かき	70	42	0.2	0.1	10.2	1.1	－
	牛乳	普通牛乳	200	122	6.0	7.0	10.6	－	0.2
		小　計	392.15	901	28.9	22.2	141.5	12.1	2.3
昼食	麦ご飯	精白米	115	393	6.1	0.9	89.8	0.6	－
		押麦	10	33	0.6	0.1	6.7	1.2	－
	ぶりとだいこんのピリ辛煮	ぶり（切り身）	80	178	14.9	10.5	6.2	－	0.1
		だいこん	80	12	0.2	－	2.4	1.0	－
	B	砂糖	3	12	－	－	3.0	－	－
		濃口しょうゆ	7	－	－	－	－	－	1.0
		トウバンジャン	1	－	－	－	－	－	0.2
		しょうが	2	1	－	－	0.1	－	－
		水	50						
	ごぼうのごまマヨネーズ和え	ごぼう	50	29	0.6	0.1	5.2	2.9	－
		ささみ	20	20	3.9	0.1	0.6	－	－
		アスパラガス	15	3	0.3	－	0.4	0.3	－
	C	マヨネーズ	15	100	0.2	10.9	1.1	－	0.3
		白いりごま	1	6	0.2	0.5	0.1	0.1	－
		さくらえび	1	3	－	－	－	－	－
	さつまいものあずき煮	さつまいも	60	76	0.5	0.1	18.3	1.7	0.1
		ゆであずき缶詰	15	30	0.5	－	7.0	0.5	－
		水							
	D	砂糖	2	8	－	－	2.0	－	－
		酒	2	2	－	－	0.1	－	－
		濃口しょうゆ	1	－	－	－	－	－	0.1
	とろろこんぶのすまし汁	削りこんぶ	5	9	0.3	－	1.2	1.4	0.3
		みつば	5	1	－	－	－	0.1	－
		かつお・こんぶだし	150	3	0.3	－	0.6	－	0.2
		濃口しょうゆ	1	－	－	－	－	－	0.1
		食塩	0.5	－	－	－	－	－	0.5
		小　計	454.0	919	28.6	23.2	144.8	9.8	2.9
夕食	麦ご飯	精白米	115	393	6.1	0.9	89.8	0.6	－
		押麦	10	33	0.6	0.1	6.7	1.2	－
	鶏肉のトマト煮	若鶏もも肉（皮つき）	80	152	13.6	10.8	0.1	－	0.2
		食塩	0.1	－	－	－	－	－	0.1
		こしょう	0.05	－	－	－	－	－	－
		ミックスビーンズ（缶）	30	31	1.5	0.1	4.8	2.3	－
		たまねぎ	30	10	0.2	－	2.1	0.5	－
		トマト（缶詰）（食塩無添加）	70	15	0.6	0.1	2.2	0.9	－
		にんにく	2.5	3	0.1	－	0.6	0.2	－
		オリーブ油	3	27	－	3.0	－	－	－
	E	固形コンソメ	1	2	0.1	－	0.4	－	0.4
		チリパウダー	1	4	0.1	0.1	0.7	－	0.1
		食塩	0.3	－	－	－	－	－	0.3
		トマトケチャップ	7	7	0.1	－	1.8	0.1	0.2
		シナモン粉	0.05	－	－	－	－	－	－
		なす	30	5	0.2	－	0.9	0.7	－
		揚げ油	4	35	－	3.9	0.1	－	－
	たこと野菜の酢みそ和え	まだこ（ゆで）	30	21	3.5	0.1	1.6	－	0.2
		きゅうり	20	3	0.1	－	0.4	0.2	－
		食塩	0.3	－	－	－	－	－	0.2
		ながいも	25	16	0.4	－	3.5	0.3	－
	F	麦みそ	6	11	0.5	0.3	1.5	0.4	0.6
		米酢	3	1	－	－	0.1	－	－
		酒	3	3	－	－	0.1	－	0.1
		練りからし	1	3	－	0.1	0.4	－	0.1
		みりん	3	7	－	－	1.7	－	－
	トウミョウのじゃこ炒め	トウミョウ	50	14	1.1	－	1.3	1.1	－
		しらす干し	8	15	2.6	0.1	0.8	－	0.5
		にんにく	2	3	0.1	－	0.5	0.1	－
		ごま油	3	27	－	2.9	0.1	－	－

夕食		濃口しょうゆ	1	–	–	–	–	–	0.1
		酒	2	2	–	–	0.1	–	–
		白いりごま	1	6	0.2	0.5	0.1	0.1	–
	りんご寒天	りんご・ストレートジュース	80	34	–	–	9.1	–	–
		粉寒天	0.8	1	–	–	–	0.6	–
		レモン汁	2	–	–	–	–	–	–
	小　計		199.0	884	31.7	23.0	131.5	9.3	3.2
	合　計		1,045.15	2,704	89.2	68.4	417.8	31.2	8.4
	エネルギー産生栄養素バランス（%E）				13.2	22.8	64.0		

調理方法

朝食

切り干しだいこんの甘酢づけ
①切り干しだいこんは水に戻して，4cmに切り，湯通しする。にんじんは4cmの千切りにする。
②Aの調味料を合わせ，①を和え30分ほど漬けておく。

器に盛り，最後に白いりごまを振る。

※果実のかき（秋，冬）→いちご（春），びわ，ぶどう（夏）など

昼食

ぶりとだいこんのピリ辛煮
①だいこんは皮をむいて2cm厚の半月切りにし，下ゆでしておく。
②ぶりは2〜3等分に切り，熱湯にさっと湯通ししておく。
③鍋にBを入れ煮立ったら，①のだいこんを入れ15分煮る。②のぶりを入れ，汁がなくなるまで煮る。
※ぶり（冬）→さわら（春），いわし（夏），さば（秋）

ごぼうのごまマヨネーズ和え
①ごぼうは大きめのささがきにし，水にさらした後，ゆでる。ささみはゆでて，細かくさく。アスパラガスははかまをとり，塩ゆでし，斜め切りにする。
②①とCを和える。

さつまいものあずき煮
①さつまいもは乱切りにし，水につけておく。
②鍋に①とひたひたの水を加えて煮立て，弱火でさつまいもの表面が透明になるまで煮る。
③Dを加えて10〜15分煮て，あずきを加えてひと煮する。

夕食

鶏肉のトマト煮
①鶏肉は一口大に切り，たまねぎはスライス，にんにくはみじん切り，トマトは細かく切り，なすは輪切りにして水にさらす。
②鍋にオリーブ油を分量の2/3引き，にんにくを炒め香りがたったら，塩こしょうをした鶏肉の表面を焼き，一度取り出す。
③残りのオリーブ油にたまねぎを加えていため，トマト，Eの調味料，ミックスビーンズを加えてひと煮し，②の鶏肉を入れる。最後にシナモンを加える。
③なすは素揚げにして，②と一緒に盛りつける。

たこと野菜の酢みそ和え
①たこは薄切りにする。きゅうりは蛇腹切りして一口大に

切り，塩もみし，しんなりしたら水に流して絞る。ながいもは短冊切りにして水にさらしておく。
②Fの調味料を合わせ，①を和える。

トウミョウのじゃこ炒め
①にんにくはみじん切り，トウミョウは4cm長さに切る。
②しらす干しはサッと湯通ししておく。
③フライパンにごま油を引き，しらす干しを炒め，①を加えてしょうゆ，酒で調味し，最後にごまを加える。

りんご寒天
①鍋にりんごジュースと粉寒天を入れ煮溶かす。
②火からおろしたらレモン汁を加え，型に流して冷やし固める。

（2）症例：糖尿病予防の食事

1）糖尿病予防の献立作成上の留意点

　2019（令和元）年の日本の成人糖尿病人口は国際糖尿病連合の報告によると，約739万人に上り，40歳代からの加齢に伴う増加傾向が著しい。成人期の糖尿病の約9割が2型糖尿病であり，その誘因は，インスリンの不足またはその作用不足等の遺伝的要因と，生活習慣（過食や運動不足），肥満，ストレス，加齢などがあげられる。2型糖尿病の予防は，肥満を防ぐことが最大のポイントであり，食生活や運動習慣，節酒，禁煙など生活習慣の適正化を図ることである。

　糖尿病予防の栄養ケアおよび献立作成上のポイントを以下にあげるが，原則的には肥満予防と同様である。

　①　適正なエネルギー量とし，偏食を避け，1日3食の規則正しい食事をする。

　②　バランスよく栄養素をとる。脂質，炭水化物は過剰摂取に気をつける。

・糖尿病における脂質および飽和脂肪酸摂取比率を「日本人の食事摂取基準」におけるそれぞれの目標量よりも厳格に設定する積極的根拠はないが，糖尿病が動脈硬化性疾患の最大リスクであることから，動脈硬化症予防のために示されている25％エネルギーを上回る場合は，肉類，乳製品，バターなどに含まれる飽和脂肪酸を減らし，魚介類などに多く含まれるn-3系多価不飽和脂肪酸を増やすなど，脂肪酸組成に留意する必要がある。

・炭水化物については主食のとり過ぎや，単純糖質である砂糖を使用した料理，菓子類，嗜好飲料類の摂取が多くならないようにする。

③　食物繊維が多く含まれる食品（野菜，藻類，こんにゃく，きのこ類）を利用する。食物繊維の摂取は食後の急激な血糖上昇抑制効果があり，食事のかさも増すため，積極的に献立に取り入れる。

2)「糖尿病食事療法のための食品交換表」を利用した献立作成

糖尿病予防をはじめとした生活習慣病予防の献立の作成には，「糖尿病食事療法のための食品交換表」（日本糖尿病学会編）を利用することもできる。糖尿病の食事は糖尿病患者の特別な食事ではなく，健康で長生きするための健康食であり，「糖尿病食事療法のための食品交換表」は，適正なエネルギー量で，しかも栄養のバランスのとれた食事の献立が手軽に作成できるように工夫されたものであるため，食品交換表で用いる食品構成を，保健食の食品構成として活用できる。

〈食品交換表の使い方〉

食品交換表では，日常的によく使用する食品が，多く含まれている栄養素によって6つの食品グループ（6つの表）と調味料に分類されている。また，この食品交換表では1単位を80 kcalと定めており，同じ表の食品は単位数が同じであれば互いに交換することができ，違う表の食品とは交換することができない。

1日の指示単位については，指示されたエネルギーが1,600 kcalの場合には，1単位は80 kcalなので，1,600÷80＝20となり，1日20単位となる。

次に，栄養素バランスがよい食事となるよう，1日に食品交換表のどの表から何単位とるか決める必要がある。例えば，1日の指示単位が20単位（1,600 kcal/炭水化物55％）の場合，この20単位を，表1（穀物類，いもなど）に9単位，表2（くだもの）に1単位，表3（魚介，大豆製品，

1日の指示単位 20単位 →	各表の1日指示単位 食品交換表	表1	表2	表3	表4	表5	表6	調味料
	食品の種類	穀類，いも，豆など	くだもの	魚，大豆，卵，チーズ，肉	牛乳など	油脂，多脂性食品など	野菜，海藻，きのこ，こんにゃく	みそ，みりん，砂糖など
	1日の指示単位	9	1	5	1.5	1.5	1.2	0.8

図9-6　1日の指示単位の配分（例）：20単位（1,600kcal/炭水化物55％）の場合

（日本糖尿病学会編：糖尿病食事療法のための食品交換表　第7版，文光堂，p.17, 2014を一部改変）

卵，チーズ，肉）に5単位，表4（牛乳）に1.5単位，表5（油脂）に1.5単位，表6（野菜）に1.2単位，調味料に0.8単位を配分すると，栄養素のバランスがよい食事になる（図9-6）。各表の単位配分が決まると，表1，表3，表6を朝食，昼食，夕食に均等に配分し，表2，表4，表5，調味料はその日の料理に合わせて3食に分けて使用すると，各食事とも栄養素のバランスがよい食事となる。

3）糖尿病予防の献立例

〈中年期女性（1,920 kcal/24単位，身体活動レベルⅡ）〉

献立名	食品名	可食量(g)	単位								エネルギー(kcal)	炭水化物(g)	たんぱく質(g)	脂質(g)	食塩相当量(g)
			表1 13	表2 1	表3 5	表4 1.8	表5 2	表6 1	調味料 0.5	嗜好品 0					
朝食 トースト	食パン	90	3.0								240	54.0	6.0	−	1.1
巣ごもり卵	鶏卵	50			1.0						80	1.0	8.0	5.0	0.2
	キャベツ	50						*							−
	ロースハム	10			0.5						40	0.5	4.0	2.5	0.2
	調合油	1					0.1				8	−	−	0.9	−
	食塩	0.3													0.3
	こしょう	0.01													−
	ミニトマト	20						*							−
クラムチャウダー	むきあさり	30		0.1							8	0.1	0.8	0.5	0.7
	たまねぎ	40						*							−
	じゃがいも	60	0.5								40	9.0	1.0	−	−
	にんじん	10						*							−
	スイートコーン	20	0.2								16	3.6	0.4	−	−
	グリンピース	5						*							−
	有塩バター	5					0.5				40	−	−	4.5	0.1
	薄力粉	5	0.2								16	3.6	0.4	−	−
	牛乳	120				1.0					80	7.0	4.0	4.0	0.1
	顆粒コンソメ/水	1/30													0.4/−
	食塩	0.2													0.2
	こしょう	0.01													−
	パセリ	0.3						*							−
バナナヨーグルト	バナナ	50		0.5							40	10.0			−
	ヨーグルト（無糖）	60				0.5					40	3.0	2.0	2.5	0.1
レモンティー	紅茶浸出液	150									−	−	−	−	−
	レモン	10			−						−	−	−	−	−
表6のエネルギーおよび栄養素*											32	5.6	1.6	0.4	
小　計		8.5単位	3.9	0.5	1.6	1.5	0.6	0.4	0	0	680	97.4	28.2	20.3	3.4
昼食 かぼちゃご飯	精白米	75	3.0								240	54	6.0	−	−
	かぼちゃ	35	0.4								32	7.2	0.8	−	−
	酒	3								−					0.1
	いり黒ごま	0.5					−								
さけのマリネ	しろさけ	60			1.0						80	1.0	8.0	5.0	0.1
	薄力粉	3	0.2								16	3.6	0.4	−	−
	調合油	5					0.5				40	−	−	4.5	
	セロリー	10						*							−
	たまねぎ	20						*							−
	赤ピーマン	10						*							−
	きゅうり	40						*							−
	レモン	10		0.1							8	1.9	0.1		−
	生しいたけ	15						*							−
A 穀物酢	穀物酢	6													−
	調合油	3					0.3				24	−	−	2.7	−
	白ワイン	4								−	−				−
	食塩	0.5													0.5
	こしょう	0.01													

昼食		サラダな	5						*							—
	のっぺい汁	鶏むね肉（皮なし）	30			0.4						32	0.4	3.2	2.0	—
		さといも	20	0.1								8	1.8	0.2	—	—
		だいこん	10						*							—
		にんじん	5						*							—
		しめじ	10						*							—
		こんにゃく	15						*							—
		かつお・こんぶだし	150													0.2
		食塩	0.8													0.8
		薄口しょうゆ	1													0.2
		みりん	2							0.1		8	1.2	0.3	0.2	—
		じゃがいもでん粉	2	0.1								8	1.8	0.2	—	—
		葉ねぎ	2						*							—
	さつまいものレモン煮	さつまいも	70	1.2								96	21.6	2.4	—	0.1
		レモン	20		0.1							8	1.9	0.1	—	—
		砂糖	4							0.2		16	2.4	0.6	0.4	—
	表6のエネルギーおよび栄養素*											24	4.2	1.2	0.3	
	小　計		8.0単位	5.0	0.2	1.4	0	0.8	0.3	0.3	0	640	103.0	23.5	15.1	2.0
夕食	麦ご飯	精白米	80	3.2								256	57.6	6.4	—	—
		押麦	8	0.4								32	7.2	0.8	—	—
	肉豆腐	牛もも肉（皮下脂肪なし）	50			1.3						104	1.3	10.4	6.5	0.1
		木綿豆腐	60			0.6						48	0.6	4.8	3.0	—
		根深ねぎ	30						*							—
		しらたき	40						*							—
		さやいんげん	20						*							—
		しょうが	3						*							—
		赤とうがらし	0.1						*							—
		かつお・こんぶだし	80													0.1
		濃口しょうゆ	6													0.9
		みりん	6							0.2		16	2.4	0.6	0.4	—
	ほうれんそうの磯辺和え	ほうれんそう	60						*							—
		濃口しょうゆ	2													0.3
		かつお・こんぶだし	5													—
		焼きのり	0.5						*							—
	れんこんとひじきのサラダ	れんこん	60	0.5								40	9.0	1.0	—	0.1
		干しひじき	4						*							0.2
		にんじん	10						*							—
		えだまめ	5			0.1						8	0.1	0.8	0.5	
		B｛ マヨネーズ	5					0.5				40	—	—	4.5	0.1
		薄口しょうゆ	1													0.2
		白すりごま	1					0.1				8	—	—	0.9	
	果実	アメリカンチェリー	40		0.4							32	7.6	0.4	—	—
	表6のエネルギーおよび栄養素*											32	5.6	1.6	0.4	
	小　計		7.7単位	4.1	0.4	2.0	0	0.6	0.4	0.2	0	616	91.4	26.8	16.2	2.0
合　計			24.2単位	13	1.1	5.0	1.5	2.0	1.1	0.5	0	1,936	291.8	78.5	51.6	7.4
エネルギー産生栄養素バランス（%E）													60.3	16.2	23.5	

調理方法

朝食

巣ごもり卵
①キャベツ，ハムは千切りにする。
②①を油で炒め，しんなりしたら，塩，こしょうで調味する。
③②を寄せ，真ん中にくぼみを作って卵を割り入れる。蓋をして弱火で卵が半熟状になるまで焼く。ミニトマトを添える。

クラムチャウダー
①たまねぎ，じゃがいも，にんじんは1cm角切りにする。
②①，むきあさり，コーンをバターで炒めしんなりしたら，小麦粉を振り入れてよく炒める。コンソメを入れて，牛乳を少しずつ加えてとろみをつける。
③塩，こしょうで味つけし，ゆがいたグリンピースを最後に入れる。盛り付けて，刻みパセリを散らす。

昼食	**かぼちゃご飯** ①かぼちゃは皮をむき，1cm角切りにする。 ②洗米後水切りした米，酒，水（酒の水分量を引く）に，①のかぼちゃをのせて炊く。 ③炊飯後，全体的にかぼちゃも潰して混ぜ合わせ，器に盛り，黒ごまを振る。 **さけのマリネ** ①たまねぎは薄切り，セロリーは短冊切りにして水にさらしておく。赤ピーマンは薄い輪切り，きゅうりは短冊切り，レモンは薄い半月切りにする。生しいたけは薄切りにし，さっと焼いて火を通す。 ②Aをあわせてマリネ液を作り，①を入れて和えておく。 ③さけは小麦粉ををまぶして油で揚げ，熱いうちに②のマリネ液に漬け込んでおく。 ④器にサラダなを敷き，③を盛りつける。 ※さけ（夏・秋）→たい（春），あじ（夏），すずき（秋）（食材料は単位に合わせて変更）	**のっぺい汁** ①鶏むね肉は小さい削ぎ切りに，さといもは5mm厚さの半月切り，だいこん，にんじんはいちょう切り，ゆがいたこんにゃくは色紙切り，しめじは小房に分けておく。 ②だし汁に鶏肉以外の①を入れ，野菜に火が通ったら，鶏肉を入れてあくを取る。 ③調味料で味つけし，水溶きじゃがいもでん粉を入れとろみをつける。器に盛り付け，斜め切りにした葉ねぎを添える。 **さつまいものレモン煮** ①さつまいもは半月に切り，レモンはいちょう切りにする。 ②鍋に①と砂糖を加え，ひたひたの水で，煮崩れに気をつけて煮汁が少なくなるまで煮る。
夕食	**肉豆腐** ①牛もも肉薄切りは4cm幅に切る。豆腐は軽く水切りをし，2～3切れに切る。根深ねぎは斜め切りに，しらたきはさっと湯通しして，適当な長さに切る。しょうがは千切り，赤とうがらしは種を取って輪切りにする。 ②さやいんげんはさっと塩ゆでし，5cm長さに切る。 ③だし汁にしょうゆ，みりん，しょうがを入れて煮立たせ，牛もも肉を入れあくを取り，その他の①の材料を入れて煮る。 ④最後にさやいんげんを入れ，さっと煮る。	**れんこんとひじきのサラダ** ①干しひじきは水で戻して，ゆがく。 ②れんこんはいちょう切り，にんじんは千切りにして，各々ゆがく。 ③えだまめも塩ゆでし，さやから出しておく。 ④①～③をBで，和える。 ※果実のアメリカンチェリー（春・夏）→かき，なし（秋），うんしゅうみかん（冬）など（食材量は単位にあわせて変更）

注）エネルギー，炭水化物，たんぱく質，脂質は，日本糖尿病学会（編）：糖尿病食事療法のための食品交換表〈第7版〉，p.13，文光堂，2013をもとに，食塩相当量は，日本食品標準成分表2020年版（八訂）をもとにそれぞれ算出した。

（3）症例：高血圧症予防の食事

1）高血圧症予防の献立作成上の留意点

　高血圧症は，日本人の約4,300万人に発症している最も有病者数の多い生活習慣病である。今後も国民の高齢化によって有病者数は増加し続けると推測されているため，その予防は国民の健康づくりにおいて重要な課題である。高血圧の栄養学的要因は，食塩の過剰摂取，肥満，アルコール過飲などがあげられる。高血圧症の予防には，食塩摂取に関する項目をはじめとして表9-13のような項目があげられ，特に減塩は高血圧症予防において最も重要な項目である。これは，食塩の過剰摂取が高血圧の発症および進展に強く関連しているからである。しかし，近年の「国民健康・栄養調査」によると，20歳以上の1日当たりの平均食塩摂取量は，「日本人の食事摂取基準（2020年版）」の目標量を大きく上回っているため，減塩の実践には，表9-14のような工夫を取り入れる必要がある。

　野菜・果実の積極的な摂取はカリウム，カルシウム，マグネシウム，食物繊維の確保につながり，降圧作用やナトリウムの利尿作用が期待できる。また，魚油（n-3系多価不飽和脂肪酸）の摂取が多い人は，降圧効果や冠動脈疾患発症リスクを低下させる可能性が報告されているため，適切に摂取する。その他，肥満予防（詳細はp.168，（1）の項参照），有酸素運動，節酒，喫煙（禁煙）などの生活習慣に配慮することが重要である。

表9-13 高血圧予防のポイント

①食塩摂取量は，男性7.5g/日未満，女性6.5g/日未満を目標にする。
②野菜・果物は積極的に摂取し，カリウム，カルシウム，マグネシウム，食物繊維を確保する。
③青魚は積極的に摂取し魚油（n-3系多価不飽和脂肪酸）を積極的に摂取する。
④適正なエネルギー摂取を行い肥満を予防する。
⑤運動は，有酸素運動を中心に定期的に行う。
⑥アルコールはとり過ぎない。
⑦喫煙はしない。

（資料：日本高血圧学会高血圧治療ガイドライン作成委員会（編）：高血圧治療ガイドライン2019，
日本高血圧学会，2019，厚生労働省：日本人の食事摂取基準（2020年版）を参考）

表9-14 減塩のポイント

①調理時に使用する調味料は，計量などを取り入れ使用量を減らし薄味にする。
②出来上がった後の料理に，かけしょうゆなどの付加をしない。
③新鮮な材料を使用することで，食品の持ち味を生かす。
④だし汁はこんぶ，かつお，いりこなどの天然だしを使用する。
⑤レモン，かぼす，すだち，酢などの酸味を利用する。
⑥こしょう，とうがらし，カレー粉など香辛料を利用する。
⑦ごま，くるみ，にんにく，のりなどの風味を利用する。
⑧みつば，青しそ，みょうが，しょうがなどの香味を利用する。
⑨だしわりしょうゆや減塩調味料などを利用する。
⑩食塩含有量の多い漬物，梅干し，つくだ煮，明太子，干物などの摂取頻度と1回量を少なくする。
⑪汁物は1日1杯とし，具だくさんにする。

2）高血圧症予防の献立例

〈中年期男性〉

	献立名	食品名	可食量 (g)	エネルギー (kcal)	たんぱく質 (g)	脂質 (g)	炭水化物 (g)	カリウム (mg)	カルシウム (mg)	マグネシウム (mg)	食物繊維 (g)	食塩相当量 (g)
	麦ご飯	精白米	120	410	7.3	1.1	93.1	107	6	28	0.6	－
		押麦	12	39	0.8	0.2	9.4	25	3	5	1.5	－
	だいこんの みそ汁	だいこん	30	5	0.2	－	1.2	69	7	3	0.4	－
		油揚げ	3	11	0.7	1.0	－	3	9	5	－	－
		だいこん葉	10	2	0.2	－	0.5	40	26	2	0.4	－
		麦みそ	10	18	1.0	0.4	3.0	34	8	6	0.6	1.1
		煮干しだし	150	2	0.2	0.2	－	38	5	3	－	0.2
朝	五目豆	大豆（ゆで）	30	49	4.4	2.9	2.5	159	24	30	2.6	－
		野菜こんぶ	1.5	3	0.1	－	0.8	80	11	8	0.5	0.1
		ごぼう	10	6	0.2	－	1.5	32	5	5	0.6	－
		れんこん	10	7	0.2	－	1.6	44	2	2	0.2	－
食		板こんにゃく	10	1	－	－	0.2	3	4	－	0.2	－
		かつおだし	50	1	0.2	－	－	15	1	2	－	0.1
		砂糖	3	12	－	－	3.0	0.1	－	－	－	－
		濃口しょうゆ	4	3	0.3	－	0.3	16	1	3	－	0.6
	しゅんぎく とはくさい のごま和え	しゅんぎく	30	6	0.7	0.1	1.2	138	36	8	1.0	0.1
		はくさい	30	4	0.2	－	1.0	66	13	3	0.4	－
		にんじん	10	3	0.1	－	0.8	27	3	1	0.3	－
		砂糖	1	4	－	－	1.0	－	－	－	－	－
		濃口しょうゆ	2	2	0.2	－	0.2	8	1	1	－	0.3
		かつおだし	5	0.1	－	－	－	1	0.1	－	－	－
		ごま	2	12	0.4	1.1	0.3	8	24	7	0.2	－

朝食	焼きのり	焼きのり	2	6	0.8	0.1	0.9	48	6	6	0.7	－
	ヨーグルト	ヨーグルト(低脂肪無糖)	100	40	3.7	1.0	5.2	180	130	13		0.1
	果実	ぽんかん	100	42	0.9	0.1	9.9	160	16	9	1.0	－
	小　計		735.5	687	22.7	8.2	137.7	1,299	340	149	11.1	2.4
昼食	麦ご飯	精白米	120	410	7.3	1.1	93.1	107	6	28	0.6	－
		押麦	12	39	0.8	0.2	9.4	25	3	5	1.5	－
	たいのジェノバ風	たい(養殖)	80	125	15.4	7.4	0.2	216	59	24		0.2
		食塩	0.1	－	－	－	－	－	－	－		0.1
		こしょう	0.02	－	－	－	－	－	－	－		
		オリーブ油	2	18	－	2.0	－					
		にんにく	0.3	0.4	－	－	0.1	2				
		白ワイン	8	6	－	－	0.2	5	1	1		
	ジェノベーゼソース	バジル	1	0.2				4	2	1		
		まつの実	1	6	0.2	0.7	0.1	7		3		
		オリーブ油	1.5	13		1.5						
		にんにく	0.2	0.3			0.1	1				
		洋風だし	3	0.2				3				
		食塩	0.1	－								0.1
		こしょう	0.01	－								
	付け合わせ	トマト	20	4	0.1	－	0.9	42	1	2	0.2	
		ブロッコリー	30	11	1.6	0.2	2.0	138	15	9	1.5	
		ヤングコーン	10	3	0.2	－	0.6	23	2	3	0.3	
		サウザンアイランドドレッシング	3	1	0.1	－	0.2	7	1	1	0.1	
	もやしのカレー炒め	もやし	50	8	0.9	0.1	1.3	35	5	4	0.7	
		調合油	3	27	－	3.0	－					
		カレー粉	0.2	1			0.1	3	1			0.1
		食塩	0.1	－								0.1
		ウスターソース	2	2			0.5	4	1	0.5		0.2
	海藻サラダ	わかめ(乾)	2	3	0.3		0.8	104	16	22	0.7	0.3
		糸寒天	3	5	0.1		2.2	2	20	3	2.2	
		赤とさか	2	0.4	－		0.1	1	1	1	0.1	
		たまねぎ	15	5	0.2		1.3	23	3	1	0.2	
		根深ねぎ	2	1			0.2	4	1	0.3	0.1	
		しょうが	0.5	0.1			－	1	0.1	0.1		
		酢	5	2			0.1	0.2	0.1	0.1		
		薄口しょうゆ	2	1	0.1		0.1	6	－	1		0.3
		ごま	3	18	0.6	1.6	0.6	12	36	11	0.4	－
	果実	なし	75	29	0.2	0.1	8.5	105	2	4	0.7	
		キウイフルーツ	30	15	0.3	0.1	4.0	90	8	4	0.8	
	牛乳	普通牛乳	200	122	6.6	7.6	9.6	300	220	20		0.2
	小　計		687	877	34.9	25.4	136.2	1,269.8	402.4	145.9	9.9	1.4
夕食	麦ご飯	精白米	120	430	7.3	1.1	93.1	107	6	28	0.6	－
		押麦	12	39	0.8	0.2	9.3	25	3	5	1.5	－
	油淋鶏　A {	若鶏むね皮つき	80	187	13.8	15.3	－	128	6	13		0.1
		濃口しょうゆ	2	2	0.2	－	0.2	8	1	1		0.3
		酒	2	2			0.1	0.1	0.1	－		
		こしょう	0.01	－								
		かぼちゃ	20	16	0.4	0.1	4.1	90	3	5	0.7	－
		ししとうがらし	10	3	0.2	－	0.6	34	1	2	0.4	
		じゃがいもでん粉	8	27	－	－	6.5	3	1	0.5		
		調合油	8	71	－	8.0	－					
	ねぎソース	小ねぎ	10	3	0.2	－	0.7	26	8	2	0.3	
		とうがらし(乾)	0.5	1	0.1	0.1	0.3	14	0.4	1	0.2	
		調合油	2	18	－	2.0	－					
		濃口しょうゆ	2	2	0.2	－	0.2	8	1	1		0.3
		砂糖	3	12			3.0	0.1	－			
		酢	3	1			0.1	0.1	0.1			
		酒	3	3			0.1	0.2	0.1			
	チャプチェ	むきえび	20	16	3.7	0.1	－	52	11	6		0.1
		緑豆はるさめ(乾)	10	34	－	－	8.8	1	2	0.3	0.4	－

夕食		青ピーマン	10	2	0.1	−	0.5	19	1	1	0.2	−
		赤ピーマン	10	3	0.1	−	0.7	21	1	1	0.2	−
		生しいたけ	10	3	0.3	−	0.6	29	0.1	1	0.5	−
		たけのこ水煮	20	4	0.5	−	0.8	15	4	1	0.5	−
		鶏卵	20	28	2.4	2.0	0.1	26	9	2	−	0.1
		調合油	1	9	−	1.0	−	−	−	−	−	−
		濃口しょうゆ	3	2	0.2	−	0.2	12	1	2	−	0.4
		砂糖	2	8	−	−	2.0	−	−	−	−	−
		食塩	0.1	−	−	−	−	−	−	−	−	0.1
		こしょう	0.01	−	−	−	−	−	−	−	−	−
		調合油	3	27	−	3.0	−	−	−	−	−	−
		ごま油	1	9	−	1.0	−	−	−	−	−	−
	からし和え	チンゲンサイ	70	6	0.4	0.1	1.4	182	70	11	0.8	0.1
		かつお・削り節	2	7	1.5	0.1	−	16	1	2	−	−
		濃口しょうゆ	2	2	0.2	−	0.2	8	1	1	−	0.3
		練りからし	1	3	0.1	0.1	0.4	2	1	1	−	−
	煮豆	花豆（乾）	10	27	1.7	0.2	6.1	170	8	19	2.7	−
		砂糖	9	35	−	−	8.9	0.2	0.1	−	−	−
		濃口しょうゆ	0.5	−	−	−	−	2	−	−	−	0.1
		水	20									
	小　計		510	1,021	34.4	34.2	149.0	998	139	107	8.9	1.9
	合　計		1,933	2,585	92.1	67.8	422.9	3,567	881	401	30.0	5.7
エネルギー産生栄養素バランス（%E）				14.2	23.6	65.4						

調理方法

朝食

五目豆
①大豆はざるにあげ水気を切る。
②野菜こんぶは水で戻し2～3cm角に切る。
③こんにゃくは2～3cm角に切りゆでてあく抜きし，ごぼう，れんこんは2～3cm角に切る。

④鍋に油を熱し①から③を入れて軽く炒め，だし汁と調味料を加え，汁気がなくなるまで煮含める。

※果実のぽんかん（冬）→いちご，はっさく，甘夏など（春），すいか，メロンなど（夏）

昼食

たいのジェノバ風
①ジェノベーゼソースをつくる。バジルは細かく切った後，すり鉢で細かくすりつぶす（あまりすり過ぎると黒くなるので注意）。
②①にまつの実とにんにくのみじん切りを入れ，すり鉢ですりつぶす。
③②にオリーブ油とだし汁を順に加え，塩，こしょうで調味する。
④たいに塩，こしょうで下味をつける。
⑤フライパンにオリーブ油を熱してにんにくを炒め，香りをだす。

⑥⑤に④のたいを皮目から入れて焼きつけ，反対側も焼く。
⑦⑥にワインを加え，アルコール分が飛んだらジェノベーゼソースを皮目にぬり火を止め，皿に盛る。
⑧ブロッコリー，くし形に切ったトマト，ゆでたヤングコーンを付け合わせる。サウザンアイランドドレッシングをかける。

※たい（春）→いわし（夏・秋），すずき・あじ（春・夏）
※果実のなし→朝食に同じ

夕食

油淋鶏
①調味料Aを合わせ鶏肉を漬けこむ。
②かぼちゃは食べやすい大きさに切り，固めに下ゆでする。
③①の汁気をきって，じゃがいもでん粉をまぶし170℃の油でカリカリに揚げる。かぼちゃ，ししとうは素揚げする。
④③の鶏肉を2cm幅に切りかぼちゃ，ししとうと一緒に器に盛り，ねぎソースをかける。
〈ねぎソース〉
①小ねぎはみじん切り，とうがらしは種を除いて小口切りにする。

②フライパンで油を熱し，①を香りよく炒め，調味料を加えてさっと温める。

チャプチェ
①はるさめは熱湯に入れ，透きとおったらざるにあげて冷まし，食べやすく切る。
②卵焼き器か小フライパンに油を引き，溶き卵をいれて錦糸卵をつくる。
③野菜は細切りにし，むきえびと①を加えてサラダ油でさっと炒め合わせたら，錦糸卵を入れる。
④③を砂糖，しょうゆ，塩，こしょう，ごま油で調味し器に盛る。

（4）症例：脂質異常症予防の食事

1）脂質異常症予防の献立作成上の留意点

　脂質異常症は，血中の脂質であるLDLコレステロール，HDLコレステロール，中性脂肪（トリグリセライド），またはnon-HDLコレステロールのうち，いずれかが異常値をとる疾患である。この疾患は，近年の国民生活基礎調査や人間ドックの集計結果より，最も有病率が高い生活習慣

病のひとつであり，動脈硬化性疾患，特に心筋梗塞ならびに脳梗塞のリスクとなる。脂質異常症の最も重要な栄養学的因子は肥満であり，その上流には過剰なエネルギー摂取量に対する消費量の不足があげられる。一方，飽和脂肪酸，食事性コレステロールの過剰および多価不飽和脂肪酸，水溶性食物繊維の不足は，肥満と独立した高LDLコレステロール血症の因子である。同様に，糖質の過剰摂取は，肥満と独立した低HDLコレステロール血症および高トリグリセライド血症の因子である。注意すべき点として，脂質（総脂質）は，どのタイプの脂質異常症とも直接的には関連しておらず，エネルギー摂取量の一部として病態に関与している。

　脂質異常症を予防するためには，適正体重の維持など表9-15のような項目を実践する必要がある。前述のとおり，肥満と血中の脂質には密接な関係があるため，肥満の原因である過食や運動不足にならないよう注意する。定期的な運動はHDLコレステロールを増加させるため，日常生活の中にとりいれていくことが重要である。食生活においては，動物性食品に含まれる飽和脂肪酸の減少と，青魚などに多く含まれるn-3系多価不飽和脂肪酸の増加が，脂質異常症の予防だけでなく循環器疾患全般のリスクの減少につながるとされている。また，大豆たんぱく質の摂取にはLDLコレステロールの低下，HDLコレステロールの増加作用があり，血中脂質の改善に伴う動脈硬化性疾患の予防効果が示されている。その他，食事中のコレステロール量，アルコール量の減少，食物繊維，ビタミン（C，E，B_6，B_{12}，葉酸など），抗酸化物質の積極的摂取がすすめられる。

表9-15　脂質異常症予防のポイント

①禁煙し，受動喫煙を回避する。
②過食を抑え，標準体重を維持する。
③肉の脂身，乳製品，卵黄の過剰摂取は控え，魚類，大豆製品の摂取を増やす。
④野菜，果実，未精製穀類，海藻の摂取を増やす。
⑤食塩を多く含む食品の摂取を控える。
⑥アルコールの過剰摂取を控える。
⑦有酸素運動を毎日30分以上行う。

（日本動脈硬化学会（編）：動脈硬化性疾患予防ガイドライン2017年版，日本動脈硬化学会，p.58，2017を一部改変）

2）脂質異常症予防の献立例

〈壮年期女性〉

	献立名	食品名	可食量(g)	エネルギー(kcal)	たんぱく質(g)	脂質(g)	飽和脂肪酸(g)	一価不飽和脂肪酸(g)	多価不飽和脂肪酸(g)	コレステロール(mg)	炭水化物(g)	ビタミンE(mg)	ビタミンB_6(mg)	ビタミンB_{12}(µg)	葉酸(µg)	ビタミンC(mg)	食物繊維(g)	食塩相当量(g)
朝食	麦ご飯	精白米	85	291	5.2	0.8	0.25	0.18	0.26	－	66.0	0.1	0.10	－	10	－	0.4	－
		押麦	9	30	0.6	0.1	0.04	0.01	0.06	－	7.0		0.01	－	1	－	1.1	－
	アスパラの白和え	絹ごし豆腐	70	39	3.7	2.5	0.40	0.46	1.30	－	1.4	0.1	0.04	－	6	－	0.6	－
		アスパラガス	30	6	0.8	0.1	0.02	－	0.02	－	1.2	0.5	0.04	－	57	5	0.5	－
		練りごま	6	36	1.2	3.2	0.47	1.18	1.40	－	1.0		0.04	－	6	－	0.6	－
		砂糖	2	8	－	－	－	－	－	－	2.0		－	－		－	－	－
		薄口しょうゆ	3	2	0.2	－	－	－	－	－	0.2		－	－	1	－	－	0.5
	きんぴらごぼう	ごぼう	40	23	0.7	－	0.01	0.01	0.02	－	6.2	0.2	0.04	－	27	1	2.3	－
		さやいんげん	10	4	0.3	－	－	－	0.01	－	0.8	0.1	0.01	－	7	6	0.3	－
		調合油	3	27	－	3.0	0.33	1.23	1.23	－		0.4	－	－		－	－	－
		酒	2	2	－	－	－	－	－	－	0.1		－	－		－	－	－

区分	料理名	食品名	使用量															
朝食		砂糖	2	8	–	–	–	–	–	–	2.0	–	–	–	–	–	–	0.4
		濃口しょうゆ	2.5	2	0.2	–	–	–	–	–	0.2	–	–	–	1	–	–	0.4
		とうがらし	0.1	–	–	–	–	–	–	–	0.1	–	–	–	–	–	–	–
		ごま	3	18	0.6	1.6	0.23	0.59	0.70	–	0.5	–	0.02	–	3	–	0.3	–
	キャベツのみそ汁	キャベツ	25	5	0.3	0.1	0.01	–	0.01	–	1.3	–	0.03	–	20	10	0.5	–
		たまねぎ	15	5	0.2	–	–	–	–	–	1.3	–	0.02	–	2	1	0.2	–
		小ねぎ	3	1	0.1	–	–	–	–	–	0.2	–	–	–	3	1	0.1	–
		麦みそ	10	18	1.0	0.4	0.07	0.07	0.25	–	3.0	–	0.01	–	4	–	0.6	1.1
		煮干しだし	150	2	0.2	0.2	–	–	–	–	–	–	–	0.3	2	–	–	0.2
	焼きのり	焼きのり	2	6	0.8	0.1	0.01	–	0.03	–	0.8	0.1	0.01	1.2	32	4	0.5	0.1
	牛乳	低脂肪牛乳	200	84	7.6	2.0	1.34	0.46	0.06	12	11.0	–	0.08	0.8	–	–	–	0.4
	小　計		584	616	23.5	14.0	3.17	4.19	5.33	12	106.1	1.4	0.4	2.3	183	28	8.2	2.5
昼食	麦ご飯	精白米	85	291	5.2	0.8	0.25	0.18	0.26	–	66.0	0.1	0.10	–	10	–	0.4	–
		押麦	9	30	0.6	0.1	0.04	0.01	0.06	–	7.0	–	0.01	–	1	–	1.1	–
	さばのみそ煮	さば	70	148	14.4	11.8	3.20	3.52	1.86	43	0.2	0.9	0.41	9.1	8	1	–	0.2
		かつお・こんぶだし	40	1	0.1	–	–	–	–	–	0.1	–	–	0.1	–	–	–	–
		赤色辛みそ	10	21	1.0	0.3	0.05	0.05	0.18	–	3.8	–	–	–	2	–	0.6	0.6
		砂糖	5	20	–	–	–	–	–	–	5.0	–	–	–	–	–	–	–
		酒	5	5	–	–	–	–	–	–	0.2	–	–	–	–	–	–	–
		しょうが	5	1	–	–	–	–	–	–	0.3	–	0.01	–	0.4	–	0.1	–
	付け合わせ	根深ねぎ	30	11	0.4	–	0.01	–	0.01	1	2.5	0.1	0.04	–	22	4	0.8	–
		にんじん	15	5	0.1	–	–	–	0.01	–	1.4	0.1	0.02	–	3	1	0.4	–
	野菜の焼き浸し	なす	30	5	0.3	–	0.01	–	–	–	1.5	0.1	0.02	–	10	1	0.7	–
		オクラ	10	3	0.2	–	–	–	–	–	0.7	0.1	0.01	–	11	1	0.5	–
		赤ピーマン	15	4	0.2	–	–	–	0.02	–	1.1	0.6	0.06	–	10	26	0.2	–
		エリンギ	15	5	0.4	0.1	0.01	0.01	0.02	–	0.9	–	0.02	–	10	–	0.5	–
		しょうが	2	1	–	–	–	–	–	–	0.1	–	–	–	0.2	–	–	–
		かつお・こんぶだし	25	1	0.1	–	–	–	–	–	0.1	–	–	0.1	0.3	–	–	–
		濃口しょうゆ	3	2	0.2	–	–	–	–	–	0.2	–	0.01	–	1	–	–	0.4
		みりん	3	7	0.9	–	–	–	–	–	1.3	–	–	–	–	–	–	–
	きゅうりととさかの酢の物	きゅうり	40	5	0.4	–	–	–	–	–	1.2	0.1	0.02	–	10	6	0.4	–
		食塩	0.1	–	–	–	–	–	–	–	–	–	–	–	–	–	–	0.1
		赤とさか	7	1	0.1	–	–	–	–	1	0.4	–	–	–	–	–	0.3	–
		ごま	3	18	0.6	1.6	0.23	0.59	0.70	–	0.5	–	0.02	–	3	–	0.3	–
		砂糖	1	4	–	–	–	–	–	–	1.0	–	–	–	–	–	–	–
		薄口しょうゆ	2	1	–	–	–	–	–	–	0.1	–	–	–	1	–	–	0.3
		酢	5	2	–	–	–	–	–	–	0.1	–	–	–	–	–	–	–
	果実	すいか	100	41	0.6	0.1	0.01	0.02	0.03	–	9.5	0.1	0.07	–	3	10	0.3	–
	小　計		334	632	24.9	14.7	3.80	4.38	3.14	44	105.2	2.2	0.80	9.3	104	49	6.6	1.8
夕食	麦ご飯	精白米	85	291	5.2	0.8	0.25	0.18	0.26	–	66.0	0.1	0.10	–	10	–	0.4	–
		押麦	9	30	0.6	0.1	0.04	0.01	0.06	–	7.0	–	0.01	–	1	–	1.1	–
	鶏肉香味&えびのマリネ焼き	鶏むね肉(皮つき)	70	90	15.4	3.4	0.69	1.30	0.79	54	–	0.1	0.15	0.4	5	1	–	0.1
		食塩	0.2	–	–	–	–	–	–	–	–	–	–	–	–	–	–	0.2
		こしょう	0.01	–	–	–	–	–	–	–	–	–	–	–	–	–	–	–
		ブラックタイガー	25	19	4.6	0.1	0.01	–	0.02	38	0.1	0.4	0.02	0.2	4	–	–	0.1
		食塩	0.2	–	–	–	–	–	–	–	–	–	–	–	–	–	–	0.2
		こしょう	0.01	–	–	–	–	–	–	–	–	–	–	–	–	–	–	–
	A	にんにく	0.3	–	–	–	–	–	–	–	0.1	–	–	–	0.3	–	–	–
		オリーブ油	3	27	–	3.0	0.40	2.22	0.22	–	–	–	0.2	–	–	–	–	–
	B	根深ねぎ	2	1	–	–	–	–	–	–	0.2	–	–	–	1	–	0.1	–
		太白ごま油	1	9	–	1.0	0.15	0.38	0.41	–	–	–	–	–	–	–	–	–
		ワインビネガー	3	1	–	–	–	–	–	–	–	–	–	–	–	–	–	–
		パセリ	0.3	–	–	–	–	–	–	–	–	–	–	–	1	–	–	–
	付け合わせ	アスパラガス	10	2	0.1	–	–	–	–	–	0.3	–	0.01	–	4	2	0.1	–
		ラディッシュ	10	1	0.1	–	–	–	–	–	0.3	–	0.01	–	5	2	0.1	–
		サニーレタス	10	1	0.1	–	–	–	0.01	–	0.3	0.1	0.01	–	7	1	0.2	–
	マセドアンサラダ	じゃがいも	30	18	0.5	–	–	–	0.01	–	5.2	–	0.06	–	6	8	2.7	–
		きゅうり	20	3	0.2	–	–	–	–	–	0.6	0.1	0.01	–	5	3	0.2	–
		にんじん	15	5	0.1	–	–	–	0.01	–	1.4	0.1	0.02	–	3	1	0.4	–
		マヨネーズ	7	47	0.1	5.3	0.42	2.79	1.65	4	0.3	0.9	–	–	0.1	–	–	0.1
		粒入りマスタード	2	5	0.2	0.3	0.02	0.20	0.09	–	0.3	–	–	–	0.3	–	–	0.1
		食塩	0.1	–	–	–	–	–	–	–	–	–	–	–	–	–	–	0.1
		こしょう	0.01	–	–	–	–	–	–	–	–	–	–	–	–	–	–	–

区分	料理	食品	数量														
夕食	カポナータ	かぼちゃ	30	23	0.6	0.1	0.01	0.02	0.02	—	6.2	1.5	0.07	—	13	13	1.1	—
		ズッキーニ	20	3	0.3	—	—	—	—	—	0.6	0.1	0.02	—	7	4	0.3	—
		なす	30	5	0.3	—	0.01	—	—	—	1.5	0.1	0.02	—	10	1	0.7	—
	C {	調合油	5	44	—	5.0	0.55	2.06	2.05	—	—	0.7	—	—	—	—	—	—
		にんにく	0.1	—														
		とうがらし(乾)	0.05	—														
		オリーブ油	2	18	—	2.0	0.27	1.48	0.1	—	—	0.1	—	—	—	—	—	—
		トマトホール缶	80	17	0.7	0.2	0.02	0.02	0.05	—	3.5	1.0	0.1	—	16.8	8.0	1.0	—
	D {	バルサミコ酢	1	1	—						0.2							
		食塩	0.5	—									1.0					0.5
		砂糖	1	4									1.0					
	果実盛り合わせ	メロン	100	45	1.0	0.1	0.03	—	0.04	—	10.4	0.2	0.11	—	24	25	0.5	—
		アメリカンチェリー	10	6	0.1						1.7				4	1	0.1	—
小　計			189	715	30.2	21.3	2.87	10.65	5.81	95	107.0	5.5	0.68	0.6	127	70	9.0	1.4
合　計			1,107	1,963	78.6	50.0	9.84	19.22	14.28	151	318.3	9.1	1.92	12.2	414	147	23.7	5.7
エネルギー産生栄養素バランス（%E）				16.0	22.9	4.5												

調理方法

朝食

アスパラの白和え
①豆腐は重しなどをして水を切る。
②アスパラガスははかまを除いて，根元の固い部分を切り，下ゆでして長さを4つに切る。
③ボールに豆腐を入れてくずし，練りごまと調味料を加えたあとに②を入れ合わせ，器に盛る。
※アスパラガス（春・夏）→ほうれんそう（秋・冬）

昼食

さばのみそ煮
①しょうがは半分を薄切り半分を針しょうがにする。
②にんじんは花形などに型抜きをする。
③だし汁，酒，砂糖，薄切りしょうがを煮立て，さばを皮側から入れる。
④落とし蓋をして③を5分ほど煮て，煮汁でみそを溶き加え，弱めの中火で10分ほど煮る。
⑤④を皿に盛り，煮汁で根深ねぎと型抜きして下ゆでしたにんじんを煮る。
⑥根深ねぎとにんじんを付け合わせとして盛り付け，針しょうがをのせる。

野菜の焼き浸し
①ボールにだし汁と調味料を合せ入れ，千切りにしたしょうがを入れる。
②なすは1cm厚さ，オクラはへたをとり，赤ピーマン，エリンギは食べやすい大きさに切る。
③②をグリルで両面に焼き色が少しつくまで焼く。
④③を①に10～15分程度浸し味をなじませ，器に盛る。
※オクラ（夏）→根深ねぎ（秋・冬）

夕食

鶏肉香味＆えびのマリネ焼き
A　みじん切りにしたにんにくとオリーブ油をボールでよく混ぜ，にんにくオイルをつくる。
B　みじん切りにした長ねぎと太白ごま油をよく混ぜ，ねぎオイルをつくる。
〈鶏肉香味焼き〉
①鶏むね肉は両面に塩，こしょうをふりラップをしいたバットに並べる。
②Aを1/2量とBを全量を混ぜ合わせ①に入れ，からめるよう10～15分漬け込む。
③フライパンを熱し，②の表面に焼き色をつける。
④③をキッチンペーパーを敷いた天板に皮目を上に向けてのせ，パン粉をふりかける。
⑤④を200℃のオーブンで7分程度焼き，火が通ったら皿に盛る。
〈えびのマリネ焼き〉
①えびは皮をむいて背ワタをとり，背を開く。
②えびの余分な水分をペーパーで拭き取り，塩，こしょうをふり，Aを1/2量とワインビネガーをからめるように10～15分漬け込む。
③フライパンを熱し，②を入れてやや強火で焼きつけ，イタリアンパセリをちらす。
〈付け合わせ〉
①アスパラガスはゆで，適当な長さに切る。ラディッシュとサニーレタスを添える。
②ヤングコーンはゆでる。
※付け合わせのアスパラガス（春）→ズッキーニ（夏），ブロッコリー，カリフラワー（秋・冬）

マセドアンサラダ
①じゃがいも，きゅうり，にんじんはそれぞれ1cm角切りにする。
②じゃがいも，にんじんはゆでる。きゅうりは水にさらす。
③②の水気をよく切ったあとにマヨネーズ，マスタードを混ぜ，食塩，こしょうで調味する。

カポナータ
①かぼちゃは皮ごと一口大に切り，なすは皮つきのまま乱切り，ズッキーニは1cm幅の輪切りにする。
②フライパンにオリーブ油を熱し，みじん切りにしたCを炒め香りをだし，トマトホールを加えつぶしながら中火で炒め煮する。
③フライパンに油を入れ，①を中火で揚げ焼きする。
④②に③とDを加えて和え，器に盛る。

※果実のメロン，アメリカンチェリー（春・夏）→いちご，はっさく，甘夏など（春），かき，なし，りんご，みかん，ネーブルなど（秋，冬）

注）S：飽和脂肪酸　　M：一価不飽和脂肪酸　　P：多価不飽和脂肪酸

（5）症例：骨粗鬆症予防の食事

1）骨粗鬆症予防の献立作成上の留意点

　骨粗鬆症は，加齢に伴って発症頻度が増加し，骨折の主要な原因となっている。加齢は骨密度の重要な決定因子であり，男女とも40歳頃から骨密度が徐々に減少し始める。女性においては50歳以降または月経停止後の骨量減少が著しく，閉経後の骨量減少は継続し，以後10年間の減少率は1～2％/年とされている（図9-7）。これは，骨からのカルシウム溶出を抑えるエストロゲン，カルシトニンが減少することによるものである。骨粗鬆症を予防するためには，カルシウムとビタミンDの十分な摂取に加え，身体活動が必要である。腸管からのカルシウム吸収率は，加齢に伴い低下するが，カルシウムを積極的に補給することによって骨量が維持される。骨粗鬆症予防のためのカルシウム摂取量は，1日700～800mgであり，具体的な摂取方法は第8章で述べたとおりである（p.141，第8章4.）。毎日の食事でカルシウムを十分に摂取できない人，副腎皮質ステロイド薬を服用している患者，低骨量または骨粗鬆症患者，更年期または閉経後の女性，乳糖不耐症患者などでは，サプリメントによる補給も考慮する。

　ビタミンDの摂取源の約80％は魚介類である。その他，ビタミンDが含まれる食品にはきのこ類，卵黄があげられるが，肉類や乳製品にもわずかしか含まれていない。そのため，ビタミンDは摂取量の日間変動が大きな栄養素であり，ビタミンDを含む食品を意識して摂取することに加え，適切な日光暴露を受けることが推奨される。ビタミンDおよびビタミンKが含まれる食品は巻末付表に示した（p.228）。

　中高年における適切な身体活動は，前項（p.162）で述べたとおりであるが，その中でも歩行運動が安全であり，大腿骨頚部の骨密度上昇も期待できると報告されている。

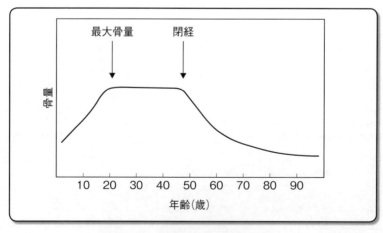

図9-7　加齢による骨量の変化

（鈴木隆雄：骨量の自然史と骨粗鬆症，骨折の予防戦略，日本臨床外科学会雑誌，**62**（増2），225-232，2004）

２）骨粗鬆症予防の献立例

〈壮年期女性〉

	献立名	食品名	可食量(g)	エネルギー(kcal)	たんぱく質(g)	脂質(g)	炭水化物(g)	ビタミンD(µg)	ビタミンK(µg)	カルシウム(mg)	食物繊維(g)	食塩相当量(g)
朝食	ロールパン	ロールパン	60	185	6.1	5.4	29.2	0.1	−	26	1.2	0.7
	スクランブルエッグ	鶏卵	35	50	4.3	3.6	0.1	1.3	4	16	−	0.1
		トマト	20	4	0.1	−	0.9	−	1	1	0.2	−
		普通牛乳	10	6	0.3	0.4	0.5	−	−	11	−	−
		食塩	0.1	−	−	−	−	−	−	−	−	0.1
		こしょう	0.01	−	−	−	−	−	−	−	−	−
		調合油	2	18	−	2.0	−	−	3	−	−	−
		グリンピース（冷）	3	2	0.2	−	0.5	−	1	1	0.3	−
	かぶとちりめんのサラダ	しらす干し	6	11	2.4	0.2	−	3.7	−	31	−	0.4
		たまねぎ	10	3	0.1	−	0.8	−	−	2	0.2	−
		かぶ	40	7	0.3	−	1.8	−	−	10	0.6	−
		クレソン	7	1	0.1	−	0.2	−	13	8	0.2	−
		青しそ	0.5	−	−	−	−	−	3	1	−	−
		酢	5	2	−	−	0.1	−	−	−	−	−
		薄口しょうゆ	2	1	0.1	−	0.1	−	−	−	−	0.3
		こしょう	0.01	−	−	−	−	−	−	−	−	−
	さつまいものポタージュ	さつまいも	70	88	0.8	0.1	22.3	−	−	25	1.5	−
		たまねぎ	15	5	0.2	−	1.3	−	−	3	0.2	−
		バター	1	7	−	0.8	−	−	−	−	−	−
		オリーブ油	1	9	−	1.0	−	−	−	−	−	−
	A 洋風だし	洋風だし	50	3	0.7	−	0.2	−	−	3	−	0.3
		普通牛乳	80	49	2.6	3.0	3.8	0.2	2	88	−	0.1
		こしょう	0.01	−	−	−	−	−	−	−	−	−
		食塩	0.5	−	−	−	−	−	−	−	−	0.5
		パセリ	0.3	−	−	−	−	−	3	1	−	−
	果実	ネーブル	50	24	0.5	0.1	5.9	−	−	12	0.5	−
	小　計		468	476	18.8	16.6	67.8	5.3	30	238	4.9	2.5
昼食	麦ご飯	精白米	85	291	5.2	0.8	66.0	−	−	4	0.4	−
		押麦	9	30	0.6	0.1	7.0	−	−	2	1.1	−
	さんまのしょうが梅煮	さんま	50	144	9.1	12.8	0.1	8.0	1	14	−	0.2
		しょうが	5	1	−	−	0.3	−	−	1	0.1	−
		梅干し	4	1	−	−	−	−	−	1	0.1	0.7
	B	酒	10	10	−	−	0.4	−	−	−	−	−
		みりん	3	7	−	−	1.3	−	−	−	−	−
		砂糖	5	20	−	−	5.0	−	−	−	−	−
		濃口しょうゆ	4	3	0.3	−	0.3	−	−	1	−	0.6
		水	40									
	付け合わせ	みつば	10	1	0.1	−	0.3	−	22	5	0.2	−
		はくさい	40	5	0.3	−	1.3	−	24	17	0.5	−
	かぼちゃのおやき	かぼちゃ	70	55	1.3	0.2	14.4	−	18	11	2.5	−
		カテージチーズ	10	10	1.3	0.5	0.2	−	−	6	−	0.1
		食塩	0.1	−	−	−	−	−	−	−	−	0.1
		こしょう	0.01	−	−	−	−	−	−	−	−	−
		薄力粉	4	14	0.3	0.1	3.0	−	−	1	0.1	−
		調合油	2	18	−	2.0	−	−	3	−	−	−
	なます	だいこん	40	6	0.2	0.04	1.6	−	−	10	0.6	−
		にんじん	10	2	0.2	−	0.5	−	27	26	0.4	−
		食塩	0.3	−	−	−	−	−	−	−	−	0.3
		ゆず皮	0.5	−	−	−	−	−	−	−	−	−
		砂糖	2	8	−	−	2.0	−	−	−	−	−
		酢	4	7	0.4	0.2	1.2	−	−	3	0.3	0.4
	果実盛り合わせ	洋なし	40	19	0.1	−	5.8	−	2	2	0.8	−
		かき	40	25	0.2	0.1	6.4	−	1	4	0.6	−
	小　計		488	677	19.6	16.7	117.4	8.0	96	106	7.7	2.4
夕食	麦ご飯	精白米	85	291	5.2	0.8	66.0	−	−	4	0.4	−
		押麦	9	30	0.6	0.1	7.0	−	−	2	1.1	−

食	料理名	食品名										
夕食	鶏むね肉の2色ピカタ	若鶏むね肉	50	53	11.7	1.0	0.1	–	8	2	–	0.1
		食塩	0.1	–	–	–	–	–	–	–	–	0.1
		こしょう	0.01	–	–	–	–	–	–	–	–	–
		薄力粉	4	14	0.3	0.1	3.0	–	–	1	0.1	–
		調合油	3	27	–	3.0	–	–	5	–	–	–
		鶏卵	15	21	1.8	1.5	–	0.6	2	7	–	–
		あおのり	0.3	1	0.1	–	0.1	–	–	2	0.1	–
		ゆかり	0.3	–	–	–	–	–	–	–	–	0.1
	付け合わせ（カリフラワーのパン粉焼き）	カリフラワー	40	11	1.2	–	2.1	–	7	10	1.2	–
		薄力粉	4	14	0.3	0.1	3.0	–	–	1	0.1	–
		鶏卵／水	4／4	6	0.5	0.4	–	0.2	–	2	–	–
		パン粉	4	13	0.5	0.2	2.2	–	–	1	0.1	–
		コンソメ顆粒	0.5	1	0.1	–	0.1	–	–	–	–	0.2
		粉チーズ	5	22	2.2	1.5	0.1	–	1	65	–	0.2
		オリーブ油	2	18	–	2.0	–	–	1	–	–	–
		こしょう	0.01	–	–	–	–	–	–	–	–	–
	ひじきのごま煮	ひじき（乾）	5	9	0.5	0.2	2.8	–	29	50	2.6	0.2
		油揚げ	3	11	0.7	1.0	–	–	2	9	–	–
		にんじん	10	4	0.1	–	0.9	–	2	3	0.3	–
		さやえんどう	5	2	–	–	0.4	–	2	2	0.2	–
	C ｛	かつお・こんぶだし	50	1	0.2	–	0.2	–	–	2	–	–
		砂糖	2	8	–	–	2.0	–	–	–	–	–
		濃口しょうゆ	3	2	0.2	–	0.2	–	–	1	–	0.4
		みりん	1	2	–	–	0.4	–	–	–	–	–
		ごま	6	36	1.2	3.1	1.0	–	–	72	0.6	–
夕食	こまつなと桜えびの塩とろみソテー	こまつな	50	7	0.8	0.1	1.2	–	105	85	1.0	–
		しめじ	10	2	0.3	0.1	0.5	0.1	–	–	0.4	–
		きくらげ－乾	3	6	0.2	–	2.1	2.6	–	9.3	1.7	–
		さくらえび－素干し	3	8	1.9	0.1	–	–	–	60	–	0.1
		にんにく	0.5	1	–	–	0.1	–	–	–	–	–
		調合油	2	18	–	2.0	–	–	3	–	–	–
		かつお・こんぶだし	15	–	–	–	–	–	–	–	–	–
		食塩	0.4	–	–	–	–	–	–	–	–	0.4
		こしょう	0.01	–	–	–	–	–	–	–	–	–
		じゃがいもでん粉	1	3	–	–	0.8	–	–	–	–	–
	牛乳寒	普通牛乳	85	52	2.8	3.2	4.1	0.3	2	94	–	0.1
		寒天	0.7	–	–	–	–	–	–	–	–	–
		砂糖	7	27	–	–	7.0	–	–	–	–	–
	小　計		493	721	33.5	20.6	107.4	3.6	168	483	9.9	1.9
	合　計		1,449	1,873	71.9	53.9	292.7	16.9	295	827	22.4	6.9
	エネルギー産生栄養素バランス（%E）				15.4	25.9	62.5					

調理方法

朝食

かぶとちりめんのサラダ
①しらす干しはフライパンでカリカリに炒める。
②かぶ，たまねぎは千切り，クレソンはざく切り，青しそは千切りにする。
③調味料でドレッシングをつくる。
④①②を混ぜ合わせ器に盛り，③をかける。
※かぶ（秋・冬）→アスパラガス・キャベツ（春），オクラ・トマト（夏）

さつまいものポタージュ
①さつまいもは薄い輪切りにして水にさらす。
②鍋にバターとオリーブ油を熱し，薄切りにしたたまねぎを炒め，しんなりとなったら①の水を切り，合わせ炒める。
③②にAを加えて中火で煮，煮立ったらアクを除いて10分ほど弱火で煮る。
④③の粗熱をとりミキサーに入れて滑らかになるまで撹拌し，塩で味を調え，器に盛り，パセリをちらす。

昼食

さんまのしょうが梅煮
①鍋にBを入れ強火にかけ，煮立ってからさんまと梅干しを入れる。
②①を再び煮立たせアクを取り，千切りしょうがを加え落とし蓋をして，弱火で煮た後，器に盛る。
③下ゆでしたはくさいとみつばを②の煮汁でさっと煮て，②に添えて煮汁をかける。
※さんま（秋・冬）→たちうお（夏），いわし（夏・秋）

かぼちゃのおやき
①かぼちゃは大きめに切り，蒸し器で蒸す。
②蒸しあがった①を熱いうちにつぶし，カテージチーズ，塩，こしょうを加えて混ぜ，小判形に形を整える。
③②に小麦粉をまぶす。
④フライパンに油を熱し，③の両面を色よく焼きあげ，器に盛る。

夕食	**鶏むね肉の2色ピカタ** ①鶏むね肉は薄いそぎ切りにし，塩，こしょうで下味をつけ，小麦粉を薄くまぶす。 ②卵は2等分にし，あおのりとゆかりをそれぞれに加え混ぜる。 ③フライパンに油を熱し，①を2つに分けて②の卵液にそれぞれからめ，両面を色よく焼く。 〈付け合わせ〉カリフラワーのパン粉焼き ①カリフラワーは子房に分け，小麦粉，卵，水を合わせた衣をつけパン粉をまぶす。 ②天板にクッキングペーパーを敷き，①を並べ，コンソメ，粉チーズ，オリーブ油，こしょうをふり，200℃のオーブンで8分程度焼く。 ③焼きあがった②をピカタにつけ合わせる。 ※カリフラワー（秋・冬）→ズッキーニ，トマト，パプリカ（夏）	**ひじきのごま煮** ①ひじきは水に戻し，ざるにあげる。 ②油揚げは熱湯で油抜きし，半分に切ってから千切りにする。 ③にんじんは千切り，さやえんどうはそぎ切りにする。 ④鍋にCを煮立て，①～③を加え落とし蓋をして5～6分煮てから半ずりしたごまを加えさらに10分程度煮含める。 ⑤④を器に盛る。 **こまつなと桜えびの塩とろみソテー** ①こまつなは3cm幅程度，しめじは子房に分け，きくらげは水で戻し，適当な大きさに切り，にんにくはみじん切りにする。 ②フライパンに油を熱しさくらえびがカリッとするまで炒め，①を入れ合わせて炒める。 ③②に合わせ調味料を加え，手早く炒めて仕上げ器に盛る。

● 全粒粉の病気の罹患，死亡のリスク低減作用 ●

　穀物を精白せず果皮や，種皮，胚，胚乳表層部といった部位を残したものを全粒穀類という。これまで報告された全粒穀類と病気の複数の研究報告をまとめて再検討したメタ分析によると，1日当たり90gの全粒穀物製品を摂取するほど，病気罹患率の低下は冠動脈疾患で19%，脳血管疾患で12%であった。また，がん死亡率は15%，呼吸器疾患死亡率は22%，糖尿病死亡率は51%，感染症死亡率は26%の低下を示し，多くの病気のリスクを低下させる効果があった。この効果の理由のひとつとして全粒穀類に多く含まれている食物繊維が重要な役割を果たしていると考えられている。

（BMJ，2016 Jun 14；353）

●文　献●

・Martyn-St James M, Carroll S：Meta-analysis of walking for preservation of bone mineral density in postmenopausal women. Bone, **43**(3), 521-531, 2008

・津田博子，麻見直美（編著）：Nブックス　五訂　応用栄養学，建帛社，2020

・厚生労働省：令和元年国民健康・栄養調査報告，2020

・伊藤貞嘉，佐々木敏（監修）：厚生労働省「日本人の食事摂取基準（2020年版）」策定検討会報告：日本人の食事摂取基準（2020年版），第一出版，2020

・American College of Sports Medicine：ACSM's guidelines for exercise testing and prescription–8th edition（ed by Thompson WR, Gordon NF, Pescatello LS），Lippincott Williams & Wilkins, Philadelphia, 2009

・田中守：運動処方，健康づくりトレーニングハンドブック（進藤宗洋，田中宏暁，田中守（編）），朝倉書店，pp.183-198，2010

・吉岡真由美，加藤理津子：運動と栄養，健康づくりトレーニングハンドブック（進藤宗洋，田中宏暁，田中守（編）），朝倉書店，p.111，2010

・鈴木志保子，柳沢香絵：エネルギー補給，新版コンディショニングのスポーツ栄養学（樋口満（編著）），市村出版，pp.44-50，2007

・川原貴，森本武利，白木啓三（他）：スポーツ活動中の熱中症予防ガイドブック，日本体育協会，

p.16, 2006
・厚生労働省：健康づくりのための運動指針2006, p.12, 2006
・厚生労働省：健康づくりのための身体活動基準2013, 2013
・熊原秀晃, 田中宏暁, 安西慶三：運動療法, コメディカル・研修医・一般臨床医のための糖尿病治療ハンドブック（永淵正法（編）), 医学出版, pp.46-50, 2010
・Burke LM, Kiens B, Ivy JL：Carbohydrates and fat for training and recovery, J Sports Sci, **22**(1), 15-39, 2004
・Campbell B, Kreider RB, Ziegenfuss T, *et al*：International Society of Sports Nutrition position stand：protein and exercise, J Int Soc Sports Nutr, **4**, 8, 2007
・Bergström J, Hermansen L, Hultman E, *et al.*：Diet, muscle glycogen and physical performance. Acta Physiol Scand, **71**(2), 140-150, 1967
・Tarnopolsky MA, Atkinson SA, MacDougall JD, *et al.*：Evaluation of protein requirements for trained strength athletes. J Appl Physiol, **73**(5), 1986-1995, 1992
・Levenhagen DK, Gresham JD, Carlson MG.：Postexercise nutrient intake timing in humans is critical to recovery of leg glucose and protein homeostasis. Am J Physiol Endocrinol Metab, **280**(6), E982-E993, 2001
・International Diabetes Federation：the International Diabetes Federation's 9th edition of the Diabetes Atlas, 2019
・メタボリックシンドローム診断基準検討委員会：メタボリックシンドロームの定義と診断基準, 日本内科学雑誌, **94**(4), 797, 2005
・日本肥満学会：肥満症診断基準2011, 肥満研究1, **17**（臨時増刊号), 巻頭図表i, 2011
・日本糖尿病学会：糖尿病食事療法のための食品交換表〈第7版〉, 文光堂, pp.10-88, 2013
・日本高血圧学会高血圧治療ガイドライン作成委員会（編）：高血圧治療ガイドライン2019, 日本高血圧学会, 2019
・Intersalt：an international study of electrolyte excretion and blood pressure. Results for 24 hour urinary sodium and potassium excretion. Intersalt Cooperative Research Group. BMJ, **297**, 319-328, 1988
・Kodama S, Tanaka S, Saito K, Shu M, Sone Y, Onitake F, *et al.*：Effect of aerobic exercise training on serum levels of high-density lipoprotein cholesterol: a meta-analysis. Arch Intern Med, **167**, 999-1008, 2007
・Anderson JW, Johnstone BM, Cook-Newell ME：Meta-analysis of the effects of soy protein intake on serum lipids. The New England journal of medicine, **333**, 276-282, 1995
・Consensus development conference：prophylaxis and treatment of osteoporosis. Am J Med, **90**, 107-110, 1991
・Aune D, Keum N, Giovannucci E, Fadnes LT, Boffetta P, Greenwood DC, Tonstad S, Vatten LJ, Riboli E, Norat T：Whole grain consumption and risk of cardiovascular disease, cancer, and all cause and cause specific mortality：systematic review and dose-response meta-analysis of prospective studies., BMJ. 2016 Jun 14；353：i2716. doi：10.1136/bmj.i2716.
・田中雅彰, 鴫原良仁, 藤井比佐子, 平山佳伸, 渡辺恭良：CBEX-Dr配合飲料の健常者における抗疲労効果, 薬理と治療, **36**(3), 199-212, 2008
・清水惠一郎, 福田正博, 山本晴章：イミダゾールジペプチド配合飲料の日常的な作業のなかで疲労を自覚している健常者に対する継続摂取による有用性, 薬理と治療, **37**(3), 255-263, 2009

第10章

高齢期の栄養

　高齢者の身体的，精神的変化は加齢により，衰退方向に向かう。この老化現象は非可逆的変化であるが，個人差は大きい。高齢者の健康状態を包括的に評価し，対象者に対応した栄養管理が必要とされ，QOLを向上させることが重要である。さらに，生活習慣病の予防にとどまらず，介護が必要なく自立して，元気に過ごせる期間を示す健康寿命の延伸が望まれる。

1. 高齢期の生理的特性

（1）高齢期の代謝

　高齢期の生理的特性は，加齢に伴う実質細胞数の減少および細胞内水分の減少，また，組織の萎縮により組織重量が減少し，諸種の身体機能の減退をもたらしている。以下に，高齢期の代謝を中心にその特徴を述べる。

　① **代謝エネルギー**　　加齢に伴い，細胞数の減少，特に骨格筋の減少により基礎代謝量の低下がある。しかし，身体活動が活発な高齢者では加齢による変化は小さく，高齢者の基礎代謝基準値（kcal/kg体重／日）は，65〜74歳，男性が21.6，女性が20.7，75歳以上，男性21.5，女性21.7としている（「日本人の食事摂取基準（2020年版）」）。

　② **糖代謝**　　加齢により，食後のインスリンの分泌が低下するため，食後血糖値が上昇しやすくなる。身体組成として骨格筋量が減少して脂肪の割合が多くなり，インスリン抵抗性が増大することなどによって，耐糖能は低下する。

　③ **たんぱく質代謝**　　加齢による骨格筋の減少に伴い，筋たんぱく質代謝は低下するが，内臓たんぱく質代謝はほとんど変化しない。また，一般に高齢者の日常生活活動は低く，施設入居者や在宅ケアの高齢者では身体活動量が低下しており，骨格筋のたんぱく質代謝が低下し，たんぱく質の推定必要量は大きくなる。

　④ **脂質代謝**　　加齢とともに，体組成における脂質の構成割合は増加する。総血清コレステロール値は加齢とともに増加するが，70歳を過ぎた頃から減少し始める。

　⑤ **水・電解質の代謝**　　高齢者は，体内総水分量（細胞内液）が少なく，水分摂取量は少ない，腎臓におけるナトリウム保持力の低下，多薬剤の使用などの理由によって脱水状態に陥りやすい。体内総水分量の減少とともにナトリウムやカリウムなどの電解質も減少し，細胞内液の不足は電解質のバランスが崩れ，意識障害を引き起こすことがある。また，口渇感や口腔乾燥感な

どの徴候が現れず，飲水行動を起こしにくいために，意識的に水分の補給が必要である。また，食事摂取量が低下している場合には，食事に含まれる水分摂取が低下するので，考慮する必要がある。唾液は1日約1.0〜1.5L分泌され，加齢とともに減少し，呈味物質の溶解力の低下や，味蕾の味細胞の減少より味の感受性は低下する。塩味の感度は減退が著しく，苦味や甘味は味覚閾値が低下し，酸味はあまり変化しない。

⑥ **骨代謝** 高齢者は，腸管からのカルシウムの吸収が低下し，尿中，便中への排泄が増加する。骨密度が加齢に伴って低下し，骨粗鬆症を起こしやすい。

⑦ **亜鉛の代謝** 亜鉛は上部小腸で吸収され，健常高齢者の血清亜鉛濃度は若年者と変わらず，慢性疾患による長期臥床者では低下している。亜鉛の不足は，たんぱく質合成能，細胞免疫能，創傷治癒能の低下をもたらす。

（2）老化に伴う疾患および栄養上の留意点

① **フレイルおよびサルコペニアと栄養摂取との関連** 高齢期に出現する身体的および精神的症状や障害など，治療と同時にケア・介護が重要な症候として老年症候群がある。視力や聴力の感覚機能の低下，低栄養や嚥下障害などの栄養障害，認知症や抑うつなどの認知機能障害，尿失禁，便秘などの排泄障害，転倒・骨折，寝たきり，関節疾患などの移動能力の障害をきたすもの，その他に褥瘡などがある。これらは，老化に伴う，種々の機能低下，フレイル（高齢による衰弱，虚弱や身体機能の低下）やサルコペニア（加齢に伴う筋力の減少，筋肉量の減少）によって生じる。フレイルとサルコペニアの予防は骨格筋とその機能維持であり，たんぱく質摂取量と強い関連がある。加齢に伴う身体機能の低下は，食事・排泄・着脱・入浴・整容などの日常生活動作（ADL；activities of daily living）を低下させる。また，手段的日常動作（IADL；instrumental ADL）の例としては買い物・洗濯，電話の応対，薬の管理などがあり，一般的にIADLの低下が起こり，ADLの低下につながっていく。いずれもADLやQOLを妨げ，正しいアセスメントと適切なケアを必要とする。

② **低栄養** 高齢者は一般に加齢による身体機能の低下により，味覚閾値，摂食機能，消化吸収能力の低下や食欲の減退，ADLの低下などが起こり，さらに経済的，心理的要因も加わり，低栄養状態を招くことが多い。特に，これらは要介護，寝たきり，認知症，閉じこもり状態の人に多くみられる。体内の栄養状態は主にエネルギー量とたんぱく質の量と質で決まり，低栄養状態は，体の筋肉や脂肪量などを減少させ，ADLの低下や免疫力の低下を招き，感染症にかかりやすくなり，さらに疾病の回復を遅らせる。低栄養の判定は，血中アルブミン量の低下，体重減少率，総リンパ球数の低下などで判定する。

③ **食欲不振** 加齢に伴い，生活意欲全般が低下して，食事に対する関心が衰え，特に一人暮らしの場合は買い物，調理など負担になってしまう場合がある。高齢者では，心因的な要因のほかに病気による食欲不振や欠食があるので，注意を要する。また，体が不自由になり，食事をこぼしたり，食事に時間がかかったりするので，食事環境，調理の工夫を行うことが大切である。

④ **褥瘡** 褥瘡は，寝たきり状態において発生することが多く，体圧が皮膚表面の同じ部

分に長時間にわたり，皮下の毛細血管が圧迫されて血液の循環が悪くなり，その部分の栄養状態が悪化するものである。損傷の深さ，大きさ，炎症や感染の状態で褥瘡の程度を判定する。進行すると組織が壊死状態になり，褥瘡の危険因子としては，栄養状態の低下，基本的な動作能力の低下，仙骨部，座骨部などの骨の突出，四肢の関節拘縮，多汗や尿・便の失禁などによる皮膚の湿潤や浮腫などがあげられる。

⑤　**認知症**　　認知症の多くは，アルツハイマー病と脳血管障害によるものである。大脳間質の神経細胞が異常に減少することにより発症するもので，神経原線維の老化により脳神経細胞が死に，神経伝達物質が減少し，脳が萎縮する。脳血管障害が原因の認知症は，脳の損傷部位によって症状が現れる。さらに脳梗塞，脳出血を繰り返すことにより症状が進行する。

⑥　**摂食機能障害**　　咀嚼困難・嚥下障害による摂食障害は，意識障害，食物の認知が悪い，口腔内に取り込む動作がうまくできない，嚥下運動の障害や拒食などの原因が多様に絡み合って起こってくる。その中でも，嚥下運動が障害される「嚥下障害」が大半を占めている。嚥下障害は，摂食時から嚥下に至るまでの各部位における機能の低下によるもので，食物摂取の過程で生じる障害に対応した食事形態をとることが大切である。摂食とは，食物を口唇から口腔内に取り込み，咀嚼により食塊が形成され，この食塊が食道へ送り込まれる過程をいい，これらの反射運動は，①先行期，②準備期，③口腔期，④咽頭期，⑤食道期の5段階に分けることができる。この食物摂取時に，食塊が気道に入り，誤嚥が生じると，窒息状態を引き起こし，「誤嚥性肺炎」となり，生命の危険に直結する。しかしながら，口から食事をとりたいという要求が強いことから，「嚥下障害者の食」は重要視されている。脳卒中における仮性球麻痺に伴う嚥下障害の特徴として，嚥下に関係する筋肉の痙性や亢進，運動の協調性の低下や有効な嚥下筋力の低下があげられる。咀嚼ができにくく，食塊の送り込みが困難であり，口中に食物を頬張ってしまい飲み込めないという症状や唾液の分泌の亢進，口唇の閉鎖が不十分なために流涎（よだれ）が認められることもある。

　このような状況から，個人に対応した献立や調理形態により，食欲を出させる工夫が必要で，包括的な評価をすることによってQOLを向上させることが重要である。

　経口摂取が不可能な場合は，経管栄養療法により栄養，水分補給を行う。胃瘻は内視鏡下で造設できるようになり普及が進み，経鼻経管栄養に比べて外観もよく，のどに管が入らないため，飲み込みのときの違和感がすくない。しかし，胃瘻のみに頼るのではなく，可能なかぎり嚥下訓練を併用し，移行食までのステップアップを図りたい。

　嚥下障害者の食事は，障害の部位やその機能低下により，適した食品，食事形態や量を考慮する必要がある。また，加齢に伴って，咀嚼・嚥下機能が低下した高齢者には，「健康増進法」に基づき，特別用途食品の中に，えん下困難者用食品として規定があり，表中に食品のテクスチャー特性を硬さ，付着性および凝集性の程度を表している（表10-1，えん下困難者用食品許可基準）。

2013（平成25）年，日本摂食嚥下リハビリテーション学会は，嚥下調整食の基準化を行い，重度の嚥下機能障害者の開始食から嚥下機能の状況に沿って嚥下機能の訓練，評価を行い，普通食へ移行していく過程を示している。嚥下障害者の食事の提供には，この日本摂食嚥下リハビリテ

表10-1　特別用途食品　えん下困難者用食品許可基準

規　格[*1]	許可基準Ⅰ[*2]	許可基準Ⅱ[*3]	許可基準Ⅲ[*4]
硬さ（一定速度で圧縮したときの抵抗）[N/m²]	$2.5 \times 10^3 \sim 1 \times 10^4$	$1 \times 10^3 \sim 1.5 \times 10^4$	$3 \times 10^2 \sim 2 \times 10^4$
付着性［J/m³］	4×10^2以下	1×10^3以下	1.5×10^3以下
凝集性	$0.2 \sim 0.6$	$0.2 \sim 0.9$	―

＊1　常温および喫食の目安となる温度のいずれの条件であっても規格基準の範囲内であること。　　＊2　均質なもの（例えば，ゼリー状の食品）。　　＊3　均質なもの（例えば，ゼリー状またはムース状等の食品）。ただし，許可基準Ⅰを満たすものを除く。　　＊4　不均質なものも含む（例えば，まとまりのよい粥，やわらかいペースト状またはゼリー寄せ等の食品）。ただし，許可基準Ⅰまたは許可基準Ⅱを満たすものを除く。

（厚生労働省：平成21年2月12日「特別用途食品の表示許可等について」）

ーション学会分類2013（食事）早見表（表10-2），学会分類2013（とろみ）早見表（表10-3）を参照して利用するとよい。一方，2016（平成28）年3月，診療報酬の算定方法の一部改正により，摂食・嚥下機能が低下した患者に対し，硬さ，付着性，凝集性などに配慮した嚥下調整食（日本摂食嚥下リハビリテーション学会の分類に基づく）に相当する食事を要すると医師が判断した場合，個別栄養食事指導の対象に含まれることとなった。

　日本摂食嚥下リハビリテーション学会分類2013の早見表（表10-2）の内容が設定されたコード0から4までを図10-1に示す。本早見表（表10-2）は，コード，名称，形態が区分され，使用の目的・特色，主食の例，必要な咀嚼能力，他の分類との対応についての参照事項が示されているので，よく修得する必要がある。食形態の段階は，コード0から4と設定されている。嚥下訓練では，コード0j（嚥下訓練食品0j）：均質で付着性・凝集性・かたさに配慮したゼリー，コード0t（嚥下訓練食品0t）：均質で付着性・凝集性・かたさに配慮したとろみ水と区別して使用する。次いで嚥下調整食は，コード1j（嚥下調整食1j）：均質で付着性，凝集性，かたさ，離水に配慮したゼリー・プリン・ムース状のもの，コード2-1（嚥下調整食2-1）：ピューレ，ペースト，ミキサー食など均質で，なめらかで，まとまりやすいもの，コード2-1（嚥下調整食2-2）：嚥下調整食2-1の性状に不均質なものも含む，コード3（嚥下調整食3）：形はあるが，押しつぶしが容易，咽頭でばらけず嚥下しやすいもの，コード4（嚥下調整食4）：かたさ・ばらけやすさ・貼りつきやすさなどのないもの，箸やスプーンで切れるやわらかさなどと分類されている。このように，患者の咀嚼・嚥下の症状に対してどのコードの食事が適するかどうかが選ばれ，安全で嚥下機能の向上を目指した食事が提供される。

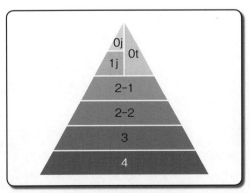

図10-1　日本摂食嚥下リハビリテーション学会嚥下調整食分類2013

（日本摂食嚥下リハビリテーション学会：嚥下調整食学会分類2013，日本摂食嚥下リハビリテーション学会誌，**17**(3)，258，2013）

表10-2　日本摂食嚥下リハビリテーション学会分類2013（食事）早見表

コード[I-8項]		名称	形態	目的・特色	主食の例	必要な咀嚼能力[I-10項]	他の分類との対応[I-7項]
0	j	嚥下訓練食品0j	均質で、付着性・凝集性・かたさに配慮したゼリー。離水が少なく、スライス状にすくうことが可能なもの	重度の症例に対する評価・訓練用　少量をすくってそのまま丸呑み可能　残留した場合にも吸引が容易　たんぱく質含有量が少ない		（若干の送り込み能力）	嚥下食ピラミッドL0　えん下困難者用食品許可基準I
0	t	嚥下訓練食品0t	均質で、付着性・凝集性・かたさに配慮したとろみ水（原則的には、中間のとろみあるいは濃いとろみ*のどちらかが適している）	重度の症例に対する評価・訓練用　少量ずつ飲むことを想定　ゼリー丸呑みで誤嚥したりゼリーが口中で溶けてしまう場合　たんぱく質含有量が少ない		（若干の送り込み能力）	嚥下食ピラミッドL3の一部（とろみ水）
1	j	嚥下調整食1j	均質で、付着性、凝集性、かたさ、離水に配慮したゼリー・プリン・ムース状のもの	口腔外で既に適切な食塊状となっている（少量をすくってそのまま丸呑み可能）　送り込む際に多少意識して口蓋に舌を押しつける必要があるOj に比し表面のざらつきあり	おもゆゼリー、ミキサー粥のゼリー　など	（若干の食塊保持と送り込み能力）	嚥下食ピラミッドL1・L2　えん下困難者用食品許可基準II　UDF区分4（ゼリー状）　(UDF：ユニバーサルデザインフード)
2	1	嚥下調整食2-1	ピューレ・ペースト・ミキサー食など、均質でなめらかで、べたつかず、まとまりやすいもの　スプーンですくって食べることが可能なもの	口腔内の簡単な操作で食塊状となるもの（咽頭では残留、誤嚥をしにくいように配慮したもの）	粒がなく、付着性の低いペースト状のおもゆや粥	（下顎と舌の運動による食塊形成能力および食塊保持能力）	嚥下食ピラミッドL3　えん下困難者用食品許可基準II・III　UDF区分4
2	2	嚥下調整食2-2	ピューレ・ペースト・ミキサー食などで、べたつかず、まとまりやすいもので不均質なものも含む　スプーンですくって食べることが可能なもの	やや不均質（粒がある）でもやわらかく、離水もなく付着性も低い粥類		（下顎と舌の運動による食塊形成能力および食塊保持能力）	嚥下食ピラミッドL3　えん下困難者用食品許可基準II・III　UDF区分4
3		嚥下調整食3	形はあるが、押しつぶしが容易、食塊形成や移送が容易　咽頭でばらけず嚥下しやすいように配慮されたもの　多量の離水がない	舌と口蓋間で押しつぶしが可能なもの　押しつぶしや送り込みの口腔操作を要し（あるいはそれらの機能を賦活し）、かつ誤嚥のリスク軽減に配慮がなされているもの	離水に配慮した粥　など	舌と口蓋間の押しつぶし能力以上	嚥下食ピラミッドL4　高齢者ソフト食　UDF区分3
4		嚥下調整食4	かたさ・ばらけやすさ・貼りつきやすさなどのないもの　箸やスプーンで切れるやわらかさ	誤嚥と窒息のリスクを配慮して素材と調理方法を選んだもの　歯がなくても対応可能だが、上下の歯槽堤間で押しつぶすあるいはすりつぶすことが必要で舌と口蓋間で押しつぶすことは困難	軟飯・全粥　など	上下の歯槽堤間の押しつぶし能力以上	嚥下食ピラミッドL4　高齢者ソフト食　UDF区分およびUDF区分1の一部

注：学会分類2013は、概説・総論・学会分類2013（食事）・学会分類2013（とろみ）から成り、それぞれの分類には早見表を作成した。
本表は学会分類2013（食事）の早見表である。本表を使用するにあたっては必ず「学会分類2013」の本文を熟読されたい。
なお、本表中の【　】表示は、本文中の該当箇所を指す。
＊：上記0tの「中間のとろみ・濃いとろみ」については、学会分類2013（とろみ）を参照されたい。
本表に該当する食事において、汁物を含む水分には原則とろみを付ける。【I-9項】
ただし、個別に水分の嚥下評価を行ってとろみ付けが不要と判断された場合には、その原則は解除できる。【I-7項】
他の分類との対応については、学会分類2013との整合性や相互の対応が完全に一致するわけではない。【I-7項】

（日本摂食嚥下リハビリテーション学会：日本摂食嚥下リハビリテーション学会嚥下調整食分類2013．日本摂食嚥下リハビリテーション学会誌，17(3)：259，2013）

表10-3 日本摂食嚥下リハビリテーションの学会分類2013（とろみ）早見表

	段階 1 薄いとろみ 【Ⅲ-3項】	段階 2 中間のとろみ 【Ⅲ-2項】	段階 3 濃いとろみ 【Ⅲ-4項】
英語表記	Mildly thick	Moderately thick	Extremely thick
性状の説明 （飲んだとき）	「drink」するという表現が適切なとろみの程度 口に入れると口腔内に広がる液体の種類・味や温度によっては，とろみが付いていることがあまり気にならない場合もある 飲み込む際に大きな力を要しない ストローで容易に吸うことができる	明らかにとろみがあることを感じ，かつ「drink」するという表現が適切なとろみの程度 口腔内での動態はゆっくりですぐには広がらない 舌の上でまとめやすい ストローで吸うのは抵抗がある	明らかにとろみが付いていて，まとまりがよい 送り込むのに力が必要 スプーンで「eat」するという表現が適切なとろみの程度 ストローで吸うことは困難
性状の説明 （見たとき）	スプーンを傾けるとすっと流れ落ちる フォークの歯の間から素早く流れ落ちる カップを傾け，流れ出た後には，うっすらと跡が残る程度の付着	スプーンを傾けるととろとろと流れる フォークの歯の間からゆっくりと流れ落ちる カップを傾け，流れ出た後には，全体にコーティングしたように付着	スプーンを傾けても，形状がある程度保たれ，流れにくい フォークの歯の間から流れ出ない カップを傾けても流れ出ない（ゆっくりと塊となって落ちる）
粘度（mPa·s） 【Ⅲ-5項】	50-150	150-300	300-500
LST 値（mm） 【Ⅲ-6項】	36-43	32-36	30-32

注）学会分類2013 は，概説・総論，学会分類2013（食事），学会分類2013（とろみ）から成り，それぞれの分類には早見表を作成した。本表は学会分類2013（とろみ）の早見表である。本表を使用するにあたっては必ず「嚥下調整食学会分類2013」の本文を熟読されたい。
　なお，本表中の【 】表示は，本文中の該当箇所を指す。
粘度：コーンプレート型回転粘度計を用い，測定温度20℃，ずり速度50 s⁻¹における1分後の粘度測定結果【Ⅲ-5項】。
LST 値：ラインスプレッドテスト用プラスチック測定板を用いて内径30 mmの金属製リングに試料を20 mL注入し，30秒後にリングを持ち上げ，30秒後に試料の広がり距離を6点測定し，その平均値をLST 値とする【Ⅲ-6項】。
注1．LST 値と粘度は完全には相関しない。そのため，特に境界値付近においては注意が必要である。
注2．ニュートン流体ではLST 値が高く出る傾向があるため注意が必要である。
（日本摂食嚥下リハビリテーション学会：嚥下調整食学会分類2013，日本摂食嚥下リハビリテーション学会誌，**17**(3)，263，2013）

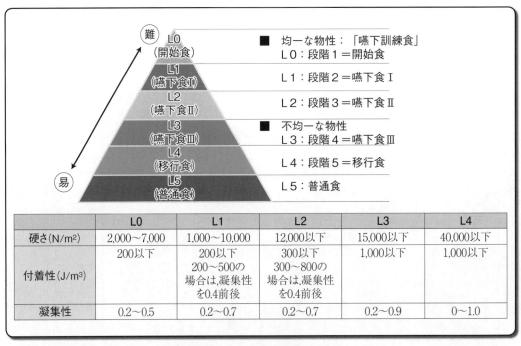

	L0	L1	L2	L3	L4
硬さ（N/m²）	2,000〜7,000	1,000〜10,000	12,000以下	15,000以下	40,000以下
付着性（J/m³）	200以下	200以下 200〜500の場合は，凝集性を0.4前後	300以下 300〜800の場合は，凝集性を0.4前後	1,000以下	1,000以下
凝集性	0.2〜0.5	0.2〜0.7	0.2〜0.7	0.2〜0.9	0〜1.0

図10-2 嚥下食ピラミッド

（江頭文江，栢下淳（編著），金谷節子，坂井真奈美（著）：嚥下食ピラミッドによる嚥下食レシピ125，医歯薬出版，p.15，31，2007）

　また，嚥下食ピラミッド（図10-2）では，嚥下障害の程度により，開始食（L0），嚥下食（L1，L2，L3），移行食（L4），普通食（L5）の6つのレベルに分かれている。L5は普通食であり，嚥下食はL0～L4の5段階である。これらは嚥下機能に対応した食事形態の選択に用いられている。

2．高齢期の栄養管理

（1）高齢期の栄養管理のポイント

栄養アセスメント	栄養ケア	献立作成上の留意点
• 身体計測	• 高齢者は若年成人と比較して，個人差が大きいことから，身体機能や体組成成分の評価が重要である。身長，体重，体脂肪量（上腕三頭筋皮下脂肪厚），骨格筋量（上腕筋囲，上腕筋面積），骨密度，咀嚼・嚥下機能，日常生活動作（ADL）などを測定し，栄養状態および身体機能を評価判定する。	• 一人ひとりに合った食事摂取基準を設定し，エネルギー源となる糖質やミネラル，ビタミン類を含む野菜類，果実類，乳類を用いた献立が望ましい。 • 高齢者には何らかの慢性疾患や低栄養などの問題が生じるため，たんぱく質の摂取量は，それぞれに合った内容で，弾力的に用いる。良質なたんぱく質（白身魚，牛肉，乳類，卵類，大豆製品）は，吸収がよく，必須アミノ酸含有量も多いため十分用いる。
• 臨床診査	• 問診（既往歴，現病歴，自覚症状，義歯の有無，うつおよび認知症の評価），観察（毛髪，眼，口唇，皮膚），触診（浮腫，眼瞼蒼白），栄養不良状態の時にみられる臨床所見（p.195，表10-4）などから栄養状態を評価する。 • 血圧，脈拍，呼吸，体温，意識状態などの観察は，生体内部の異変や早期発見，健康状態を知る上で重要である。	• 高齢者は耐糖能の低下により高血糖になりやすいため，炭水化物中心の食事を避け，食物繊維が多く含まれる食品（胚芽米，いも類，豆類，緑黄色野菜，藻類など）を用いてバランスよく摂取する。
• 臨床検査	• 栄養状態を示す有用な指標（血清アルブミン（3.5 g/dL以下），血清トランスフェリン，血清プレアルブミン，血清レチノール結合たんぱく質，血清総コレステロール，総リンパ球数，尿中クレアチニン，尿中3-メチルヒスチジンなど）を用いて評価することが重要である。	• 加齢とともに腸管からのカルシウム吸収や骨量低下がみられるため，カルシウム，マグネシウムの多い食品（牛乳・乳製品，小魚，大豆・大豆製品，魚介類，藻類）やビタミンD（きのこ類，魚介類），ビタミンK（納豆，緑黄色野菜，藻類）を十分に献立に取り入れる（p.227～，付表参照）。
• 食事調査	• 食事量の把握はエネルギーおよび栄養素等摂取状態や食行動，食習慣，食スキルなどを評価するために重要である。また，栄養不良状態は，体力および免疫力の低下や健康維持の低下要因となるため，高齢者は特に栄養評価を慎重に行う必要がある。	• 加齢とともに組織中（脳，血液，副腎，眼球）のビタミンC含量が低下し，老人性白内障の原因ともなる。ビタミンC不足は鉄や銅の吸収を抑制するため，ビタミンCを多く含む食品（野菜類，果実類など）を用いる。 • 身体・生理機能の低下に伴い，調理上，以下のような点に注意する。

	• 高齢者自身の調査には，食事記録法（目安量，秤量）は負担が大きく，また記憶に依存する食物摂取頻度調査法は，高齢者では記憶障害をきたしている場合が多いため不向きである。よって家族や代理人による食事調査や写真による映像記録など簡便で正確に評価できる方法が望ましい。 • 加齢に伴い1人で複数の疾病を併せもつ場合が多いため，治療と同時に総合的な機能評価を行いケアすることが重要である。	① 食品の種類により切り方を変えたり，固い食品は隠し包丁を入れたり，食べやすい大きさにする。 ② だし汁や鮮度のよいもの，酸味（酢，かんきつ類），香味野菜などを利用し，薄味でもおいしくする工夫をする。 ③ 色彩，器に合った料理，適温や料理提供のタイミングをはかり，食欲を起こさせる工夫をする。 ④ とろみをつけたり，ゆっくり煮込んだやわらかい料理で，飲み込みやすい調理の工夫をする。
• 運動と体重管理	• 身体活動量の低下により食欲の低下，消化吸収率の低下などがみられることから，適度な運動，栄養，休養をとりながら，筋肉組織や骨量を減少させないよう体重を維持し，バランスのとれた生活リズムを保つことの重要性を認識させる。	⑤ 食事作りが生活を楽しむ一手段となるような工夫をする。 ⑥ 食べ慣れた料理をよりやわらかくし，香りも食欲を左右するため，魚や肉の臭味をとりながら，食べやすい工夫をする。

（2）対象者の給与栄養目標量の設定

　（1）の項では，高齢期の栄養管理のポイントについて述べた。ここでは高齢期における具体的な対象者の事例をあげる。下記に示す対象者の栄養アセスメントを行い，栄養ケアを実施するための給与栄養目標量を「高齢期の主な食事摂取基準」（表10-4）をもとに設定しなさい。また，（1）の項の「献立作成上の留意点」および「高齢期の食品構成例」（表10-5）を参考にしながら1日分の献立を作成しなさい。

> 対象者：Gさん，性別：女性，年齢：75歳，身長：149 cm，体重：52 kg，職業：無職（週に2回自宅にて茶道教室を行っている），身体活動レベル：Ⅱ，家族：夫（年齢：79歳），食事は，自然食のものにこだわり，野菜中心である。健康にも気をつけている。茶道教室がない日は，夫と1時間程かけてゆっくりと散歩するのが日課である。

（3）高齢期の主な食事摂取基準および食品構成例

　高齢期の主な食事摂取基準および食品構成例を表10-4，表10-5に示す。「日本人の食事摂取基準（2020年版）」では，65歳以上を高齢者として，65〜74歳および75歳以上の2つの区分を設けている。高齢者における栄養管理は，① 個人差が成人と比べ大きい，② 食事摂取量の低下，③ 免疫力，消化・吸収能力の低下，④ 嚥下・咀嚼能力の低下，⑤ 有病率の増加などの特徴をふまえ支援することが重要である。また，高齢者を取り巻く食環境（食品の主な入手先，飲食店，家族構成，独居，地域とのかかわりなど）においても考慮し，住み慣れた地域社会で，健康で自立した日常生活が送れるように支援することも大切である。

表10-4　栄養不良状態の時にみられる臨床所見

身体領域	臨床所見
骨格	O脚，X脚，肩甲骨突出，肋骨骨端軟骨の数珠状隆起
頭髪	もろい，糸状，光沢なし，脱色，易脱毛
爪	脆弱，スプーン爪，隆線
皮膚	乾燥，蒼白，色素沈着，皮下出血，炎症
顔面	浮腫，変色
眼	眼球乾燥，結膜の充血，角膜混濁，うつろ
口唇	乾燥，膨脹，口角の亀裂，口角炎
口腔粘膜	膨脹，乾燥
舌	平滑化，舌乳頭の萎縮，発赤
歯	欠損，摩耗，斑点
歯肉	易出血，退縮，スポンジ状
頸部	甲状腺腫大
腹部	膨隆
下肢	浮腫，筋力低下，疼痛

（鈴木博，川瀬みさ子：看護に活かす栄養管理―栄養状態の把握―，看護技術，51，6-9，2005　を一部改変）

表10-5　高齢期の主な食事摂取基準（65歳以上，身体活動レベルⅡ）

エネルギーおよび栄養素		65～74歳		75歳以上	
		男性	女性	男性	女性
エネルギー（kcal/日）	EER	2,400	1,850	2,100	1,650
たんぱく質（g/日）	RDA	60	50	60	50
たんぱく質エネルギー比率（%E）	DG	15～20	15～20	15～20	15～20
脂肪エネルギー比率（%E）	DG	20～30	20～30	20～30	20～30
炭水化物エネルギー比率（%E）	DG	50～65	50～65	50～65	50～65
ビタミンA（µgRAE/日）	RDA	850	700	800	650
ビタミンK（µg/日）	AI	150	150	150	150
ビタミンB$_1$（mg/日）	RDA	1.3	1.1	1.2	0.9
ビタミンB$_2$（mg/日）	RDA	1.5	1.2	1.3	1.0
ビタミンC（mg/日）	RDA	100	100	100	100
葉酸（µg/日）	RDA	240	240	240	240
カリウム（mg/日）	AI	2,500	2,000	2,500	2,000
カルシウム（mg/日）	RDA	750	650	700	600
マグネシウム（mg/日）	RDA	350	280	320	260
鉄（mg/日）	RDA	7.5	6.0	7.0	6.0
食物繊維（g/日）	DG	20以上	17以上	20以上	17以上
食塩相当量（g/日）	DG	7.5未満	6.5未満	7.5未満	6.5未満

注）EER：推定エネルギー必要量，RDA：推奨量，AI：目安量，DG：目標量

（厚生労働省：日本人の食事摂取基準（2020年版））

表10-6 高齢期の食品構成例

食品群（g）	65～74歳		75歳以上	
	男性	女性	男性	女性
穀類（精白米で計算）	290	220	250	190
いも	60	50	60	50
砂糖・甘味料類	10	5	10	5
豆類	110	90	100	80
種実類	15	5	10	5
緑黄色野菜	120	120	120	120
その他の野菜	230	230	230	230
果実類	200	150	150	100
きのこ類	20	20	20	20
藻類	10	10	10	10
魚介類	100	80	90	70
肉類	100	60	85	50
卵類	70	60	60	50
乳類	250	220	220	220
油脂類	10	10	10	10
菓子類	10	10	10	10
嗜好飲料類	50	50	50	50
調味料・香辛料類	60	50	50	40
エネルギー（kcal）	2,419	1,858	2,100	1,654
たんぱく質エネルギー比率（%）	14.9	15.1	15.0	15.0
脂肪エネルギー比率（%）	26.0	25.4	25.8	26.6
炭水化物エネルギー比率（%）	57.5	57.8	57.5	58.4

注）令和元年国民・栄養調査結果による食品群別荷重平均成分表より算出

（4）高齢期の献立例

〈①自立した健康な75歳女性〉

	献立名	食品名	可食量 (g)	エネルギー (kcal)	たんぱく質 (g)	脂 質 (g)	炭水化物 (g)	カルシウム (mg)	食物繊維 (g)	食塩相当量 (g)
朝食	フレンチトースト	食パン	80	198	5.9	3.0	35.3	18	3	1.0
		鶏卵	25	36	2.8	2.3	0.9	12	−	0.1
		普通牛乳	70	43	2.1	2.5	3.7	77	−	0.1
		砂糖	4	16	−	−	4.0	−	−	−
		有塩バター	4	28	−	3.0	0.3	1	−	0.1
	グリーンスープ	ほうれんそう	40	7	0.7	0.1	−	20	1	−
		たまねぎ	10	3	0.1	−	0.7	2	−	−
		調合油	2	18	−	1.9	0.1	−	−	−
		固形コンソメ	0.6	1	−	−	0.2	−	−	0.3
		水	60							
		普通牛乳	120	73	3.6	4.2	6.4	132	−	0.1
		食塩	0.3	−	−	−	−	−	−	0.3
		こしょう	0.01	−	−	−	−	−	−	−
	鶏ささ身とポテトのサラダ	鶏ささ身	30	32	5.9	0.2	0.1	2	−	−
		じゃがいも	40	24	0.5	−	3.4	2	4	−
		にんじん	10	3	0.1	−	0.6	3	−	−
		きゅうり	20	3	0.1	−	0.4	5	−	−
		レタス	10	1	0.1	−	0.2	2	−	−
		レモン汁	3	1	−	−	0.1	−	−	−
		ドレッシング和風	10	18	0.2	1.4	1.0	1	−	0.4
		パセリ	2	1	0.1	−	−	6	−	−
	果実	甘がき	60	38	0.2	0.1	8.7	5	1	−
		小　計	600.91	542	22.4	18.7	66.0	286	9	2.3
昼食	麦ご飯	精白米	70	239	3.7	0.6	54.7	4	−	−
		押麦	7	23	0.4	0.1	4.7	1	1	−
	いわしのつみれ揚げ	まいわし	70	109	11.5	5.1	4.4	52	−	0.1
		しょうが（絞り汁）	1	−	−	−	−	−	−	−
		根深ねぎ	5	2	0.1	−	0.3	2	−	−
		にんじん	5	2	−	−	0.3	1	−	−
		ごぼう	5	3	0.1	−	0.5	2	−	−
	A {	じゃがいもでん粉	2	7	−	−	1.6	−	−	−
		砂糖	1	4	−	−	1.0	−	−	−
		濃口しょうゆ	2	2	0.1	−	0.2	1	−	0.3
		鶏卵	5	7	0.6	0.5	0.2	2	−	−
		調合油	4	35	−	3.9	0.1	−	−	−
		生しいたけ	10	3	0.2	−	0.1	−	−	−
		さやえんどう	3	1	0.1	−	0.2	1	−	−
	なすの煮びたし	なす	80	14	0.6	−	2.4	14	2	−
		かつお・こんぶだし	30	1	0.1	−	0.1	1	−	−
		砂糖	2	8	−	−	2.0	−	−	−
		薄口しょうゆ	3	2	0.1	−	0.2	1	−	0.5
		糸かつお	0.3	1	0.2	−	−	−	−	−
		しょうが	3	1	−	−	0.1	−	−	−
	豚汁	絹ごし豆腐	25	14	1.3	0.8	0.3	19	−	−
		豚もも肉・脂身つき	20	34	3.4	1.9	0.9	1	−	−
		板こんにゃく	15	1	−	−	−	6	−	−
		にんじん	10	4	0.1	−	0.7	3	−	−
		えのきたけ	3	2	0.2	−	0.5	−	−	−
		油揚げ	11	13	0.7	0.9	0.1	9	−	−
		葉ねぎ	1	−	−	−	−	1	−	−
		かつお・こんぶだし	150	3	0.3	−	0.6	5	−	0.2
		米みそ・甘みそ	12	25	1.0	0.4	4.0	10	1	0.7
		小　計	554.3	559	24.7	14.2	80.3	137	4	1.9

夕食	あさりご飯	精白米	65	222	3.4	0.5	50.8	3	–	–
		米粒麦	7	23	0.4	0.1	4.8	1	1	–
		あさり（水煮缶詰）	20	20	3.1	0.2	1.6	22	–	0.2
		ぎんなん	5	8	0.2	0.1	1.7	–	–	–
		酒	3	3	–	–	0.2	–	–	–
		薄口しょうゆ	2	1	0.1	–	0.1	–	–	0.3
		食塩	0.3	–	–	–	–	–	–	0.3
		みつば	1	–	–	–	–	–	–	–
	牛肉の包み焼き	牛もも・脂身つき	50	98	8.0	6.3	2.3	2	–	0.1
		濃口しょうゆ	4	3	0.2	–	0.3	1	–	0.6
		みりん	4	10	–	–	1.7	–	–	–
		にんじん	15	5	0.1	–	0.9	4	–	–
		さやいんげん	15	3	0.2	–	0.5	7	–	–
		じゃがいもでん粉	0.5	2	–	–	0.4	–	–	–
		調合油	3	27	–	2.9	0.1	–	–	–
		サラダな	5	1	–	–	0.1	3	–	–
	まいたけのおろし和え	まいたけ	30	7	0.4	0.1	0.5	–	1	–
		こまつな	30	4	0.4	–	0.2	51	1	–
		だいこん	40	6	0.1	–	1.2	9	1	–
	B {	砂糖	1.5	6	–	–	1.5	–	–	–
		薄口しょうゆ	1	1	–	–	0.1	–	–	0.2
		ゆず・果汁	5	2	–	–	0.3	1	–	–
		ゆず・果皮	1	1	–	–	0.3	–	–	–
	とうがんの葛引き	とうがん	40	6	0.1	–	1.1	8	1	–
		かつお・こんぶだし	150	3	0.3	–	0.6	5	–	0.2
		濃口しょうゆ	2	2	0.1	–	0.2	1	–	0.3
		食塩	0.5	–	–	–	–	–	–	0.5
		じゃがいもでん粉	1	3	–	–	0.8	–	–	–
	オレンジゼリー	オレンジジュース	70	32	0.4	–	6.9	6	–	–
		ゼラチン／水	2/10	7	1.7	–	–	–	–	–
		砂糖	5	20	–	–	5.0	–	–	–
		クリーム・乳脂肪	8	28	0.1	3.0	0.4	4	–	–
小　計			596.8	552	19.6	13.3	84.4	130	5	2.6
合　計			1,752	1,652	66.7	46.2	230.7	553	18	6.8
エネルギー産生栄養素バランス（%E）					16.2	25.2	55.9			

調理方法

朝食

フレンチトースト
①食パンは4つ切りにし，卵，牛乳，砂糖を混ぜた卵液に漬け込む。
②バターで両面を色よく焼く。

グリーンスープ
①みじん切りのたまねぎを油で炒める。
②水，固形コンソメを加えて沸騰したらゆでたほうれんそうを加える。
③ミキサーにかけ，鍋に戻し牛乳を加えて塩，こしょうで味を調える。

鶏ささ身とポテトのサラダ
①鶏ささ身はゆでて繊維に沿って手でさく。
②じゃがいも，にんじんは3mm幅のいちょう切りにしてゆでる。
③きゅうりは小口に切り塩もみし，洗い流したあと②の材料と合わせ，レモン汁，ドレッシングで和え，みじんパセリを散らす。

昼食

いわしのつみれ揚げ
①いわしは手開きし，中骨，皮を除いた後，しょうがの絞り汁とともにフードプロセッサーですり身状にする。
②ねぎ，にんじん，ごぼうはみじん切りにする。
③①，②，調味液Aを加えよく混ぜる。
④3等分にまとめ170℃の油で揚げる。
⑤焼いたししいたけ，ゆでたさやえんどうを添える。

なすの煮びたし
①なすは皮をむき，4cm長さに4等分しゆでる。
②だし汁に調味料を入れ一煮立ちしたらゆでたなすを漬け込む。
③おろしたしょうがと糸かつおをのせる。

夕食

牛肉の包み焼き
①牛肉はしょうゆ，みりんで味をつけ，ゆでた長さ4cmの拍子切りのにんじんとさやいんげんを市松状に巻く。
②巻き止まりを水溶きじゃがいもでん粉で止める。
③油でこんがりと焼く。皿に盛り，サラダなを添える。

まいたけのおろし和え
①まいたけ，こまつなはゆでた後3cm長さに切る。
②おろしただいこんに調味液Bを混ぜ，①と和える。
③細く切ったゆず皮を上に飾る。

とうがんの葛引き
①とうがんは皮をむき一口大の大きさに切る。
②だし汁でやわらかく煮る。
③しょうゆ，塩で味を調え，最後に水溶きじゃがいもでん粉でとろみをつける。

〈②嚥下食レベル4（80歳男性）〉

	献立名	食品名	重量(g)	エネルギー(kcal)	たんぱく質(g)	脂質(g)	炭水化物(g)	カルシウム(g)	食物繊維(mg)	食塩相当量(g)
朝食	軟飯	精白米	70	239	4.3	0.6	54.3	4	0.4	−
		水	180							
	豆腐となめこのすまし汁	ソフト豆腐	50	28	2.6	1.7	1.0	46	0.2	−
		なめこ	20	4	0.4	−	1.1	1	0.7	−
		しゅんぎく	20	4	0.5	0.1	0.8	24	0.6	−
		かつお・こんぶだし	150	3	0.5	−	0.5	5	−	0.2
		甘みそ	15	31	1.5	0.5	5.7	12	0.8	0.9
	白身魚の酒粕漬け焼き	さわら	50	81	10.1	4.9	0.1	7	−	0.1
		酒粕	20	43	3.0	0.3	4.8	2	1.0	−
		みりん	5	12	−	−	2.2	−	−	−
		食塩	0.3	−	−	−	−	−	−	0.3
	付け合わせのオクラのごま和え	オクラ	20	5	0.4	−	1.3	18	1.0	−
		ごま（いり）	2	12	0.4	1.1	0.4	24	0.3	−
		濃口しょうゆ	1	1	0.1	−	0.1	−	−	0.1
		かつお・こんぶだし	2							
	だいこんとわかめの梅煮	だいこん	50	8	0.2	0.1	2.1	12	0.7	−
		カットわかめ	1.5	3	0.3	0.1	0.6	13	0.6	0.4
		梅びしお	5	3	−	−	0.6	−	−	0.4
		かつお・こんぶだし	50	1	0.2	−	0.2	2	−	0.1
		薄口しょうゆ	1	1	0.1	−	0.1	−	−	0.2
		じゃがいもでん粉	1.5	5	−	−	1.2	−	−	−
		水	1.5							
	いちごヨーグルト	いちご	40	12	0.4	−	3.4	7	0.6	−
		ヨーグルト（無糖）	90	50	3.2	2.7	4.4	108	−	0.1
		砂糖	3	12	−	−	3.0	−	−	−
		小　計	848.8	558	28.2	12.1	87.9	285	6.9	2.8
昼食	あんかけチャーハン	精白米	80	274	4.9	0.7	62.1	4	0.4	−
		水	200							
		鶏卵	30	43	3.7	3.1	0.1	14	−	0.1
		鶏がらだし	100	7	0.9	0.4	−	1	−	0.1
		根深ねぎ	10	4	0.1	−	0.8	4	0.3	−
		しょうが	3	1	−	−	0.2	−	0.1	−
		調合油	3	27	−	3.0	−	−	−	−
		チンゲンサイ	30	3	0.2	−	0.6	30	0.4	−
		ごま油	3	27	−	3.0	−	−	−	−
		じゃがいもでん粉	3	10	−	−	2.4	−	−	−
		水	3							
	鶏肉の棒棒鶏風	若鶏・ひき肉	30	51	5.3	3.6	−	2	−	−
		たまねぎ	30	10	0.3	−	2.5	5	0.5	−
		調合油	1	9	−	1.0	−	−	−	−
		ながいも	6	4	0.1	−	0.8	1	0.1	−
		鶏卵・卵白	6	3	0.6	−	−	−	−	−
		酒	2	2	−	−	0.1	−	−	−
		食塩	0.5	−	−	−	−	−	−	0.5
		こしょう	0.01	−	−	−	−	−	−	−
		じゃがいもでん粉	2	7	−	−	1.6	−	−	−
	A	穀物酢	5	2	−	−	0.1	−	−	−
		濃口しょうゆ	3	2	0.2	−	0.2	1	−	0.4
		酒	2	2	−	−	0.1	−	−	−
		砂糖	2	8	−	−	2.0	−	−	−
		ごま油	1	9	−	1.0	−	−	−	−
		しょうが	2	1	−	−	0.1	−	−	−
		葉ねぎ	2	1	−	−	0.1	2	0.1	−
	付け合わせ	きゅうり	15	2	0.2	−	0.5	4	0.2	−
		トマト	30	6	0.2	−	1.4	2	0.3	−
	杏仁豆腐	普通牛乳	100	61	3.3	3.8	4.8	110	−	0.1
		砂糖	6	23	−	−	6.0	−	−	−
		カラギーナン	4							
		アーモンドエッセンス	0.05							
		小　計	714.56	599	20.0	19.6	86.5	180	2.4	1.2

	軟飯	精白米	80	274	4.9	0.7	62.1	4	0.4	−
		水	200							
	ロールはく	牛・ひき肉	15	38	2.6	3.2	−	1	−	−
	さい	豚・ひき肉	15	31	2.7	2.6	−	1	−	−
		食塩	1	−	−	−	−	−	−	1.0
		木綿豆腐	15	11	1.1	0.7	0.2	14	0.2	−
		こしょう	0.01	−	−	−	−	−	−	−
		たまねぎ	30	10	0.3	−	2.5	5	0.5	−
		鶏卵	5	7	0.6	0.5	−	2	−	−
		はくさい	100	13	0.8	0.1	3.2	43	1.3	−
		鶏卵・卵白	5	2	0.5	−	−	−	−	−
	にんじんの	にんじん	40	12	0.3	−	3.5	11	1.0	−
	グラッセ	無塩バター	2	14	−	1.7	−	−	−	−
		固形ブイヨン	1	2	0.1	−	0.4	−	−	0.4
夕		水	50							
	マッシュポ	じゃがいも	40	24	0.7	−	6.9	2	3.6	−
	テト	普通牛乳	10	6	0.3	0.4	0.5	11	−	−
		食塩	0.3	−	−	−	−	−	−	0.3
食		こしょう	0.01	−	−	−	−	−	−	−
	グリンピー	グリンピース	20	15	1.4	0.1	3.1	5	1.5	−
	スとベーコ	ベーコン	5	20	0.6	2.0	−	−	−	0.1
	ンのスープ	洋風だし	150	9	2.0	−	0.5	8	−	0.8
		食塩	1	−	−	−	−	−	−	1.0
		こしょう	0.01	−	−	−	−	−	−	−
		じゃがいもでん粉	3	10	−	−	2.4	−	−	−
		水	3							
	グレープゼ	ぶどう・ストレートジュース	70	38	0.2	0.1	10.0	2	0.1	−
	リー	砂糖	5	20	−	−	5.0	−	−	−
		ゼラチン（豚）	2	7	1.8	−	−	−	−	−
		ぶどう酒（赤）	8	5	−	−	0.1	1	−	−
		レモン	2	−	−	−	0.2	−	−	−
		ぶどう	10	6	−	−	1.6	1	0.1	−
	小　計		888.33	574	20.9	12.1	102.2	110	8.7	3.6
合　計			2,451.7	1,731	69.1	43.8	276.6	575	18.0	7.6
エネルギー産生栄養素バランス（%E）				16.0	22.8	63.9				

調理方法

朝　食	**軟飯** ①精白米重量の約2.5倍量の水で炊飯する。 **白身魚の酒粕漬け焼き** ①酒粕と水を耐熱容器に入れて電子レンジにかけ，食塩，みりんを合わせる。 ②①を白身魚に均一につけ，漬け込む。 ③②をオーブンまたはフライパンで焼く。	**だいこんとわかめの梅煮** ①わかめは戻し食べやすい大きさに切り，だいこんは拍子切りし下ゆでする。 ②①をやわらかくなるまでだし汁で煮て，水溶きじゃがいもでん粉で濃度をつける。 ③梅びしおを添える。
昼　食	**あんかけチャーハン** ①軟飯に溶き卵を混ぜ合わせて鍋で炒める。 ②根深ねぎ，しょうが，チンゲンサイはみじん切りにする。 ③別の鍋に根深ねぎ，しょうがを油で炒め，鶏がらだし，チンゲンサイを加える。 ④③を水溶きじゃがいもでん粉で濃度をつけ，ごま油を加える。 ⑤①に④をかけて仕上げる。	**鶏肉の棒棒鶏風** ①たまねぎはみじん切りして，炒める。 ②ながいもはゆでて裏ごしする。 ③鶏ひき肉と①，②，卵白を合わせ，酒，塩，こしょうをし，フードプロセッサーでよくまぜる。 ④③を平たく延ばし，皿に入れて軽くラップをする。蒸し器で10分，または電子レンジ（600W，約4分）にかけた後，冷やし，薄く切る。 ⑤きゅうりは板ずりし，薄く切って熱湯にさっと通す。 ⑥おろししょうが，葉ねぎ，Aを混ぜ，かけ汁をつくる。 ⑦⑤のきゅうりを敷き，④を盛り付け，⑥をかけて湯むきしたトマトを切って添える。

	ロールはくさい	グリンピースとベーコンのスープ
夕食	①はくさいはやわらかくなるまで熱湯でゆでる。 ②みじん切りしたたまねぎを透明になるまでいため、冷ましておく。 ③ひき肉、塩、こしょう、豆腐、卵と②を合わせてフードプロセッサーにかける。 ④はくさいは幅１cmに切り、卵白と混ぜ合わせ、芯の部分が手前になるようにラップに広げる。 ⑤④の手前中央に③をのせて巻く。 ⑥⑤を20分間蒸し、切り分けて、にんじんのグラッセ、マッシュポテトを添える。	①洋風だしにグリンピース、ベーコンを加え、塩、こしょうで調味する。 ②水溶きじゃがいもでん粉で濃度をつける。 グレープゼリー ①ゼラチン顆粒は水に浸しておく。 ②鍋の中にグレープジュースと砂糖を入れて温め、①を加えて溶かす。 ③②の粗熱がとれたら、赤ワイン、レモン汁を加える。 ④ぶどうは皮と種を除き型に入れ、③を流し、冷蔵庫で冷やし固める。また、ぶどうの代わりに白桃の缶詰を一口大に切り、１～２切れ入れてもよい。

〈③嚥下食レベル3（80歳男性）〉

	献立名	食品名	重量(g)	エネルギー(kcal)	たんぱく質(g)	脂質(g)	炭水化物(g)	カルシウム(g)	食物繊維(mg)	食塩相当量(g)
朝食	全粥	精白米	50	171	3.1	0.5	38.8	3	0.3	–
		水	300							
	豆腐となめこのすまし汁	ソフト豆腐	50	28	2.6	1.7	1.0	46	0.2	–
		なめこ	20	4	0.4	–	1.1	1	0.7	–
		しゅんぎく	20	4	0.5	0.1	0.8	24	0.6	–
		かつお・こんぶだし	7	–	–	–	–	–	–	–
		甘みそ	15	31	1.5	0.5	5.7	12	0.8	0.9
		ゲル化剤	0.3							
		かつお・こんぶだし増粘剤	150	3	0.5	–	0.5	5	–	0.2
	白身魚の酒粕漬け焼き	さわら	50	81	10.1	4.9	0.1	7	–	0.1
		みりん	5	12	–	–	2.2	–	–	–
		酒粕	20	43	3.0	0.3	4.8	2	1.0	–
		食塩	0.3							0.3
		かつお・こんぶだし	50	1	0.2	–	0.2	2	–	0.1
		ゲル化剤	1							
		オクラ	20	5	0.4	–	1.3	18	1.0	–
	A	ごま（いり）	2	12	0.4	1.1	0.4	24	0.3	–
		濃口しょうゆ	1	1	0.1	–	0.1	–	–	0.1
		かつお・こんぶだし	6	–	–	–	–	–	–	–
	だいこんとわかめの梅煮	だいこん	50	8	0.2	0.1	2.1	12	0.7	–
		かつお・こんぶだし	15	–	–	–	–	–	–	–
		ゲル化剤	0.7							
		カットわかめ	1.5	3	0.3	0.1	0.6	13	0.6	0.4
		かつお・こんぶだし	5	–	–	–	–	–	–	–
		梅びしお	5	3	–	–	0.6	–	–	0.4
	あん	かつお・こんぶだし	50	1	0.2	–	0.2	2	–	0.1
		薄口しょうゆ	1	1	0.1	–	0.1	–	–	0.2
		じゃがいもでん粉	1.5	5	–	–	1.2	–	–	–
		水	1.5							
	いちごヨーグルトがけ	いちご	40	12	0.4	–	3.4	7	0.6	–
		ヨーグルト（無糖）	30	17	1.1	0.9	1.5	36	–	–
		砂糖	3	12	–	–	3.0	–	–	–
		小　計	971.8	458	25.1	10.2	69.7	214	6.8	2.8
昼食	あんかけチャーハン風	精白米	50	171	3.1	0.5	38.8	3	0.3	–
		水	200							
		鶏卵	30	43	3.7	3.1	0.1	14	–	0.1
		鶏がらだし	100	7	0.9	0.4	–	1	–	0.1
		根深ねぎ	10	4	0.1	–	0.8	4	0.3	–
		しょうが	3	1	–	–	0.2	–	0.1	–
		調合油	3	27	–	3.0	–	–	–	–
		チンゲンサイ	30	3	0.2	–	0.6	30	0.4	–
		ごま油	3	27	–	3.0	–	–	–	–
		じゃがいもでん粉	3	10	–	–	2.4	–	–	–
		水	3							

	料理名	食品名	数量							
昼食	鶏肉の棒棒鶏風	若鶏・ひき肉	30	51	5.3	3.6	—	2	—	—
		たまねぎ	30	10	0.3	—	2.5	5	0.5	—
		鶏がらだし	30	2	0.3	0.1	—	—	—	—
		ゲル化剤	1							
		調合油	1	9	—	1.0	—	—	—	—
		ながいも	6	4	0.1	—	0.8	1	0.1	—
		鶏卵・卵白	6	3	0.6	—	—	—	—	—
		酒	2	2	—	—	0.1	—	—	—
		食塩	0.5	—	—	—	—	—	—	0.5
		こしょう	0.01	—						
	B {	じゃがいもでん粉	2	7	—	—	1.6	—	—	—
		穀物酢	5	2	—	—	0.1	—	—	—
		濃口しょうゆ	3	2	0.2	—	0.2	1	—	0.4
		酒	2	2	—	—	0.1	—	—	—
		砂糖	2	8	—	—	2.0	—	—	—
		ごま油	1	9	—	1.0	—	—	—	—
		しょうが	2	1	—	—	0.1	—	—	—
		増粘剤								
	付け合わせ	きゅうり	15	2	0.2	—	0.5	4	0.2	—
		トマト	30	6	0.2	—	1.4	2	0.3	—
	杏仁豆腐	普通牛乳	70	43	2.3	2.7	3.4	77	—	0.1
		砂糖	5	20	—	—	5.0	—	—	—
		カラギーナン	4							
		アーモンドエッセンス	0.05							
		小　計	682.56	476	17.5	18.4	60.7	144	2.2	1.2
夕食	全粥	精白米	50	171	3.1	0.5	38.8	3	0.3	—
		水	300							
	ロールはくさいキャロットソースがけ	牛・ひき肉	15	38	2.6	3.2	—	1	—	—
		豚・ひき肉	15	31	2.7	2.6	—	1	—	—
		食塩	1	—	—	—	—	—	—	1.0
		木綿豆腐	15	11	1.1	0.7	0.2	14	0.2	—
		こしょう	0.01	—	—	—	—	—	—	—
		たまねぎ	30	10	0.3	—	2.5	5	0.5	—
		鶏卵	5	7	0.6	0.5	—	2	—	—
		はくさい	100	13	0.8	0.1	3.2	43	1.3	—
		にんじん	40	12	0.3	—	3.5	10	1.0	—
		固形ブイヨン	1	2	0.1	—	0.4	—	—	0.4
		水	50							
	マッシュポテト	じゃがいも	40	24	0.7	—	6.9	2	3.6	—
		普通牛乳	10	6	0.3	0.4	0.5	11	—	—
		食塩	0.3	—	—	—	—	—	—	0.3
		こしょう	0.01	—	—	—	—	—	—	—
	グリンピースのポタージュ	グリンピース	50	38	3.5	0.2	7.7	12	3.9	—
		たまねぎ	10	3	0.1	—	0.8	2	0.2	—
		有塩バター	5	35	—	4.1	—	1	—	0.1
		薄力粉	7	24	0.6	0.1	5.3	1	0.2	—
		洋風だし	100	6	1.3	—	0.3	5	—	0.5
		普通牛乳	70	43	2.3	2.7	3.4	77	—	0.1
		食塩	1	—	—	—	—	—	—	1.0
		こしょう	0.01	—	—	—	—	—	—	—
	グレープゼリー	ぶどう・ストレートジュース	70	38	0.2	0.1	10.0	2	0.1	—
		砂糖	5	20	—	—	5.0	—	—	—
		ゼラチン	2	7	1.8	—	—	—	—	—
		ぶどう酒（赤）	8	5	—	—	0.1	1	—	—
		レモン	2	—	—	—	0.2	—	—	—
		ぶどう	10	6	—	—	1.6	1	0.1	—
		小　計	1,012.3	550	22.4	15.2	90.4	194	11.4	3.4
		合　計	2,666.7	1,484	65.0	43.8	220.8	552	20.4	7.4
		エネルギー産生栄養素バランス（%E）		17.5	26.6	59.5				

調理方法	
朝食	**全粥** 精白米重量の約6倍量の水で炊く。 **豆腐となめこのすまし汁** ①豆腐は棒状に切る。 ②なめこは湯通しし，ミキサーでペースト状にする。 ③しゅんぎくはゆで，ミキサーがまわるようにだし汁で調整し，ペースト状にする。ゲル化剤を加えて加熱し，バットに薄くのばして冷やす。 ④だし汁にみそを溶き，増粘剤で濃度をつけ，①〜③を盛った椀に注ぐ。	**白身魚の酒粕漬け焼き** ①白身魚，酒粕，みりん，塩，だし汁をフードプロセッサーにかけ，ゲル化剤を添加し，鍋で加熱する。切り身の形に成形して冷やす。 ②フライパンまたはバナーで焼き色をつけ，きざんだオクラをＡで調味して添える。 **だいこんとわかめの梅煮** ①だいこんはゆでてだし汁とミキサーにかけ，ゲル化剤を添加して加熱し，だいこんゼリーにする。 ②わかめはだし汁とミキサーにかけてペーストにする。 ③①と②を器に盛り，あんをかけて仕上げる。梅びしおを添える。
昼食	**あんかけチャーハン風** ①全粥を炊き，卵液を加えて加熱する。 ②根深ねぎ，しょうが，チンゲンサイはみじん切りにする。 ③鍋に根深ねぎ，しょうがを油で炒め，鶏がらだし，チンゲンサイを加える。 ④③を水溶きじゃがいもでん粉で濃度をつけ，ごま油を加える。 ⑤①に④をかけて仕上げる。 **鶏肉の棒棒鶏風** ①たまねぎはみじん切りして，炒める。 ②ながいもはゆでて裏ごしする。	③鶏ひき肉と酒，塩，こしょう，①，②，卵白を合わせ，だし汁と一緒にフードプロセッサーでよくまぜる。 ④③を平たく延ばし，皿に入れて軽くラップをする。蒸し器で10分，または電子レンジ（600W，約4分）にかけた後，冷やし，薄く切る。 ⑤きゅうりはゆでてミキサーにかけ，ペースト状にする。 ⑥おろししょうが，調味料Ｂを混ぜ，増粘剤で濃度をつけてかけ汁をつくる。 ⑦⑤のきゅうりのペーストを敷き，④を盛り付け，⑥をかける。 ⑧湯むきしたトマトをつぶして添える。
夕食	**ロールはくさいキャロットソースかけ** ①はくさいはゆでてミキサーでペースト状にする。 ②みじん切りしたたまねぎを透明になるまで炒め，冷ましておく。 ③ひき肉，塩，こしょう，豆腐，卵を②と合わせてフードプロセッサーにかける。 ④はくさいのペーストをラップに広げ，手前中央に③をのせて巻く。 ⑤④を20分間蒸し，冷えてから切る。 ⑥ミキサーにかけたにんじんとスープでキャロットソースをつくり，⑤にかけ，マッシュポテトを添える。 **グリンピースのポタージュ** ①グリンピースはゆでる。	②鍋にバターを溶かして弱火でたまねぎを炒め，小麦粉を加えて炒める。 ③洋風だしを加えて牛乳を合わせ，①と一緒にミキサーにかけてこす。 ④③に塩，こしょうで味を調える。 **グレープゼリー** ①ゼラチン顆粒は水に浸しておく。 ②鍋の中にグレープジュースと砂糖を入れて温め，①を加えて溶かす。 ③②の粗熱がとれたら，赤ワイン，レモン汁を加える。 ④ぶどうは皮と種を除き型に入れ，③を流し，冷蔵庫で冷やし固める。

●文　献●
・厚生労働省：令和元年国民健康・栄養調査報告，2020
・伊藤貞嘉，佐々木敏（監修）：厚生労働省「日本人の食事摂取基準（2020年版）」策定検討会報告書：日本人の食事摂取基準（2020年版），第一出版，2020
・Fried LP, Tangen CM, Walston J, *et al.*：Cardiovascular Health Study Collaborative Research Group. Frailty in older adults：evidence for a phenotype. J Gerontol A Biol Sci Med Sci, **56**, M146-56, 2001
・日本摂食嚥下リハビリテーション学会：嚥下調整食学会分類2013，日本摂食嚥下リハビリテーション学会誌，**17**（3），255-267，2013
http://www.jsdr.or.jp/wp-content/uploads/file/doc/classification2013-manual.pdf
・渡邉早苗，宮崎由子，吉野陽子（編）：スタンダード人間栄養学　これからの応用栄養学演習・実習―栄養ケアプランと食事計画・供食―，朝倉書店，2012
・鈴木博，川瀬みさ子：看護に活かす栄養管理―栄養状態の把握―，看護技術，**51**，6-9，2005

第11章

環境と栄養

　現代社会は人を取り巻く多くの心理社会的環境がストレッサーとなり，さまざまなストレス関連疾患を引き起こしていると考えられ，その栄養学的サポートは重要となる。また地球温暖化を背景に，熱中症の発症数は増加傾向にある。熱中症予防には水分や塩分の補給とともに，食事でエネルギーや各栄養素を十分確保することが大切である。私たちは日常生活の中で自然界から放射線を受けており，食品に関してはその中に含まれている放射性物質をわずかであるが摂取することで体内に取り込んでいる。食品に放射性物質が付着した場合，調理や加工により放射性物質をある程度除去することが可能である。

1. ストレスと栄養

（1）ストレスとその対策
1）ストレスとは

　ストレスという語句は一般的に使用されているが，学問的な定義とは異なって理解されていることが多い。これはストレスは容易に定量できるものではなく，構成概念だからである。

　最初にストレスの考えを提唱したのは米国のキャノン（W.B.Cannon）であり，生体のホメオスタシスの維持の観点から，犬に吠えられる猫は交感神経−副腎髄質系の活動が亢進していることを突き止め，この状態を緊急反応と名づけた。その後，カナダの薬理学者であるセリエ（H. Selye）はさまざまな有害刺激が生体に暴露されると，副腎皮質肥大，胃十二指腸潰瘍，胸腺リンパ節の萎縮の3徴候の変化が起こることを見出した。このように刺激の種類に関係なく非特異的に刺激が一定の身体反応を引き起こすことをストレスと名づけた。そして，有害刺激をストレッサーとして，ストレスと区別した。ここでは，ストレスをストレス反応と記述する。セリエはまた，ストレッサーによる生体の反応過程，すなわちストレス反応の過程について「全般適応症候群」という概念を発表した（図11-1）。これによると，生体にストレッサーが持続的に暴露すると，最初は生体の抵抗力は低下する（警告期）が，しばらくすると抵抗力が高まってくる（抵抗期）。そして，ストレッサーの暴露が長期間続くと，生体防御機構が崩壊し抵抗力は減少し，疲弊期に突入する。最後は死に至る。

　現代科学の観点からストレッサーとストレス反応の関係をみていくと，それには自律神経系，内分泌系，免疫系が介在している。これらの生体機能調整系が全般適応症候群の病態の基盤にあ

り，後に述べるストレス関連疾病を引き起こす原因となっている。

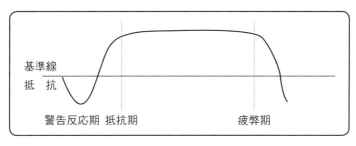

図11-1　ストレス反応の経時的変化

(小田切優子：ストレスとは？, 肥満と糖尿病, **6**(5), 772-774, 2007)

2）ストレッサーの種類

　ストレッサーにはどのようなものがあるのだろうか。主に，生理的ストレッサーと心理社会的ストレッサーに分類される。前者として，① 気候に関与する温度，湿度，気圧などの物理的ストレッサー，② 窒素酸化物などの大気汚染物質，喫煙，飲酒，有害化学物質などの化学的ストレッサー，③ 細菌，ウイルスなどの生物学的ストレッサー，④ 栄養不足または過剰，炎症，手術などの複合的ストレッサーがある。後者には，① 病気，死亡，引越し，借金などの生活上のストレッサー，② 転勤，配置換え，退職，昇進などの職業性ストレッサーなどがある。

　現代はストレス社会といわれ，わが国では2020（令和2）年の自殺統計（警察庁）によると自殺者数は約2.1万人である。レビー（L. Levi）らは，人を取り巻く心理社会的環境がストレッサーとなり，ストレス反応としてさまざまな疾患を引き起こすという人間−環境モデルを提唱した（図11-2）[1][2]。人は生活している環境からストレッサーを受けているとともに，そのストレッサーやストレス反応を軽減する社会的支援や個々人のストレス対処法などが複雑に絡まって，環

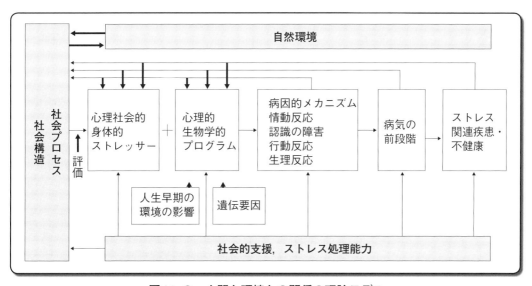

図11-2　人間と環境との関係の理論モデル

(下光輝一, 岩根久夫, 勝村俊仁ほか：ストレス研究の方法論　公衆衛生・一般保健の立場から, ストレス科学, **8**(1), 42-47, 1993)

境との関係を存続させている。

3) ストレスの生体影響

　ストレッサーはさまざまな疾病の発症に関連しており，そのストレス関連疾患の発症過程にはさまざまな要因が関与している（図11-3）[3]。ストレッサーとして職場の人間関係，家庭の親子関係など主に心理社会的要因がストレッサーとなり，健康障害が引き起こされる。しかし，同じストレッサーを受けても，ストレス反応には個人差がみられる。それは年齢，性別，性格傾向，人生経験などの個人的要因が影響するからである。また，ストレッサーの影響を軽減する周囲の人間からの社会的支援があり，これをストレス緩衝要因という。

　ストレッサー，個人的要因，ストレス緩衝要因が複雑に関与してその結果として身体的反応と心理的反応のストレス反応が表出される。ストレッサーの暴露が続き，ストレス反応が持続するとストレス関連疾患の発症へと進む。ストレス関連疾患としては，うつ病，不安障害などの精神症状，胃十二指腸潰瘍，高血圧などの器質的疾患，機能的失調の過敏性腸症候群などがある。しかし，ストレッサーに直面しても自分自身の努力，感情の表出，発想の転換，周囲の人への相談，リフレッシュなどのストレス対処行動をとることにより，ストレッサーの解決やストレス反応の軽減が起こり，ストレス関連疾患を回避することができる場合がある。

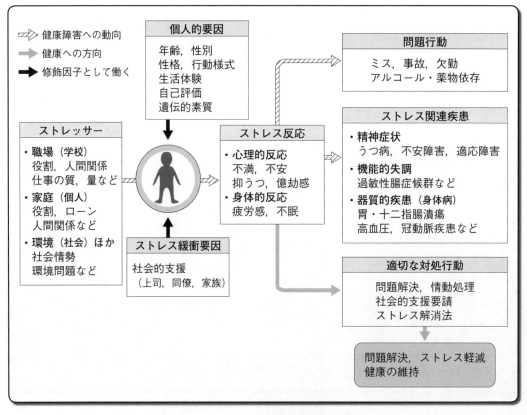

図11-3　ストレス関連疾患の発症過程

（永田頌史：ストレス関連疾患の発症・経過に影響する心理社会的ストレス，治療，**91**(1)，11-15，2009）

4）ストレス対策

このようにストレスは心身ともにさまざまな影響を及ぼす。特にメンタルヘルス問題と強い関連があることが懸念されている。そこでメンタルヘルスが大きな課題となっている産業現場では、2014（平成26）年6月の改正「労働安全衛生法」により、基本的に労働者数50人以上の事業場では年1回のストレスチェックが義務化され、2014（平成26）年12月1日から施行された[4,5]。この制度は仕事によるストレスの程度を把握し、メンタルヘルス不調になることを防ぐ、いわゆる一次予防を目的とするものである。

（2）ストレス軽減と栄養

1）n-3系多価不飽和脂肪酸[6]

n-3系多価不飽和脂肪酸であるドコサヘキサエン酸（DHA；docosahexaenoic acid）を摂取することによって心理社会的ストレスが緩和されると報告されている。DHAの経口摂取は神経膜構成リン脂質の分子種を変化させ、ストレス緩和と関連するセロトニン、GABA（γ-アミノ酪酸）ニューロンに影響を及ぼし、大脳辺縁系などでの遺伝子発現とも関連してストレス緩和作用が発揮されると考えられている。これまでの研究では、食事（魚介類）摂取量の減少とうつ病の発生との間には相関がみられ、うつ病患者の赤血球膜ではDHA濃度が減少することが報告されている。うつ病に関する臨床試験のうち、薬物に加えてDHAを補充して治療することでその成績の向上も認められた。

また、認知機能障害の程度、認知機能の経年的な低下速度、疾患そのものの進行などと逆相関することが報告されている。アルツハイマー病でない地域の高齢者815例を追跡したところ、魚摂取者（1回/週以上）は、非摂取者に比べアルツハイマー病発症リスクが60％低下し、DHA摂取量（平均60 mg/日以上）が密接に関与していた。

クローン病は、その原因として心理社会的ストレスが大きく関与していると考えられている。クローン病患者では、血漿や赤血球膜のDHA濃度が低下している。DHAを用いて無作為化比較試験を行ったところ、DHA摂取はストレス対処行動に影響を及ぼすことによって精神的健康状態が改善することが判明している。

2）腸内細菌叢[7]

ストレスが腸内細菌叢の構成に影響する。宇宙飛行士らを対象にした研究で、怒り、不安、恐怖などの心理的ストレスにより、乳酸菌、ビフィズス菌が減少することが示されている。

一方、生体は、有害なストレス刺激に暴露された時、主として視床下部−下垂体−副腎系と交感神経系を活性化させ、外界の変化に速やかに順応する。この主要な生体防御反応を構成する視床下部−下垂体−副腎系の発達、成熟に腸内細菌が関与していることが少しずつ明らかとなり、腸内細菌叢の違いにより成長後のストレス反応性が異なる可能性が示唆されている。

（3）ストレス時における栄養管理のポイント

栄養アセスメント	栄養ケア	献立作成上の留意点
• ストレスへの気づき	• ストレスとうまく付き合っていくために，「よく眠れない」，「イライラすることが多い」，「食欲がなくやせてきた」など自分のストレス状態に気づかせる。 • 現在のストレスの程度を「労働者の疲労蓄積度自己診断テェックリスト」などで診断し，重症に陥る前に予防することの大切さを認識させる。	• 不安やストレスから食欲不振を起こすことがあるため，エネルギー源となる糖質やミネラル，ビタミン類を含む穀類，野菜類，果実類，乳類を用いた献立が望ましい。 • 良質のたんぱく質（魚介類，肉類，乳類，卵類，大豆製品）を十分用いる。
• ストレスと疾患	• ストレスに対する生体の維持機構が破綻すると，自律神経系，内分泌系，免疫系を介し，さまざまな疾患が発症することを認識させる。	• ストレスにより消耗するビタミン，ミネラルの多い食品（胚芽米，いも類，豆類，緑黄色野菜，果実類，種実類，藻類など）を用いてバランスよく摂取する。
• 日常生活におけるストレス管理	• 適度な運動，栄養，休養をとりながら，バランスのとれた生活リズムを保つことの重要性を認識させる。 • 気分転換に役立つ趣味や相談できる人との心のふれあいの時間をもつことの大切さを認識させる。	• カルシウムやマグネシウムの多い食品（牛乳・乳製品），小魚，大豆・大豆製品，魚介類，藻類を十分に献立に取り入れる。 • ストレス時に発生する活性酸素除去や免疫能回復のためにも抗酸化ビタミン（E，C，β-カロテンなど）を摂取する。
• ストレス時における栄養補給	• エネルギー代謝や糖質，脂質，たんぱく質の異化が亢進するため，バランスのとれた食事から十分なエネルギーおよび栄養素を補給する。 • グルココルチコイドの作用により，筋たんぱく質の異化作用が亢進するため，良質のたんぱく質を十分に摂取する。 • グルココルチコイドや副腎髄質ホルモンの生成に伴い，ビタミンCの要求量が高まるため，十分なビタミンCの摂取が望まれる。 • ノルアドレナリンの作用によりカルシウムおよびマグネシウムの尿中排泄量が増大するため，カルシウム，マグネシウムの補給が必要である。	• エネルギー代謝や神経伝達物質の合成に関与しているビタミンB群（B_1，B_2，ナイアシン，パントテン酸など）を含む食品（胚芽米，豚肉，緑黄色野菜など）を十分に摂取する。 • 気分転換や休息時には，好きな嗜好飲料（緑茶，紅茶，コーヒー，ハーブティーなど）などをうまく利用し，ストレスの軽減・緩和に努める。
• 体重管理	• 精神的不安定，抑うつ状態を招きやすくなることから，「やけ食い」，「気晴らし食い」，「まとめ食い」などによる肥満に注意する。	

| ● ストレスの軽減・緩和 | ● 自分1人で対処できない強度のストレスの場合は，家族，周囲の人たち，専門医などの協力を得てよりよく解決できるような支援が必要である。
● ストレスを回避するのではなく，積極的に挑戦し，リラクゼーションのチャンスをつかんで強い意志を養うことの重要さを認識させる。 | |

（4）対象者の給与栄養目標量の設定

　（3）の項では，ストレス時における栄養管理のポイントについて述べた。ここではストレス時における具体的な対象者の事例をあげる。下記に示す対象者の栄養アセスメントを行い，栄養ケアを実施するための給与栄養目標量を「対象者の主な食事摂取基準」（表11-1）をもとに設定しなさい。また，（3）の項の「献立作成上の留意点」（p.208）および「対象者の食品構成例」（表11-2）を参考にしながら1日分の献立を作成しなさい。

> 対象者：Kさん，性別：女性，年齢：43歳，身長：159 cm，体重：53 kg，職業：インテリアデザイナー，身体活動レベル：Ⅱ，家族：夫（年齢：50歳），長男（18歳），長女（15歳），次女（10歳），夫は小学校教員であるが，校長として忙しい。長男の大学，長女の高校受験を控えている。仕事と家庭の両立でストレスが多い。

（5）対象者の主な食事摂取基準および食品構成例

　対象者の主な食事摂取基準および食品構成例を表11-1，表11-2に示す。健康の保持・増進に必要な摂取量に加え，ストレスにより消耗したエネルギー，たんぱく質，ビタミン，ミネラルを十分に摂取する必要がある。また，ストレスの受け方は個人差がありその解消方法についてもさまざまであるが，食事を通してストレスに強くなり，ストレスに対応した食事のあり方，つまり栄養管理からの支援は，現代社会においてはなくてはならないストレスマネジメント（ストレス管理）として重要である。

表11-1　対象者の主な食事摂取基準
（30〜49歳，女性，身体活動レベルⅡ）

エネルギーおよび栄養素		30〜49歳
エネルギー（kcal/日）	EER	2,050
たんぱく質（g/日）	RDA	50
たんぱく質エネルギー比率(%E)	DG	13〜20
脂肪エネルギー比率(%E)	DG	20〜30
炭水化物エネルギー比率（%E）	DG	50〜65
ビタミンA（μgRAE/日）	RDA	700
ビタミンE（mg/日）	AI	5.5
ビタミンB$_1$（mg/日）	RDA	1.1
ビタミンB$_2$（mg/日）	RDA	1.2
ビタミンC（mg/日）	RDA	100
葉酸（μg/日）	RDA	240
カリウム（mg/日）	AI	2,000
カルシウム（mg/日）	RDA	650
マグネシウム（mg/日）	RDA	290
鉄（mg/日）	RDA	10.5
食物繊維（g/日）	DG	18以上
食塩相当量（g/日）	DG	6.5未満

注）EER：推定エネルギー必要量，RDA：推奨量，
　　AI：目安量，DG：目標量
　　（厚生労働省：日本人の食事摂取基準（2020年版））

表11-2　対象者の食品構成例

食品群	重量（g）
穀類（精白米で計算）	270
いも類	50
砂糖・甘味料類	10
豆類	80
種実類	10
緑黄色野菜	120
その他の野菜	230
果実類	150
きのこ類	20
藻類	10
魚介類	80
肉類	70
卵類	50
乳類	200
油脂類	10
菓子類	10
嗜好飲料類	50
調味料・香辛料類	50
エネルギー（kcal）	2,056
たんぱく質エネルギー比率(%)	14.1
脂肪エネルギー比率（%）	23.6
炭水化物エネルギー比率（%）	61.5

注）令和元年国民健康・栄養調査結果による食品群
　　別荷重平均成分表より算出

（6）ストレス時の献立例

	献立名	食品名	可食量(g)	エネルギー(kcal)	たんぱく質(g)	脂質(g)	炭水化物(g)	ビタミンB$_6$(mg)	ビタミンC(mg)	カルシウム(mg)	食物繊維(g)	食塩相当量(g)
朝食	雑穀ご飯	精白米	80	274	4.2	0.6	62.5	0.10	−	4	−	−
		アマランサス	3	10	0.3	0.2	1.8	0.02	−	5	−	−
	春キャベツと油揚げのみそ汁	キャベツ	20	4	0.2	−	0.8	0.02	8	9	−	−
		油揚げ	5	19	1.2	1.6	0.1	−	−	16	−	−
		乾燥わかめ	0.5	1	0.1	−	0.1	−	−	4	−	0.1
		かつお・こんぶだし	150	3	0.3	−	0.6	0.02	−	5	−	0.2
		米みそ・甘みそ	12	25	1.0	0.4	4.0	−	−	10	1	0.7
	凍り豆腐と卵のさっと煮	凍り豆腐	20	99	9.9	6.5	0.9	−	−	126	1	0.2
		さやえんどう	20	8	0.4	−	1.2	0.02	12	7	1	−
		たまねぎ	10	3	0.1	−	0.7	0.01	1	2	−	−
		トマト	30	6	0.2	−	1.1	0.02	5	2	−	−
		薄口しょうゆ	4	2	0.2	−	0.2	0.01	−	1	−	0.6
		かつお・こんぶだし	80	2	0.2	−	0.3	0.01	−	2	−	0.1
		砂糖	2	8	−	−	2.0	−	−	−	−	−
		鶏卵	50	71	5.7	4.7	1.7	0.05	−	23	−	0.2
		グリンピース−冷凍	5	4	0.2	−	0.5	−	1	1	−	−
	かぼちゃサラダ	かぼちゃ	60	47	0.7	0.1	10.6	0.13	26	9	2	−
		きゅうり	10	1	0.1	−	0.2	0.01	1	3	−	−
		たまねぎ	5	2	−	−	0.4	0.01	−	1	−	−

区分	料理	食品	量									
朝食	A	ヨーグルト・全脂無糖	10	6	0.3	0.3	0.5	–	–	12	–	–
		マヨネーズ	6	40	0.1	4.4	0.4	–	–	–	–	0.1
		食塩	0.2	–	–	–	–	–	–	–	–	0.2
	果実	いちご	80	25	0.6	0.1	5.3	0.03	50	14	1	–
		小　計	662.7	659	25.8	18.8	95.6	0.46	104	254	6	2.4
昼食	ライ麦パン	ライ麦パン	120	302	8.0	2.4	58.8	0.11	–	19	7	1.4
		いちご・ジャム	20	39	0.1	–	9.5	0.01	2	2	–	–
	鶏レバーのくるみとバジルのソース和え	鶏肝臓	60	60	9.7	1.1	2.8	0.39	12	3	–	0.1
		にんじん	20	6	0.1	–	1.2	0.02	1	5	–	–
		赤ピーマン	15	4	0.1	–	0.9	0.06	26	1	–	–
		ブロッコリー	30	11	1.1	0.1	0.9	0.09	42	15	2	–
	B	くるみ	5	36	0.7	3.5	0.2	0.02	–	4	–	–
		にんにく	5	2	0.1	–	0.4	0.02	2	2	–	–
		バジル	5	1	0.1	–	–	0.01	1	12	–	–
		パルメザンチーズ	5	22	2.1	1.4	0.4	–	–	65	–	0.2
		オリーブ油	3	27	–	3.0	–	–	–	–	–	–
		水	3									
		食塩	0.4	–	–	–	–	–	–	–	–	0.4
	じゃがいもの熱々ドレッシングかけ	じゃがいも	60	35	0.8	–	5.1	0.12	17	2	5	–
		ベーコン	5	9	0.8	0.5	0.2	0.01	2	–	–	0.1
		オリーブ油	2	18	–	2.0	–	–	–	–	–	–
	C	ワインビネガー	5	2	–	–	0.1	–	–	–	–	–
		食塩	0.3	–	–	–	–	–	–	–	–	0.3
		こしょう	0.01	–	–	–	–	–	–	–	–	–
		パセリ	1	–	–	–	–	–	1	3	–	–
	赤野菜とヨーグルトのスープ	にんじん	20	6	0.1	–	1.2	0.02	1	5	–	–
		たまねぎ	25	8	0.2	–	1.8	0.04	2	4	–	–
		トマト	50	10	0.3	0.1	1.8	0.04	8	4	1	–
		有塩バター	3	21	–	2.2	0.2	–	–	–	–	0.1
		固形コンソメ	1.5	3	0.1	0.1	0.6	0.01	–	–	–	0.6
		水	160									
		ヨーグルト（無糖）	40	22	1.3	1.1	1.8	0.02	–	48	–	–
		食塩	0.3	–	–	–	–	–	–	–	–	0.3
		こしょう	0.01	–	–	–	–	–	–	–	–	–
	果実	はっさく	80	38	0.4	–	8.2	0.06	32	10	1	–
		小　計	744.52	684	26.0	17.6	96.3	1.02	149	208	16	3.7
夕食	ご飯	精白米	80	274	4.2	0.6	62.5	0.10	–	4	–	–
		米粒麦	8	27	0.5	0.1	5.5	0.02	–	1	1	–
	さわらの菜の花のせチーズ焼き	さわら	70	113	12.6	5.9	2.5	0.28	–	9	–	0.1
		食塩	0.3	–	–	–	–	–	–	–	–	0.3
		菜の花	20	7	0.7	–	0.5	0.05	26	32	1	–
		粒入りマスタード	5	11	0.3	0.8	0.7	0.01	–	7	–	0.2
		エメンタールチーズ	10	40	2.7	3.0	0.6	0.01	–	120	–	0.1
		アスパラガス	20	4	0.4	–	0.5	0.02	3	4	–	–
		レモン	10	4	–	–	0.9	0.01	10	7	–	–
	アボカドサラダ	アボカド	20	36	0.3	3.2	0.9	0.06	2	2	1	–
		きゅうり	20	3	0.1	–	0.4	0.01	3	5	–	–
		トマト	30	6	0.2	–	1.1	0.02	5	2	–	–
	D	たまねぎ	5	2	–	–	0.4	0.01	–	1	–	–
		食塩	0.4	–	–	–	–	–	–	–	–	0.4
		レモン汁	5	1	–	–	0.1	–	3	–	–	–
		オリーブ油	3	27	–	3.0	–	–	–	–	–	–
	あさりとチンゲンサイのスープ	あさり（水煮缶詰）	20	20	3.1	0.2	1.6	–	–	22	–	0.2
		チンゲンサイ	20	2	0.1	–	0.1	0.02	5	20	–	–
		にんにく	3	1	–	–	0.2	0.01	1	1	–	–
		根深ねぎ	5	2	0.1	–	0.3	0.01	1	2	–	–
		固形コンソメ	1.5	3	0.1	0.1	0.6	0.01	–	–	–	0.6
		水	150									
		食塩	0.3	–	–	–	–	–	–	–	–	0.3
		こしょう	0.01	–	–	–	–	–	–	–	–	–

夕食	あっさりブラマンジェ	低脂肪乳	80	34	2.7	0.8	4.6	0.03	–	104	–	0.2
		コーンスターチ	8	29	–	0.1	6.9	–	–	–	–	–
		砂糖	8	31	–	–	7.9	–	–	–	–	–
		バニラエッセンス	0.1									
	果実	オレンジ	80	38	0.4	0.1	8.2	0.05	48	19	1	–
	小　計		682.61	714	28.8	17.9	106.6	0.71	106	363	4	2.5
	合　計		2,089.8	2,056	80.6	54.3	298.5	2.19	359	825	26	8.6
	エネルギー産生栄養素バランス（%E）				15.7	23.8	58.0					

調理方法

朝食

凍り豆腐と卵のさっと煮
①凍り豆腐は水で戻し，2cm角に切る。
②さやえんどうは斜めに2つに切り，たまねぎは薄くスライスし，トマトは乱切りにする。
③材料をだし汁で煮た後，調味し，最後に溶き卵を流し入れ，グリンピースを飾る。

かぼちゃサラダ
①かぼちゃは2cm角に切りゆでる。
②きゅうり，たまねぎは薄くスライスし，塩もみした後，洗い流し絞る。
③調味液Aで和える。

昼食

鶏レバーのくるみとバジルのソース和え
①鶏レバーは流水で血抜きをし，一口大に切り，3分ゆでる。
②赤ピーマンは2cm角に切り1分ゆでる。
③にんじんは4cm長さの拍子切り，ブロッコリーは一口大にしてゆでる。
④くるみとにんにくはすりおろす。
⑤バジルはみじん切りにする。
⑥①～③を調味液Bで混ぜ合わせる。

じゃがいもの熱々ドレッシングかけ
①じゃがいもは皮ごとオーブンで焼く。
②ベーコンはみじん切りにしてオリーブ油でカリカリに焼く。

③②にCを加えてじゃがいもにかけ，パセリを添える。

赤野菜とヨーグルトのスープ
①にんじんは3mm幅の半月切り，トマトは皮，種を除いて乱切り，たまねぎは薄くスライスする。
②鍋にバターを溶かし，にんじん，たまねぎを炒め，水，固形コンソメを加えて弱火で10分煮る。
③トマトを加えて1分程煮たら火を消し，粗熱を取る。
④粗熱が取れたらミキサーにかける。
⑤鍋に戻し，ヨーグルトを加えてひと煮立ちしたら塩，こしょうで味を調える。

夕食

さわらの菜の花のせチーズ焼き
①さわらは厚みを半分にそぎ切りし，塩をふる。
②菜の花は塩ゆでし，みじん切りしたら粒入りマスタードとチーズを混ぜる。
③さわらをオーブンで5分程焼き，さらに②をのせて3分程焼く。
④ゆでたアスパラガスとくし型に切ったレモンを添える。

アボカドサラダ
①アボカドは2cm角に切る。
②きゅうりとトマトは乱切りにする。
③たまねぎはすりおろす。
④調味液Dで混ぜ合わせる。

あさりとチンゲンサイのスープ
①スープにみじん切りしたにんにくとねぎ，あさりを入れて煮る。
②5cm長さのチンゲンサイを加え，塩，こしょうで味を調える。

あっさりブラマンジェ
①低脂肪乳，砂糖，コーンスターチを鍋に入れ，中火で加熱する。
②煮立ってきたら弱火で3分程練り，最後にバニラエッセンスを加える。
③つやが出てきたらぬらした型に流し入れ，冷やす。

2．熱中症と栄養

（1）熱中症の病態と重症度分類

　熱中症とは，暑熱環境下で発生する障害の総称である。スポーツ活動においては，高温・多湿の環境下で，高度または長時間の運動に伴い発生することが多く，個体の暑熱耐性も影響する。

　運動筋の収縮によって発生する熱は，皮膚の血流増加による熱放散と，発汗に伴う気化熱で体外へ排出される。しかし，高温・多湿や風通しの悪い環境下では，熱放散や気化熱による熱の排出効率は低下し，高強度の運動で，排出を上回る大量の体熱が発生すると，体温が上昇する。さらに，長時間の運動で，発汗により体内の水分が失われて脱水状態になると，こうした体温調節の機能はうまく作用しなくなり，熱中症のリスクが増加する。なお，日本救急医学会が熱中症重

症度分類を示している（表11－3）[8)9)]。

表11-3　日本救急医学会熱中症分類2015

	症状	治療	臨床症状からの分類
Ⅰ度 （応急処置と見守り）	めまい，立ちくらみ，生あくび 大量の発汗 筋肉痛，筋肉の硬直（こむら返り） 意識障害を認めない（JCS＝0）	通常は現場で対応可能 →冷所での安静，体表冷 　却，経口的に水分と 　Naの補給	熱けいれん 熱失神
Ⅱ度 （医療機関へ）	頭痛，嘔吐， 倦怠感，虚脱感， 集中力や判断力の低下 （JCS≦1）	医療機関での診察が必要 →体温管理，安静，十分 　な水分とNaの補給（経 　口摂取が困難なときには 　点滴にて）	熱疲労
Ⅲ度 （入院加療）	下記の3つのうちいずれかを含む （C）中枢神経症状（意識障害 　　JCS≧2，小脳症状，痙攣発作） （H/K）肝・腎機能障害（入院経 　　過観察，入院加療が必要な程度の 　　肝または腎障害） （D）血液凝固異常（急性期DIC 　　診断基準（日本救急医学会）に 　　てDICと診断）⇒Ⅲ度の中で 　　も重症型	入院加療（場合により集 中治療）が必要 →体温管理（体表冷却に 　加え体内冷却，血管内冷 　却などを追加） 呼吸，循環管理 DIC治療	熱射病

注）JCS：Japan Coma Scale　　DIC：播種性血管内凝固症候群

（日本救急医学会：熱中症診療ガイドライン2015）

1）熱けいれん

　暑熱環境下での大量の発汗で水分とナトリウムを失ったときに水分だけを補充すると，血液中のナトリウム濃度が低下し，筋の収縮が誘発される。

2）熱失神

　体温調節反応としての皮膚血管拡張や，発汗後に水分を補給しないことにより，血圧の低下や脳血流の減少を招き，頭痛，吐き気，めまい，立ちくらみなどの症状を呈する。

3）熱疲労

　長時間の発汗ないしは水分の補給不足により，高度の脱水が生じた場合に生じる。症状としては，激しい口渇，食欲の減退，脱力，倦怠感，皮膚温，体温の上昇，血液の濃縮などが認められる。発汗による脱水に塩分の喪失が加わると，頭痛，めまい，悪心，嘔吐，下痢が加わり症状が悪化する。

4）熱射病

　体温が40℃を超えて視床下部にある体温中枢も障害されると，頭痛，悪心，めまい，浅い頻脈，意識喪失，ショック症状などを認める。通常の熱射病は皮膚が紅潮，乾燥して熱感があるが，運動に伴う熱射病は発症直後は皮膚は汗で湿り蒼白であることが多い。

（2）熱中症の予防[10)]

　熱中症の発症には温度，湿度，気流，放射熱などの温熱環境因子，性，年齢，既往歴や健康状態などの個体因子，さらには運動，労働，日常生活活動などさまざまな要因が作用する。したがって，これらの要因を考慮した予防指針づくりをする必要があるが，発症要因が複雑多岐にわたることから，これは実に困難なことである。そこで，日本生気象学会は湿球黒球温度を「温度基準」に採用し，その温度レベルによって危険度を4段階に分けて指針を作成している（表11-4）。

表11-4　日常生活における熱中症予防指針

温度基準 （WBGT）	注意すべき 生活活動の目安	注意事項
危険 （31℃以上）	すべての生活活動で起こる危険性	高齢者においては安静状態でも発生する危険性が大きい。外出はなるべく避け，涼しい室内に移動する。
厳重警戒 （28〜31℃）		外出時は炎天下を避け，室内では室温の上昇に注意する。
警戒 （25〜28℃）	中等度以上の生活活動で起こる危険性	運動や激しい作業をする際は，定期的に十分に休息を取り入れる。
注意 （25℃未満）	強い生活活動で起こる危険性	一般に危険性は少ないが，激しい運動や重労働時には発生する危険性がある。

注）WBGT；Wet-Bulb Globe Temperature Index
　　ここでのWBGTはその日の最高気温時の気温と湿度から推定されるものである。
　　28〜31℃は28℃以上31℃未満の意味。

（日常生活における熱中症予防指針 Ver.1，日本生気象学会雑誌，**45**(1)，33-41，2008）

1）水分補給の計画

　体重の3〜5％の脱水では，皮膚の血流や発汗量が減少して熱の排出が低下し始め，6〜10％の脱水では，骨格筋の血流や心拍出量も減少し，体内深部からの熱の排出が障害される。そのため，熱中症の発症予防に水分補給は極めて重要である。しかし，運動中の発汗による水分の損失は胃からの水分排出速度を上回るため，発汗に見合った量の水分を運動中に補うことは通常困難であり，計画的に運動前後に水分を補給する必要がある。

2）運動前の水分補給

　運動開始4時間前に，体重1kg当たり5〜7mLの水分を摂取する。排尿が起こらない，あるいは尿が濃縮されている場合は，さらに運動開始2時間前に3〜5mL/kgの水分を摂取する。これによって，運動前に存在した脱水は補正され，余った水分は運動開始前に排尿することで体外に捨てることができる。

3）運動開始後の水分補給

　運動開始後は15〜20分ごとに水分を摂取する。胃からの水分の排出量は胃内の水分量に比例し，いったん小腸に到達した水分は速やかに吸収されるので，飲水量が多いほど水分の体内への

取り込みも増加する。運動中に摂取可能な水分量には個人差が大きく、各人が決めていくことが大切である。中等度以上の運動強度では、腎血流量・糸球体濾過量が著しく低下して尿量が減少する。このため、水分のみを過剰に摂取すると、低ナトリウム血症による重篤な症状（脳浮腫や肺水腫など）を呈する場合がある。そこで、20〜30 mEq/L程度のナトリウム濃度の水分が推奨される。またナトリウムを含む水分は、飲む量が増えやすく、水分の体内への保持にも有利である。

4）水分の糖質

　糖質を含む水分の摂取は、持続時間が30分以上の運動でエネルギー補給のために推奨される。しかし、糖質の濃度が上がると胃からの排出が遅延し、8％を超えると腹痛などの消化管症状も呈するので、通常のスポーツドリンク（6〜8％）か、ソフトドリンクなら水で半分に割った濃度が好ましい。糖質の甘みは飲水量を増やすのにも有効である。同様の理由で、水温はやや冷たい（15〜21℃）もの、味（フレーバー）のついたものが望ましいが、水温や味の好みは個人差が大きいので、これを考慮して決めることになる。日本生気象学会の「日常生活における熱中症予防指針」Ver.1の中に掲載されている水分・塩分補給の目安を表11-5に示した。

表11-5　水分・塩分補給の目安

日常生活	・基本的に、不感蒸泄や発汗による水分の補給が必要である。 ・睡眠時、入浴時にも発汗する。就寝前、起床時、入浴前後にコップ1杯（約200 mL）の水分を補給する。 ・日中はコップ半分程度の水分を定期的に（1時間に1回程度）補給する。 ・のどの渇きを感じる前に水分補給を心がける。特に高齢者は口渇感等の感覚が衰えており、十分に注意する必要がある。
運動時や作業時	・水分の補給量は体重減少量の7〜8割程度が目安となる。 ・体重の2％以上の脱水を起こさないよう注意する。 ・大量に発汗する運動時や作業時には、水分と同時に塩分補給が重要である。0.2％程度の塩分を含む水分を補給するよう心がける。 　作業前：コップ1〜2杯程度の水分・塩分を補給する。 　作業中：コップ半分〜1杯程度の水分・塩分を20〜30分ごとに補給する。 　作業後：30分以内に水分・塩分を補給する。
飲酒時	・アルコールは利尿作用が強く、飲酒量以上の水分を排泄するので、飲酒後は、水分を十分に補給する。
空調装置使用時	・室内は空気が乾燥することから、気がつかないうちに脱水が生じる。こまめに水分を補給する。

（日常生活における熱中症予防指針 Ver.1、日本生気象学会雑誌、**45**(1)、33-41、2008）

（3）熱中症予防と栄養管理のポイント

栄養アセスメント	栄養ケア	献立作成上の留意点
• 外部環境条件（温度，湿度，風速など）の把握	• 生体は外部環境の変化に応じて適応するホメオスタシス機構により一定の範囲内を維持するよう調節されているが，外気温が体温より高くなると熱の放散がうまくできず，体内に熱がこもる（うつ熱）状態になる危険性があることを認識させる。	• 主食（糖質）と副菜を増やしエネルギーおよび各栄養素を十分に確保する献立を工夫する。 • 糖代謝に必要なビタミンB_1，B_2を含む食品（胚芽米，豚肉，牛乳・乳製品，レバー，納豆など）を献立に取り入れる。
• 水分および塩分の補給	• 高温環境下では，発汗による蒸発が主な体温調節因子となる。多量の発汗により代謝量が増加し，血液の粘性が高まり，脱水症状を起こす危険性があることを認識させる。 • ヒトの発汗量は最高1.5 L/時間，10 L/日にも達することがあるため，十分な水分およびミネラル（ナトリウム）の補給が必要である。	• 水分補給のためにも多種類の旬の野菜や根菜類などを用いたスープ，シチュー，ポトフなどを取り入れる。 • 塩分補給は，食事でとるようにする。チーズ，野菜の漬物，食肉加工品，魚介類の塩蔵品を用いたり，調理の味付けも食塩だけでなくうま味調味料（しょうゆ，みそ，トマトケチャップなど）を活用する。
• 栄養補給	• エネルギー補給が十分でないと経皮的窒素損失量の増大は，尿中窒素排泄量の減少により代償されず，たんぱく質必要量が増加するため，十分なエネルギーを補給する必要があることを認識させる。 • ミネラルの摂取量が少ないと，ミネラルの体内保留のために腎臓や内分泌機能への負担が増大することを認識させる。	• 食欲減退によりエネルギー不足に陥りやすいため，口当たり，のどごしのよい食材を用いる。旬の野菜や季節の果実類をできるだけ多く利用する。 • 良質のたんぱく質（魚介類，肉類，乳類，卵類，大豆製品）を十分用いる。 • 発汗により失われるミネラル（カルシウム，カリウム，マグネシウム，鉄など）を多く含む緑黄色野菜や果実類，藻類などを用いてバランスよく摂取する。 • 疲労により低下した免疫機能亢進のために抗酸化ビタミン（E，C，β-カロテンなど）を含む野菜類や果実類，種実類，植物油などを献立に取り入れる。
• アルコールの摂取を避ける	• アルコールは体水分の回復を遅延させ，水分の保持作用のある抗利尿ホルモン（ADH）の分泌を抑制することを認識させる。	

（4）対象者の給与栄養目標量の設定

（3）の項では，熱中症予防と栄養管理のポイントについて述べた。ここでは高温環境下における具体的な対象者の事例をあげる。下記に示す対象者の栄養アセスメントを行い，栄養ケアを実施するための給与栄養目標量を「対象者の主な食事摂取基準」（表11-6）をもとに設定しなさ

い。また，（3）の項の「献立作成上の留意点」（p.216）および「対象者の食品構成例」（表11-7）を参考にしながら1日分の献立を作成しなさい。

> 対象者：Hさん，性別：女性，年齢：28歳，身長：163cm，体重：56kg，職業：旅行添乗員，身体活動レベル：Ⅱ，真夏のとても暑い季節である。最近では国外の東南アジア近辺の添乗が多い。乾燥した飛行機内から気温・湿度の高い地域への移動などで環境の変化も大きい。

（5）対象者の主な食事摂取基準および食品構成例

対象者の主な食事摂取基準および食品構成例を表11-6，表11-7に示す。高温環境下では，健康の保持・増進に必要な量に加え，生体における生理機能や代謝に及ぼす影響が大きいことから，水分，塩分の補給をはじめ，エネルギーおよび各栄養素の摂取についても考慮する必要がある。

表11-6　対象者の主な食事摂取基準
（18～29歳，女性，身体活動レベルⅡ）

エネルギーおよび栄養素		18～29歳
エネルギー（kcal/日）	EER	2,000
たんぱく質（g/日）	RDA	50
たんぱく質エネルギー比率（%E）	DG	13～20
脂肪エネルギー比率（%E）	DG	20～30
炭水化物エネルギー比率（%E）	DG	50～65
ビタミンA（μgRAE/日）	RDA	650
ビタミンE（mg/日）	AI	5.0
ビタミンB$_1$（mg/日）	RDA	1.1
ビタミンB$_2$（mg/日）	RDA	1.2
ビタミンC（mg/日）	RDA	100
葉酸（μg/日）	RDA	240
カリウム（mg/日）	AI	2,000
カルシウム（mg/日）	RDA	650
鉄（mg/日）	RDA	10.5
亜鉛（mg/日）	RDA	8
食物繊維（g/日）	DG	18以上
食塩相当量（g/日）	DG	6.5未満

注）EER：推定エネルギー必要量，RDA：推奨量，
　　AI：目安量，DG：目標量
　　（厚生労働省：日本人の食事摂取基準（2020年版））

表11-7　対象者の食品構成例

食品群	重量（g）
穀類（精白米で計算）	270
いも類	50
砂糖・甘味料類	5
豆類	80
種実類	10
緑黄色野菜	120
その他の野菜	230
果実類	150
きのこ類	20
藻類	10
魚介類	70
肉類	60
卵類	50
乳類	200
油脂類	10
菓子類	10
嗜好飲料類	50
調味料・香辛料類	50
エネルギー（kcal）	2,000
たんぱく質エネルギー比率（%）	13.8
脂肪エネルギー比率（%）	23.3
炭水化物エネルギー比率（%）	62.3

注）令和元年国民健康・栄養調査結果による食品群
　　別荷重平均成分表より算出

（6）高温環境下の献立例

	献立名	食品名	可食量 (g)	エネルギー (kcal)	たんぱく質 (g)	脂質 (g)	炭水化物 (g)	ビタミンB$_1$ (mg)	ビタミンB$_2$ (mg)	カリウム (mg)	カルシウム (mg)	マグネシウム (mg)	鉄 (mg)	食塩相当量 (g)
朝食	とうもろこしご飯	精白米	80	274	4.2	0.6	62.5	0.06	0.02	71	4	18	0.6	–
		米粒麦	8	27	0.5	0.1	5.5	0.02	–	14	1	2	0.1	–
		とうもろこし(生)	20	18	0.5	0.3	3.0	0.03	0.02	58	1	7	0.2	–
		酒	3	3	–	–	0.2	–	–	–	–	–	–	–
		食塩	0.4	–	–	–	–	–	–	–	–	–	–	0.4
		青しそ	2	1	0.1	–	–	–	0.01	10	5	1	–	–
		梅肉	2	1	–	–	–	–	–	4	–	1	–	0.4
	生揚げとこまつなのみそ汁	生揚げ	30	43	3.1	3.2	0.4	0.02	0.01	36	72	17	0.8	–
		こまつな	10	1	0.1	–	0.1	0.01	0.01	50	17	1	0.3	–
		かつお・こんぶだし	150	3	0.3	–	0.6	0.02	0.02	95	5	6	–	0.2
		淡色辛みそ	12	22	1.3	0.7	2.2	–	0.01	46	12	9	0.5	1.5
	さばの塩焼き	さば（まさば）	70	148	12.5	9.0	4.3	0.15	0.22	231	4	21	0.8	0.2
		食塩	0.6	–	–	–	–	–	–	1	–	–	–	0.6
		薄力粉	2	7	0.2	–	1.5	–	–	2	–	–	–	–
		調合油	2	18	–	1.9	0.1	–	–	–	–	–	–	–
		だいこん	30	5	0.1	–	0.9	0.01	–	69	7	3	0.1	–
		ししとうがらし	10	3	0.1	–	0.3	0.01	0.01	34	1	2	0.1	–
		濃口しょうゆ	4	3	0.2	–	0.3	–	0.01	16	1	3	0.1	0.6
	ネバネバ野菜とたこの酢の物	モロヘイヤ	40	14	1.4	0.2	0.7	0.07	0.17	212	104	18	0.4	–
		オクラ	15	4	0.2	–	0.3	0.01	0.01	39	14	8	0.1	–
		たこ（ゆで）	25	23	3.8	0.1	1.8	0.01	0.01	60	5	13	0.1	0.2
	A {	穀物酢	6	2	–	–	0.1	–	–	–	–	–	–	–
		砂糖	2	8	–	–	2.0	–	–	–	–	–	–	–
		薄口しょうゆ	4	2	0.2	–	–	–	–	13	1	2	–	0.6
		水	5											
		しょうが	2	1	–	–	0.1	–	–	5	–	1	–	–
	すいか	すいか	80	33	0.2	0.1	7.6	0.02	0.02	96	3	9	0.2	–
	小　計		615.0	661	29.2	16.2	94.7	0.45	0.55	1,162	258	142	4.3	4.6
昼食	トマトとあさりのスパゲッティ	スパゲッティ(乾)	90	312	10.8	1.4	62.0	0.17	0.05	180	16	50	1.3	–
		あさり(水煮缶詰)	40	41	6.3	0.4	3.1	–	0.04	4	44	18	12.0	0.4
		ホールトマト	80	17	0.7	0.1	2.6	0.05	0.02	192	7	10	0.3	–
		なす	20	4	0.1	–	0.6	0.01	0.01	44	4	3	0.1	–
		にんにく	2	3	0.1	–	0.5	–	–	10	–	–	–	–
		オリーブ油	3	27	–	3.0	–	–	–	–	–	–	–	–
		有塩バター	5	35	–	3.7	0.3	–	–	1	1	–	–	0.1
		白ワイン	10	8	–	–	0.1	–	–	6	1	1	–	–
		食塩	1	–	–	–	–	–	–	1	–	–	–	1.0
		白こしょう	0.01	–	–	–	–	–	–	–	–	–	–	–
		パセリ	1	–	–	–	–	–	–	10	3	–	0.1	–
	わかめとグレープフルーツのさっぱりサラダ	わかめ－素干し	1	2	0.1	–	0.1	–	0.01	52	8	11	–	0.2
		グレープフルーツ	60	24	0.3	0.1	5.0	0.04	0.02	84	9	5	–	–
		たまねぎ	5	2	–	–	0.4	–	–	8	1	–	–	–
		食塩	0.4	–	–	–	–	–	–	–	–	–	–	0.4
		穀物酢	3	1	–	–	0.1	–	–	–	–	–	–	–
		粒入りマスタード	5	11	0.3	0.8	0.6	0.02	–	10	7	6	0.1	0.2
		調合油	2	18	–	1.9	0.1	–	–	–	–	–	–	–
	チキンと野菜のスープ	鶏手羽元, 皮つき	45	79	7.5	5.4	0.7	0.04	0.05	104	5	9	0.2	0.1
		にんじん	20	6	0.1	–	1.2	0.01	0.01	54	5	2	–	–
		ミニトマト	20	6	0.2	–	1.1	0.01	0.01	58	2	3	0.1	–
		キャベツ	30	6	0.3	–	1.1	0.01	0.01	60	13	4	0.1	–
		ブロッコリー	20	7	0.8	0.1	0.8	0.03	0.05	92	10	6	0.3	–
		ぶなしめじ	10	2	0.2	–	0.2	0.02	0.02	37	–	1	0.1	–
		食塩	1	–	–	–	–	–	–	1	–	–	–	1.0
		固形コンソメ	1	2	0.1	–	0.4	–	–	2	–	–	–	0.4
		酒	3	3	–	–	0.1	–	–	–	–	–	–	–
		黒こしょう	0.01	–	–	–	–	–	–	–	–	–	–	–

昼食	コーヒーゼリー	インスタントコーヒー	2	6	0.1	−	1.3	−		72	3	8	0.1	−
		水	80											
		ゼラチン／水	2/10	7	1.7	−	−	−		−	−	−	−	−
		砂糖	8	31	−	−	7.9	−		−	−	−	−	−
		コーヒーホワイトナー	10	21	0.5	1.8	0.6	−	0.01	6	3	−	−	−
	小　計		590.42	680	30.3	18.7	91.1	0.43	0.31	1,087	142	139	14.8	3.9
夕食	麦ご飯	精白米	80	274	4.2	0.6	62.5	0.06	0.02	71	4	18	0.6	−
		押麦	8	26	0.5	0.1	5.4	0.01	−	17	2	3	0.1	−
	豚肉のピリ辛オイスターソース炒め	豚もも肉・脂身つき	60	103	10.1	5.7	2.8	0.54	0.13	210	2	14	0.4	0.1
		じゃがいもでん粉	2	7	−	−	1.6	−		1	−	−	−	−
		れんこん	30	20	0.4	−	4.2	0.03	−	132	6	5	0.2	−
		茎にんにく	40	18	0.6	−	3.0	0.04	0.04	64	18	6	0.2	−
		干ししいたけ	1	3	0.1	−	0.2	−	0.02	22	−	1	−	−
		根深ねぎ	5	2	0.1	−	0.3	−		10	2	1	−	−
		しょうが	5	1	−	−	0.2	−		14	1	1	−	−
		ごま油	5	45	−	4.9	0.1	−		−	−	−	−	−
	B	オイスターソース	6	6	0.4	−	1.2	−		16	2	4	0.1	0.7
		酒	5	5	−	−	0.3	−		−	−	−	−	−
		濃口しょうゆ	3	2	0.2	−	0.3	−	0.01	12	1	2	0.1	0.4
		トウバンジャン	1	−	−	−	−	−		2	−	−	−	0.2
		鶏がらだし	15	1	0.1	0.1	−	−	0.01	9	−	−	−	−
	トマトとゴーヤのサラダ	トマト	50	10	0.3	0.1	1.8	0.03	0.01	105	4	5	0.1	−
		ゴーヤ	30	5	0.2	−	0.5	0.02	0.02	78	4	4	0.1	−
		干しえび	3	8	−	0.1	0.1	0.01		36	60	9	0.1	0.1
	C	濃口しょうゆ	3	2	0.2	−	0.3	−	0.01	12	1	2	0.1	0.4
		ひまわり油	3	27	−	3.0	−	−		−	−	−	−	−
		レモン汁	3	1	−	−	0.1	−		3	−	−	−	−
	しめじとセロリーの溶きたまスープ	鶏卵	25	36	2.8	2.3	0.9	0.02	0.09	33	12	3	0.4	0.1
		ぶなしめじ	10	2	0.2	−	0.2	0.02	0.02	37	−	1	0.1	−
		セロリー	10	1	−	−	0.1	−		41	4	1	−	−
		葉ねぎ	1	−	−	−	−	−		3	1	−	−	−
		中華だし	150	5	1.1	−	0.2	0.23	0.05	135	5	8	−	0.2
		しょうが	1	−	−	−	−	−		3	−	−	−	−
		濃口しょうゆ	2	2	0.1	−	0.2	−		8	1	1	−	0.3
		食塩	0.5	−	−	−	−	−		1	−	−	−	0.5
		白こしょう	0.01	−	−	−	−	−		−	−	−	−	−
		ごま（いり）	2	12	0.4	1.0	0.2	0.01	−	8	24	7	0.2	−
	果実	パインアップル	100	54	0.4	0.1	11.9	0.09	0.02	150	11	14	0.2	−
	小　計		659.51	677	22.4	18.1	98.4	1.11	0.45	1,230	163	112	3.0	3.0
合　計			1,864.9	2,018	81.8	53.1	284.2	1.98	1.31	3,479	563	392	22.0	11.4
エネルギー産生栄養素バランス（%E）					16.2	23.7	56.3							

調理方法

朝食

とうもろこしご飯
①精白米，米粒麦，とうもろこし，塩，酒を加え炊飯する。
②炊き上がったご飯の上に千切りにした青しそ，梅肉をのせる。

さばの塩焼き
①さばに塩をして小麦粉をまぶし，油を引いたフライパンで両面を色よく焼く。
②だいこんは皮をむいておろす。
③ししとうがらしは中の種を除いて遠火で焼く。
④①②③を器に盛り，だいこんおろしにしょうゆをかける。

ネバネバ野菜とたこの酢の物
①モロヘイヤはゆでて，細かくきざむ。
②オクラは板ずりしてゆで，薄く輪切りにする。
③たこはゆでて，一口大に切る。
④調味液Aで和え，針しょうがを添える。

昼食

トマトとあさりのスパゲッティ
①スパゲッティは0.5％の塩を入れゆで，分量の半分のバターをまぶしておく。
②フライパンにオリーブ油，残り半分のバターを加え，みじん切りにしたにんにくを炒める。
③5mm幅に切ったなす，あさりを加え白ワインを加えてから蓋をして蒸し焼きにする。
④ホールトマト，塩，こしょうを加え，ゆでたスパゲッティを和える。
⑤盛り付けの最後にみじんパセリを散らす。

チキンと野菜のスープ
①鶏肉，にんじん，ブロッコリーは大きめの一口大に切る。しめじは子房に分け，ミニトマトはへたを取る。
②キャベツは芯を付けたまま，くし型に切る。
③ブロッコリー以外の材料を入れ，かぶる位の水，酒，固形コンソメを加えて煮る。
④最後にゆでたブロッコリーを加え，塩，こしょうで味を調えて仕上げる。

夕食	豚肉のピリ辛オイスターソース炒め ①豚肉は一口大に切り，じゃがいもでん粉をまぶす。 ②れんこんは2mm幅の半月に切る。 ③茎にんにく，干ししいたけは5cm長さに切る。 ④みじん切りにしたねぎ，しょうがをごま油で炒め，豚肉，れんこん，茎にんにく，干ししいたけを加えてさらに炒める。 ⑤調味液Bで味を調え，盛り付ける。	トマトとゴーヤのサラダ ①トマトは湯むきして乱切りにする。 ②ゴーヤは2mm厚さにスライスし，色よくゆで，氷水で冷やす。 ③みじん切りにした干しえびを調味液Cと混ぜ，トマトとゴーヤの上からかける。

3．放射線障害と栄養

（1）放射線の種類

1）放射線，放射性物質とは

　放射線とは，高いエネルギーをもち電離や励起を引き起こし高速で飛ぶ粒子（粒子線）と，高いエネルギーをもつ短い波長の電磁波の総称である。この中でアルファ線（α線），ベータ線（β線），ガンマ線（γ線），Ｘ線，中性子線が主な放射線で，アルファ線，ベータ線，中性子線は粒子，ガンマ線とＸ線は電磁波である。放射性物質とはこれらの放射線を出す物質で，放射線を出す能力を放射能という。したがって，「放射能漏れ」という表現は間違いで，「放射性物質漏れ」が正しいことになる。図11-4に主な放射線の性質を示した。アルファ線やベータ線は透過力が弱く，紙やアルミ板などで止めることができる。一方，ガンマ線やＸ線などの電磁波は透過力は強く，鉛や厚い鉄板でないと止まらない。

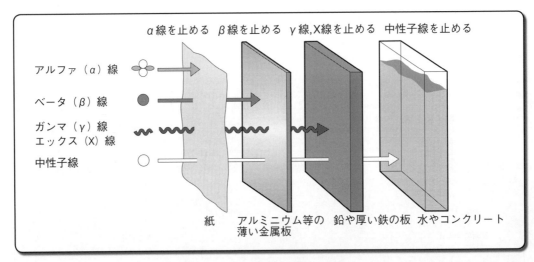

図11-4　放射線の種類と透過力

（電気事業連合HP，http://www.fepc.or.jp/library/publication/pamphlet/nuclear/zumenshu/digital/index.html，図11-5，図11-6も同）

2）放射線に関する単位

　放射線の単位には，放射能を出す方に注目した単位と，放射線を受けた方に注目した単位の2つに大きく分けられ，前者はベクレル（Bq），後者はシーベルト（Sv）が使われる。放射能とは

放射線を出す能力のことで放射線は放射性物質が壊れることによって放出される。ベクレルは，1秒間に放射性物質が壊れる（崩壊）数を表す。例えば，1秒間に1回，原子核が壊れる放射性物質ならば，「1ベクレルの放射能がある」という意味となる。

　一方，放射線を受けた人体の影響を測る単位がシーベルトであるが，人体が受けた放射線のエネルギー量（単位はグレイ（Gy））は放射線の種類や放射線を受けた個所によって異なる。このため，1つの単位で影響の程度を表せるようにつくった単位がシーベルトである。

（2）人体への放射線被曝

1）自然放射線

　自然界からの放射線を「自然放射線」といい，現在，1人が1年間に自然放射線を受けている量は，世界平均で2.4ミリシーベルトといわれている（図11-5）。自然放射線の発生源は宇宙，大地，食品，大気で，それぞれ0.39ミリシーベルト，0.48ミリシーベルト，0.29ミリシーベルト，1.26ミリシーベルトとなっている。

　食品を通じても放射性物質は身体の中に取り込まれる。主な放射性物質は，カリウム-40，炭素14など数種類ですべて自然に存在する放射性物質である。最も多いカリウム-40は，いろいろな食品に含まれている（図11-6）。これらの放射性物質は，崩壊して少なくなっていく上に，排泄によって体外に出されるため，身体にたまり続けることはない。

2）人工放射線

　医療現場で使われるレントゲン撮影や，CTスキャンなどのX線，また核分裂のエネルギーを取り出す原子力発電所で生まれる放射線を人工放射線という。人工放射線の人体への影響を心配

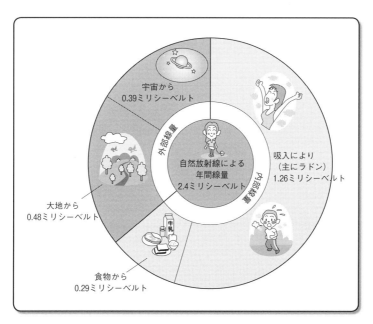

図11-5　1人当たりの年間自然放射線量（世界平均）

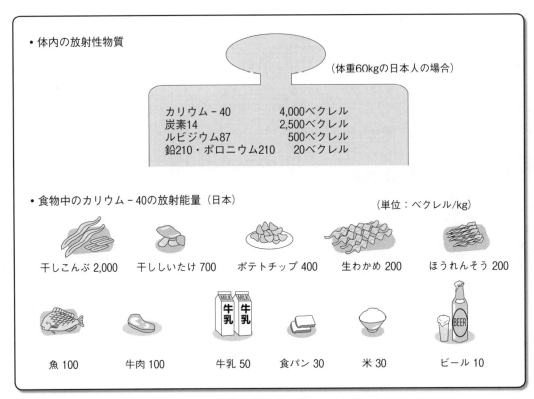

- 体内の放射性物質

（体重60kgの日本人の場合）

カリウム-40	4,000ベクレル
炭素14	2,500ベクレル
ルビジウム87	500ベクレル
鉛210・ポロニウム210	20ベクレル

- 食物中のカリウム-40の放射能量（日本）

（単位：ベクレル/kg）

干しこんぶ 2,000　　干ししいたけ 700　　ポテトチップ 400　　生わかめ 200　　ほうれんそう 200

魚 100　　牛肉 100　　牛乳 50　　食パン 30　　米 30　　ビール 10

図11-6　体内，食物中の自然放射性物質

する必要のない放射線量の目標値が国際放射線防護委員会（ICRP；International Commission Radiological Protection）によって勧告され，日本もこれを受けて法律で定めている。それによると一般の人が受ける放射線の量は，医療を除き，1年間に1ミリシーベルト以下，放射線に関係のある仕事に従事する人は5年間で100ミリシーベルト，1年間に50ミリシーベルトを超えてはならないと決められている。

（3）放射線の人体影響

　放射線の人体への影響は，放射線を受けた人に影響が出る「身体的影響」と，放射線を受けた人の子どもや孫に影響が現れる「遺伝的影響」とに分けられる。

1）身体的影響

　身体的影響には放射線を受けて数週間以内に症状が出る「急性障害」と，数か月から数年後になって症状が出てくる「晩発性障害」の2つがある。

　急性障害は高線量の放射線（約1～2グレイから10グレイ）に被曝した直後から数か月の間に現れる。主な症状は，被曝後数時間以内に認められる嘔吐，次いで数日から数週間にかけて生じる下痢，血液細胞数の減少，出血，脱毛，男性の一過性不妊症などである。晩発性障害のがんリスクの増加は，原爆被爆者に認められる最も重要な放射線被曝による後影響である。放射線に起因すると考えられる白血病以外のがん（固形がん）リスクの増加は，被爆の約10年後に始まった。

身体的影響は，一定量の放射線を受けると必ず影響が現れる確定的影響と考え，いわゆるしきい値（ある作用が反応を起こすか起こさないかの境の値）があると仮定する。

2）遺伝的影響

放射線を受けた人の子孫に現れるかもしれない人体への影響で，動物実験では高線量を照射すると子孫にさまざまな障害（出生時障害，染色体異常など）が起こるが，これまでのところ原爆被爆者の子どもに臨床的または潜在的な影響が生じたという証拠は得られていない。遺伝的影響は放射線を受ける量が多くなるほど影響が現れる確率が高まる確率的影響と考えられ，しきい値はないと仮定する。

（4）食品中の放射性物質の基準値[11]

2011（平成23）年3月11日の東京電力福島第一原子力発電所の事故後，厚生労働省は食品中の放射性物質の暫定規制値を設定し，暫定規制値を超える食品が市場に流通しないよう出荷制限などの措置をとってきた。そしてより一層食品の安全と安心を確保するために，長期的な観点から新たな食品中の放射性物質の基準値を設定した。この基準値は放射性物質を含む食品からの被曝線量の上限を年間1ミリシーベルトとし，これをもとに放射性セシウムの基準値を表11-8のように設定したものである。2012（平成24）年4月1日から施行されている。

表11-8　食品中の放射性セシウムの基準値
（単位：ベクレル/kg）

食品群	一般食品	乳児用食品	牛乳	飲料水
基準値	100	50	50	10

注）放射性ストロンチウム，プルトニウムなどを含めて基準値を設定。

（5）食品の放射性物質の除去方法[12]

1）米　麦

放射性降下物のストロンチウム-90，セシウム-137に関する内外の観察結果によると，これらの核種は穀類の外皮（籾）に多く，また玄米の胚芽に集まっている。欧州での研究によると，ストロンチウム-90は籾の分離によって50％が除去され，さらに玄米の薄皮と胚芽を除き白米にすると60％が除去される。つまり，白米には収種脱穀された状態の約20％しか残らない。日本の研究では，玄米を精米して白米にする際のストロンチウム-90の除去率は，70〜90％であり，かなり高い除去率が示されている。さらに，白米をとぐ（水洗）ことにより，ストロンチウム-90が50％除去されることもわかっている。セシウム-137については，精米すると65％が除去される。

小麦についても同様であり，製粉によって放射性核種がかなり除去される。セシウム-137，ストロンチウム-90，マンガン-54，コバルト-60を土壌を通じて経根吸収させて栽培した場合でも，製粉によって，これら放射性核種の20〜50％が除去されている。

2）野　　　菜

　きゅうり，なすは，水洗すると放射性降下物ストロンチウム-90の50〜60％が除去される。葉菜のほうれんそう，しゅんぎく等は煮沸処理（いわゆる "あくぬき"）によって，セシウム，ヨウ素，ルテニウムの50〜80％が除去される。酸漬けのキャベツ，レタスのストロンチウム-90は30〜60％が除去され，小さいきゅうりの酢漬け（ピクルス）では放射性降下物の90％が除去される。放射性核種を添加した土壌で栽培したグリンピースの場合でも，酢による洗浄と煮沸処理（あくぬき）によって，ストロンチウムの70％，セシウムの50％が除去されている。

3）畜 産 物

　牛乳のストロンチウム，セシウム，ヨウ素の80％は脱脂乳に移り，精製したバターへの移行はわずか1〜4％である。脱脂乳を酸処理して得たチーズ（酸処理）には2〜6％が移り，放射性核種の大部分はホエーに残る。このように牛乳の加工工程において，放射性核種のバターや酸凝固チーズへの移行は少なく，ホエーに集まる傾向がある。

4）水 産 物

　放射性核種は概して魚の内臓に集まるので，臓物を除くと大幅に放射能が減少する。したがって，放射能モニタリングに際しては，可食部（魚肉など）を対象にする必要がある。魚肉の放射性核種は，調理における水洗や煮沸によって減少することが知られている。太平洋核爆発実験汚染海域で漁獲された体内汚染したきはだまぐろの魚肉（注：放射性の亜鉛，鉄，カドミウム，セシウム等が放射性核種の主成分）を水浸出すると50％の放射能が除去され，また，肝臓の放射能は肝油（ビタミン剤）へはほとんど移行しない。貝やえびのストロンチウム-90は，水洗で10〜30％，食塩水（3％）では30〜70％除去される。かわますのセシウム-137は煮沸調理によって50％除去される。

4．災害時の栄養管理

（1）危機管理における栄養・食生活支援の構築[13]

　1995（平成7）年1月に阪神・淡路大地震が発生し，これを契機に危機管理システムの開発が始められた。危機管理とは，大きな自然災害など難局に直面したときの決断，指揮，命令，実行の総体をいう。自然災害などは事前に予知することが難しく，被害も甚大となることが多いため事前に組織内で危機管理システムを構築しそれを維持する体制を整備しておくことが重要である。

　災害時の栄養管理を行うための危機管理システムの構築・維持には，次のステップが基本となる。

・ステージ1　**内部の理解**：組織内の関係者に栄養管理事業への理解を得る。

・ステージ2　**現状把握**：調査等を実施して現状を把握する。

・ステージ3　**リスクの共有**：食にかかわる担当者が主体的に活動するとともに，組織のキーパーソンにも栄養管理事業の主旨を理解してもらう。

・ステージ4　リスクの洗い出しと調整：研修会等を開催し，問題・課題の提起や情報提供を行い，栄養管理事業の具体的取り組みをイメージできるようにする。
・ステージ5　情報交換・連携の構築：食にかかわる担当者間の情報交換や他の関係機関との連携を構築する。
・ステージ6　運用体制の確立と管理：実地訓練などを行い運用内容を評価，検証，改善する。

（2）災害時の栄養・食生活支援活動[14]

　実際の災害現場では，災害の発生から時間を追うごとに，栄養・食生活支援の活動内容は変わる。時系列的には，①災害発生から24時間以内の初動体制の確立（フェイズ0），②災害発生から72時間以内の緊急対策（フェイズ1），③4日目から1か月以内の応急対策（フェイズ2），④1か月以降の普及・復興対策（フェイズ3）となる（表11-9）。
・フェイズ0：食料供給ができる体制の整備が急務である。最低限のエネルギー・水分を確保

表11-9　災害時の栄養・食生活支援活動の課題とその対応策

フェイズ	被災地域の栄養・食生活上の課題	対応策
フェイズ0 （概ね震災発生から24時間以内）	○一般被災住民の食料・水の確保（エネルギー，水分確保）	○救援物資の放出 ○不足食料の調達 ○炊き出し計画（実施体制の検討）
	○救援物資の放出 ○不足食料の調達 ○炊き出し計画（実施体制の検討）	○要援護者用の食料の調達 ○避難所に栄養問題のある人へのチラシ掲示と相談窓口開設
フェイズ1 （概ね震災発生から72時間以内）	○同上 ○温かい食事の提供	○同上 ○避難所の巡回栄養相談 ○炊き出しの実施，調整
フェイズ2 （概ね4日目から1か月まで）	○おにぎり，パン類の救援物資過多への対応 ○野菜，たんぱく質不足への対応 ○温かい食事の提供	○炊き出しの実施 ○炊き出し後，地元業者による弁当支給 　（震災後10日目以降から）
	○食生活上，個別対応が必要な人の把握と対応 ○要援護者用食料の調達　（糖尿病食，高血圧食など）	○避難所の巡回栄養相談 ・慢性疾患患者 　（腎臓病，アレルギー，糖尿病など） ・肥満，食欲不振，口内炎など ・子どもの食生活 ○仮設住宅入居前の健康教育
フェイズ3 （概ね1か月以降）	○仮設住宅入居による食環境の変化 ・調理環境の制約（台所が狭い，ガス台が少ない，食材購入場所の変化など） ・ストレスなどにより調理する意欲の低下	○仮設住宅入居者への対応 ○仮設住宅近辺の食環境整備 　（近隣スーパーや移動販売車との調整） ○健康サポート事業の実施 ○必要に応じて被災住宅入居者への対応

（新潟県福祉保健部：新潟県災害時栄養・食生活支援活動ガイドライン―実践編―，p.6, 2008
http://www.kenko-niigata.com/21/shishin/sonotakeikaku/jissennhennpdf/01_02_03.pdf）

し，炊き出しなどの計画を立てる。また，乳幼児，高齢者，食事制限のある者への対応を検討し確実に対応する。

・**フェイズ1**：フェイズ0の活動を継続するとともに，炊き出しを開始するための食数，献立作成，食材調達，調理従事者の手配などを行う。断水等で水分を控える傾向にあり，脱水やエコノミークラス症候群などの予防の観点から水分摂取をすすめる。

・**フェイズ2**：急性期対応後から仮設住宅入居前までの避難生活を支える体制を整備する。炭水化物過多と野菜やたんぱく質不足になりやすい時期であるため，食事の過不足を調整する。体調を崩す時期でもあり栄養教育を行うことも重要である。

・**フェイズ3**：仮設住宅での生活が始まる時期である。食事内容が惣菜，レトルト食品，カップラーメンなどで済ませがちになるため，脂肪過多，塩分過多などに注意する。仮設住宅では調理環境が制約されやすいので，調理の工夫をアドバイスする。

●**文　献**●

1 ）Levi L：Society, Brain and Gut—A Psychosocial Approach to Dyspepsia, Scandinavian Journal of Gastroenterology, **22**(s128), 120-127, 1987

2 ）下光輝一，岩根久夫，勝村俊仁（他）：ストレス研究の方法論 公衆衛生・一般保健の立場から，ストレス科学，**8**(1)，42-47，1993

3 ）永田頌史：ストレス関連疾患の発症・経過に影響する心理社会的ストレス，治療，**91**(1)，11-15，2009

4 ）厚生労働省労働基準局安全衛生部労働衛生課産業保健支援室：ストレスチェック制度について，総合健診，**43**(2)，299-303，2016

5 ）川上憲人：ストレスチェック制度：その概要と実施にあたって考慮すべきポイント，産業ストレス研究，**23**(2)，137-144，2016

6 ）渡辺明治，木野山真紀，新田早美：ドコサヘキサエンン酸（DHA）摂取によるストレス適応の脳内機構—病態栄養学的視点から，日本病態栄養学会誌，**11**(3)，217-235，2008

7 ）須藤信行：腸内環境で変わるストレス反応性，心身医，**51**，39-44，2011

8 ）三宅康史，有賀徹，井上健一郎，他：熱中症の実態調査—Heatstroke　STUDY　2006 最終報告—，日救急医会誌，**19**，309-21，2008

9 ）日本救急医学会熱中症に関する委員会：熱中症の実態調査—日本救急医学会 Heatstroke STUDY 2012 最終報告—，日救急医会誌，**26**，846-62，2015

10）「日常生活における熱中症予防指針」Ver.1 日本生気象学会雑誌，**45**(1)，33-41，2008

11）厚生労働省ホームページ
http://www.mhlw.go.jp/shinsai_jouhou/dl/20131025-1.pdf

12）原子力環境整備センター（編）：食品の調理・加工による放射性核種の除去率，1994

13）日本公衆衛生協会：平成21年度地域保健総合推進事業報告書「健康危機管理時の栄養・食生活支援メイキングガイドライン」，43-46，2009
http://www.jpha.or.jp/sub/pdf/menu04_2_02_all.pdf

14）新潟県福祉保健部：新潟県災害時栄養・食生活支援活動ガイドライン—実践編—，4-6，2008
http://www.kenko-niigata.com/21/shishin/sonotakeikaku/jissennhennpdf/01_02_03.pdf

■付表　栄養素別食品トップ20■

（資料：日本食品標準成分表2020年版（八訂））

〈ビタミンAを多く含む食品〉

	食品名	含有量 （μgRAE/100 g）	1回使用量 （g）	1回使用当たりの 含有量（μg）
1	豚・肝臓	13,000	100	13,000
2	鶏・肝臓	14,000	50	7,000
3	あんこう・きも	8,300	50	4,150
4	ぎんだら	1,500	130	1,950
5	うなぎ・かば焼き	1,500	120	1,800
6	牛・肝臓	1,100	100	1,100
7	モロヘイヤ	840	60	504
8	かぼちゃ（西洋）	330	150	495
9	にんじん	720	60	432
10	しゅんぎく	380	100	380
11	ほうれんそう	350	100	350
12	だいこん・葉	330	80	264
13	こまつな	260	100	260
14	にら	290	80	232
15	鶏卵・卵黄	690	20	138
16	鶏卵・全卵	210	55	116
17	プロセスチーズ	260	30	78
18	有塩バター	520	10	52
19	しそ	880	5	44
20	乾燥わかめ・素干し	650	5	33

〈ビタミンEを多く含む食品〉

	食品名	含有量 （mg/100 g）	1回使用量 （g）	1回使用当たりの 含有量（mg）
1	アーモンド・乾	30.0	30	9.0
2	かぼちゃ（西洋）	4.9	150	7.4
3	あんこう・きも	14.0	50	7.0
4	うなぎ・かば焼き	4.9	120	5.9
5	ひまわり油	39.0	12	4.7
6	はまち・養殖	4.6	100	4.6
7	めかじき	4.4	100	4.4
8	あゆ・養殖	5.0	75	3.8
9	松の実・いり	12.0	30	3.6
10	綿実油	28.0	12	3.4
11	あこうだい	3.4	100	3.4
12	アボカド	3.3	100	3.3
13	しろさけ・すじこ	11.0	30	3.3
14	サフラワー油	27.0	12	3.2
15	らっかせい・いり	10.0	30	3.0
16	だいこん・葉	3.8	80	3.0
17	すけとうだら・たらこ	7.1	40	2.8
18	しろさけ・イクラ	9.1	30	2.7
19	赤ピーマン	4.3	50	2.2
20	とうもろこし油	17.0	12	2.0

〈ビタミンDを多く含む食品〉

	食品名	含有量 （μg/100 g）	1回使用量 （g）	1回使用当たりの 含有量（μg）
1	あんこう・きも	110.0	100	110.0
2	まいわし・丸干し	50.0	90	45.0
3	かわはぎ	43.0	80	34.4
4	まいわし	32.0	100	32.0
5	しろさけ	32.0	100	32.0
6	くろかじき	38.0	80	30.4
7	べにざけ	33.0	80	26.4
8	うなぎ・かば焼	19.0	120	22.8
9	からふとます	22.0	80	17.6
10	ますのすけ	16.0	100	16.0
11	しまあじ	18.0	80	14.4
12	しろさけ・すじこ	47.0	30	14.1
13	マジェランあいなめ	17.0	80	13.6
14	あじ・まるあじ	19.0	70	13.3
15	にじます	11.0	120	13.2
16	しろさけ・イクラ	44.0	30	13.2
17	まがれい	13.0	100	13.0
18	くろまぐろ・脂身	18.0	70	12.6
19	いさき	15.0	80	12.0
20	まかじき	12.0	100	12.0
参考	きくらげ-乾	85.0	5	4.3
	まいたけ	4.9	50	2.5
	鶏卵・卵黄	12.0	30	3.6

〈ビタミンKを多く含む食品〉

	食品名	含有量 （μg/100 g）	1回使用量 （g）	1回使用当たりの 含有量（μg）
1	モロヘイヤ	640	60	384
2	つるむらさき	350	100	350
3	おかひじき	310	100	310
4	かぶ・葉	340	80	272
5	ほうれんそう	270	100	270
6	しゅんぎく	250	100	250
7	糸引き納豆	600	40	240
8	だいこん・葉	270	80	216
9	こまつな	210	100	210
10	ブロッコリー	210	100	210
11	にら	180	80	144
12	わけぎ	170	80	136
13	せり	160	80	128
14	サニーレタス	160	80	128
15	みずな	120	100	120
16	根みつば	120	100	120
17	かいわれだいこん	200	50	100
18	芽キャベツ	150	60	90
19	チンゲンサイ	84	100	84
20	キャベツ	78	100	78

〈葉酸を多く含む食品〉

	食品名	含有量 (μg/100 g)	1回使用量 (g)	1回使用当たりの 含有量 (μg)
1	牛・肝臓	1,000	100	1,000
2	豚・肝臓	810	100	810
3	鶏・肝臓	1,300	50	650
4	えだまめ	320	100	320
5	ブロッコリー	220	100	220
6	ほうれんそう	210	100	210
7	モロヘイヤ	250	80	200
8	アスパラガス	190	100	190
9	しゅんぎく	190	100	190
10	スイートコーン・生	95	200	190
11	みずな	140	100	140
12	茎にんにく	120	100	120
13	だいこん・葉	140	80	112
14	こまつな	110	100	110
15	サニーレタス	120	80	96
16	わけぎ	120	80	96
17	いちご	90	100	90
18	オクラ	110	80	88
19	かぶ・葉	110	80	88
20	アボカド	83	100	83

〈ビタミンCを多く含む食品〉

	食品名	含有量 (mg/100 g)	1回使用量 (g)	1回使用当たりの 含有量 (mg)
1	キウイフルーツ（黄肉種）	140	100	140
2	ブロッコリー	120	100	120
3	ネーブルオレンジ	60	150	90
4	赤ピーマン	170	50	85
5	カリフラワー	81	100	81
6	黄ピーマン	150	50	75
7	キウイフルーツ（緑肉種）	71	100	71
8	かき・甘がき	70	100	70
9	かぶ・葉	82	80	66
10	かぼちゃ（西洋）	43	150	65
11	いちご	62	100	62
12	バレンシアオレンジ	40	150	60
13	はっさく	40	150	60
14	さつまいも（皮なし）	29	200	58
15	みずな	55	100	55
16	グレープフルーツ	36	150	54
17	じゃがいも	35	150	53
18	青ピーマン	76	60	46
19	キャベツ	41	100	41
20	こまつな	39	100	39

〈カリウムを多く含む食品〉

	食品名	含有量 （mg/100 g）	1回使用量 （g）	1回使用当たりの 含有量（mg）
1	セレベス	660	150	990
2	ふだんそう	1,200	80	960
3	さといも	640	150	960
4	さといも・やつがしら	630	150	945
5	きくいも	610	150	915
6	さつまいも（皮なし）	480	150	720
7	ほうれんそう	690	100	690
8	おかひじき	680	100	680
9	かぼちゃ（西洋）	450	150	675
10	やまのいも・ながいも	430	150	645
11	切りみつば	640	100	640
12	わらび・干しわらび-乾	3,200	20	640
13	じゃがいも	420	150	630
14	からしな	620	100	620
15	やまのいも・いちょういも	590	100	590
16	やまのいも・やまといも	590	100	590
17	えだまめ	590	100	590
18	スイートコーン・生	290	200	580
19	大豆・国産・黄大豆-乾	1,900	30	570
20	むらさきいも	370	150	555

〈カルシウムを多く含む食品〉

	食品名	含有量 （mg/100 g）	1回使用量 （g）	1回使用当たりの 含有量（mg）
1	わかさぎ	450	100	450
2	エメンタールチーズ	1,200	30	360
3	まいわし・丸干し	440	70	308
4	生揚げ	240	100	240
5	チェダーチーズ	740	30	222
6	普通牛乳	110	200	220
7	がんもどき	270	80	216
8	干しえび	7,100	3	213
9	みずな	210	100	210
10	だいこん・葉	260	80	208
11	かぶ・葉	250	80	200
12	プロセスチーズ	630	30	189
13	ヨーグルト・全脂無糖	120	150	180
14	こまつな	170	100	170
15	脱脂粉乳	1,100	15	165
16	モロヘイヤ	260	60	156
17	凍り豆腐	630	20	126
18	干しひじき	1,000	10	100
19	さくらえび・素干し	2,000	5	100
20	木綿豆腐	93	100	93

〈鉄を多く含む食品〉

	食品名	含有量 (mg/100 g)	1回使用量 (g)	1回使用当たりの 含有量（mg）
1	あさり・缶詰・水煮	30.0	50	14.9
2	豚・肝臓	13.0	100	13.0
3	鶏・肝臓	9.0	50	4.5
4	牛・肝臓	4.0	100	4.0
5	牛肩ロース・赤肉	2.4	150	3.6
6	牛サーロイン・赤肉	2.0	150	3.0
7	あかがい	5.0	60	3.0
8	がんもどき	3.6	80	2.9
9	こまつな	2.8	100	2.8
10	大豆・国産・黄大豆・乾	6.8	30	2.0
11	えだまめ	2.7	100	2.7
12	だいこん・葉	3.1	80	2.5
13	牛もも肉・赤肉	2.8	80	2.2
14	ほうれんそう	2.0	100	2.0
15	あさり	3.8	50	1.9
16	松の実・いり	6.2	30	1.9
17	かつお・角煮	6.0	30	1.8
18	きくらげ・乾	35.0	5	1.8
19	いんげんまめ・全粒・乾	5.9	30	1.8
20	玄米（水稲）	2.1	80	1.7

〈食物繊維を多く含む食品〉

	食品名	含有量 (g/100 g)	1回使用量 (g)	1回使用当たりの 含有量（g）
1	おから	11.5	70	8.1
2	あずき・全粒・乾	24.8	30	7.4
3	かき・干しがき	14.0	50	7.0
4	大豆・国産・黄大豆・乾	21.5	30	6.5
5	スイートコーン・ゆで	3.1	200	6.2
6	いんげんまめ・全粒・乾	19.6	30	5.9
7	かぼちゃ（西洋）	3.5	150	5.3
8	干しひじき	51.8	10	5.2
9	ブロッコリー	5.1	100	5.1
10	たけのこ・ゆで	3.3	150	5.0
11	えだまめ	5.0	100	5.0
12	ごぼう・ゆで	6.1	80	4.9
13	さつまいも（皮なし）	2.2	200	4.4
14	オートミール	9.4	40	3.8
15	モロヘイヤ	5.9	60	3.5
16	さといも	2.3	150	3.5
17	パパイア・完熟	2.2	150	3.3
18	かんぴょう・乾	30.1	10	3.0
19	きくらげ・乾	57.4	5	2.9
20	ほうれんそう	2.8	100	2.8

授乳等の支援のポイント

	母乳の場合	育児用ミルクを用いる場合
妊娠期	・母子にとって母乳は基本であり，母乳で育てたいと思っている人が無理せず自然に実現できるよう，妊娠中から支援を行う。 ・妊婦やその家族に対して，具体的な授乳方法や母乳（育児）の利点等について，両親学級や妊婦健康診査等の機会を通じて情報提供を行う。 ・母親の疾患や感染症，薬の使用，子どもの状態，母乳の分泌状況等のさまざまな理由から育児用ミルクを選択する母親に対しては，十分な情報提供のうえ，その決定を尊重するとともに，母親の心の状態に十分に配慮した支援を行う。 ・妊婦および授乳中の母親の食生活は，母子の健康状態や乳汁分泌に関連があるため，食事のバランスや禁煙等の生活全般に関する配慮事項を示した「妊産婦のための食生活指針」を踏まえた支援を行う。	
授乳の開始から授乳のリズムの確立まで	・特に出産後から退院までの間は母乳と子どもが終日，一緒にいられるように支援する。 ・子どもが欲しがるとき，母親が飲ませたいときには，いつでも授乳できるように支援する。 ・母親と子どもの状態を把握するとともに，母親の気持ちや感情を受け止め，あせらず授乳のリズムを確立できるよう支援する。 ・子どもの発育は出生体重や出生週数，栄養方法，子どもの状態によって変わってくるため，乳幼児身体発育曲線を用い，これまでの発育経過を踏まえるとともに，授乳回数や授乳量，排尿排便の回数や機嫌等の子どもの状態に応じた支援を行う。 ・できるだけ静かな環境で，適切な子どもの抱き方で，目と目を合わせて，優しく声をかける等授乳時のかかわりについて支援を行う。 ・父親や家族等による授乳への支援が，母親に過度の負担を与えることのないよう，父親や家族等への情報提供を行う。 ・体重増加不良等への専門的支援，子育て世代包括支援センター等をはじめとする困ったときに相談できる場所の紹介や仲間づくり，産後ケア事業等の母子保健事業等を活用し，きめ細かな支援を行うことも考えられる。	
	・出産後はできるだけ早く，母子がふれあって母乳を飲めるように支援する。 ・子どもが欲しがるサインや，授乳時の抱き方，乳房の含ませ方等について伝え，適切に授乳できるよう支援する。 ・母乳が足りているか等の不安がある場合は，子どもの体重や授乳状況等を把握するとともに，母親の不安を受け止めながら，自信をもって母乳を与えることができるよう支援する。	・授乳を通じて，母子・親子のスキンシップが図れるよう，しっかり抱いて，優しく声かけを行う等温かいふれあいを重視した支援を行う。 ・子どもの欲しがるサインや，授乳時の抱き方，哺乳瓶の乳首の含ませ方等について伝え，適切に授乳できるように支援する。 ・育児用ミルクの使用方法や飲み残しの取り扱い等について，安全に使用できるよう支援する。
授乳の進行	・母親等と子どもの状態を把握しながらあせらず授乳のリズムを確立できるよう支援する。 ・授乳のリズムの確立以降も，母親等がこれまで実践してきた授乳・育児が継続できるように支援する。	
	・母乳育児を継続するために，母乳不足感や体重増加不良などへの専門的支援，困ったときに相談できる母子保健事業の紹介や仲間づくり等，社会全体で支援できるようにする。	・授乳量は，子どもによって授乳量は異なるので，回数よりも1日に飲む量を中心に考えるようにする。そのため，育児用ミルクの授乳では，1日の目安量に達しなくても子どもが元気で，体重が増えているならば心配はない。 ・授乳量や体重増加不良などへの専門的支援，困ったときに相談できる母子保健事業の紹介や仲間づくり等，社会全体で支援できるようにする。
離乳への移行	・いつまで乳汁を継続することが適切かに関しては，母親等の考えを尊重して支援を進める。 ・母親等が子どもの状態や自らの状態から，授乳を継続するのか，終了するのかを判断できるように情報提供を心がける。	

※混合栄養の場合は母乳の場合と育児用ミルクの場合の両方を参考にする。
出典）「授乳・離乳の支援ガイド」改定に関する研究会：授乳・離乳の支援ガイド（2019）

索　引

〔編著者〕

吉岡 慶子　中村学園大学名誉教授

三成 由美　中村学園大学学長補佐・特任教授

徳井 教孝　中村学園大学薬膳科学研究所教授

〔著　者〕（五十音順）

熊原 秀晃　中村学園大学栄養科学部教授

柴田瑠美子　国立病院機構福岡病院アレルギーセンター顧問
　　　　　　同　小児科非常勤講師

田中 弘之　東京家政学院大学人間栄養学部教授

三好恵美子　中村学園大学栄養科学部非常勤講師

森口里利子　中村学園大学栄養科学部准教授

安武健一郎　中村学園大学栄養科学部准教授

大和 孝子　中村学園大学栄養科学部教授

三訂 ライフステージ別栄養管理・実習

2013年（平成25年）2月15日　初版発行～第3刷
2017年（平成29年）3月1日　改訂版発行～第3刷
2021年（令和3年）5月25日　三訂版発行

編著者　吉　岡　慶　子
　　　　三　成　由　美
　　　　徳　井　教　孝

発行者　筑　紫　和　男

発行所　株式会社 建帛社
　　　　KENPAKUSHA

〒112-0011 東京都文京区千石4丁目2番15号
TEL（03）3944-2611
FAX（03）3946-4377
https://www.kenpakusha.co.jp/

ISBN 978-4-7679-0707-9　C3047
亜細亜印刷／常川製本
Printed in Japan
©吉岡・三成・徳井ほか，2013，2017，2021．
（定価はカバーに表示してあります）